医学信息检索教程

（第4版）

主　编　蒋　葵　张志美

副主编　胡新平　施李丽　陈亚兰　钱旦敏

编　者　（按汉语拼音首字母排序）

陈亚兰　陈杨莉　耿劲松　胡新平　蒋　葵

罗秀娟　钱旦敏　冉　雪　施李丽　张志美

主　审　董建成

东南大学出版社

·南京·

内 容 提 要

《医学信息检索教程》第 4 版传承前三版的精华，及时反映医学信息资源和信息技术的最新进展。本书在阐述信息类型、检索语言、检索途径、检索技术和网络基础等基本知识的基础上，详细介绍了各类医学信息资源及其检索方法。内容包括网络检索工具，如 Google、Yahoo、百度、搜狗、Medscape 等；经典的生物医学数据库，如 PubMed、EMBASE 和 BIOSIS 等；综合性文献数据库资源，如 CNKI、万方数据资源、维普期刊资源整合服务平台、NSTL、SCIE、Elsevier(Science Direct)、Wiley Online Library、Springer Link 等；免费医学信息资源，如 Free Medical Journals、PMC 等；特定类型的医学信息，如开放存取资源、循证医学信息、特种文献信息和医学参考工具书。为了进一步提高读者对医学信息的分析、管理、利用和创造能力，本书将医学信息分析、文献管理软件和医学论文写作规范的有关知识纳入其中。本书图文并茂，内容详尽，便于读者自学，适用于医学高等院校的本科生和研究生、医务工作者及医药信息学相关人员作为教科书和参考书。

图书在版编目(**CIP**)数据

医学信息检索教程 / 蒋葵，张志美主编. — 4 版.
—南京：东南大学出版社,2023.2(2024.1 重印)
　ISBN 978 - 7 - 5766 - 0555 - 6

　Ⅰ.①医… 　Ⅱ.①蒋… ②张… 　Ⅲ.①医学信息-信息检索-教材 Ⅳ.①R-058

　中国版本图书馆 CIP 数据核字(2022)第 249000 号

责任编辑:张　慧(1036251791@ qq. com)　　责任校对:子雪莲
封面设计:余武莉　　　　　　　　　　　　　责任印刷:周荣虎

医学信息检索教程(第 4 版)
Yixue Xinxi Jiansuo Jiaocheng (Di-si Ban)

主　　编	蒋　葵　张志美
出版发行	东南大学出版社
社　　址	南京四牌楼 2 号　邮编:210096
网　　址	http://www. seupress. com
电子邮件	press@ seupress. com
经　　销	全国各地新华书店
印　　刷	广东虎彩云印刷有限公司
开　　本	850 mm×1168 mm　1/16
印　　张	20. 25
字　　数	518 千字
版　　次	2023 年 2 月第 4 版
印　　次	2024 年 1 月第 2 次印刷
书　　号	ISBN 978 - 7 - 5766 - 0555 - 6
定　　价	58. 00 元

前　言

恰逢《医学信息检索教程》第 1 版出版 20 周年之际，迎来了第 4 版，回首往事，收获满满。第 1 版与配套的《医学信息检索》CAI 课件获得了 2004 年度江苏省高等教育教学成果二等奖；2009 年 2 月出版的第 2 版入选普通高等教育"十一五"国家级规划教材，并于 2009 年被评为国家级精品教材，2010 年被评为全国医学文献检索教学研究会优秀教材；2015 年 10 月出版的第 3 版入选"十二五"江苏省高等学校重点教材。本教材为培养医学生和医务工作者的信息素养做出了贡献。不断地有年轻人加入本教材编写组，在前辈的指导和帮助下快速成长，使我们的队伍充满活力，也确保了教材品质的延续。

《医学信息检索教程》第 4 版共分九章，内容包括四部分：第一部分（第一、二章），简要介绍医学信息检索的基础理论和基本概念，包括医学信息的类型，信息检索的语言、方法、途径、步骤和技术等，并对与信息检索密切相关的计算机网络和网络检索工具进行了介绍。第二部分（第三至五章），以中国知识基础设施工程、万方数据知识服务平台、维普中文期刊服务平台、国家科技图书文献中心和超星数字图书馆为例，介绍了中文医学信息检索的方法和途径；以 PubMed、EMBASE、BIOSIS、SCIE、Elsevier（Science Direct）、Springer Link 和 Wiley Online Library 等为例，介绍了国外主要生物医学数据库和综合性全文数据库的最新检索技术；并向读者推荐了 Free Medical Journals、PMC 等免费医学信息资源平台和 DOAJ、SciELO、Socolar 等 OA 资源平台。第三部分（第六至八章），着眼于专类医学信息，包括循证医学信息和特种文献信息的检索，介绍了利用医学参考工具书进行事实检索和数据检索的方法。第四部分（第九章），主要介绍医学文献综合利用和管理的相关知识，为医学生和医务工作者更好地利用医学信息资源提供帮助。

本教材汲取了国内外许多专家学者的有关研究成果，在此一并致谢。限于水平，书中难免有欠妥之处，殷请广大师生和读者不吝赐教，惠予指正。

编　者

2022 年 9 月 1 日于南通大学

目　　录

第一章　信息检索基础

信息检索(Information Retrieval)是指信息的有序化识别和查找的过程,即人们根据特定的信息需求,采取科学的方法,应用专门的工具,从浩瀚的信息海洋中迅速、准确地获取所需信息的过程。

早期的信息检索,人们主要根据文献的特征,用手工方式实现。以计算机为核心的信息技术,开辟了信息处理与信息检索的新纪元,计算机从处理数字信息发展到处理字符信息、静态和动态的图像信息乃至声音信息等,不仅拓展了信息检索的领域,丰富了信息检索的内容,而且极大地提高了信息检索的速度。近年来,互联网的普及,给检索工作带来了一个全新的发展空间,信息检索的对象已从过去相对封闭,由独立数据库集中管理的信息内容扩展到如今开放、动态、更新迅速、分布广泛、管理松散的网络内容;网络信息检索从一开始的一般人难以学会的标准化检索发展到现在,已经成为简单的、大众化的行为方式了。信息检索已成为当今科学研究、经济活动和社会生活中的一个组成部分并发挥越来越大的作用。

第一节　信息与信息资源

一、信息的含义

信息是许多学科广泛使用的概念,在不同的学科领域有着不同角度的解释。但人们普遍认为信息与能源、材料科学并列,构成现代社会的三大支柱。

在信息检索领域,一般将信息理解为关于现实世界事物存在方式或运动状态的反映。例如,作为医疗对象的某病人,年龄 58 岁,性别男,身高 1.72 m,体重 69 kg,体温 37.2 ℃,患有糖尿病,这些都是关于某病人的信息,是某病人存在状态的反映。

信息有许多重要的特征:信息来源于物质和能量;信息是可以感知的;信息是可以存储的;信息是可以加工、传递和再生的。这些特征构成了信息的最重要的自然属性。作为信息的社会属性,信息已经成为社会上各行各业不可缺少的资源之一。人类获取、积累并利用信息是认识和改造客观世界的必要过程。借助信息,人类才能获得知识,才能有效地组织各种社会活动。因此,信息是人类维持正常活动不可缺少的资源。

二、信息的类型

1. 文字信息

文字是人们为了实现信息交流、通信联系所创造的一种约定的形象符号。广义的文字还包括各种编码,如 ASCII 码、汉字双字节代码、国际电报与单元代码以及计算机中的二进制数字编码等。

2. 图像信息

图像是一种视觉信息,它比文字信息直接,易于理解。人工创造的图像,如一张纸、一幅画、一部电影、大自然的客观景象等都是抽象或间接的图像信息。随着多媒体技术的发展,各类图像信息库将会极大地丰富人类生活。

3. 数值数据信息

数值数据是"信息的数字形式"或"数字化的信息形式"。狭义的数据是指有一定数值特性的信息,如统计数据、气象数据、测量数据以及计算机中区别于程序的计算数据。广义的数据是指在计算机网络中存储、处理、传输的二进制数字编码。文字信息、图像信息、语音信息以及从自然界直接采集的各种自然信息均可转换为二进制数码,网络中的数据通信、数据处理和数据库等就是广义的数值数据信息。

4. 语音信息

人讲话实际上是大脑的某种编码形式的信息转换成语音信息的输出,是一种最普遍的信息表现形式。音乐也是一种信息形式,是一种特殊的声音信息,它是通过演奏方式表达丰富多彩的信息内容的。

三、信息资源的含义

信息资源是人类在认识世界与改造世界过程中所产生、整理和记录的有用信息的集合。信息资源是信息与资源两个概念整合衍生出来的新概念,它归根结底是一种信息,或者说是信息的子集。而资源是通过人类的参与而获取的(或可获取的)可利用的物质、能量与信息的总和。联系信息概念与资源概念来考察信息资源,可以这样认为:① 信息资源是信息的一部分,是信息世界中与人类需求相关的信息;② 信息资源是可利用的信息,是在当前生产力水平和研究水平下人类所开发与组织的信息;③ 信息资源是通过人类的参与而获取的信息。人类的参与在信息资源形成过程中具有重要的作用。总之,信息资源就是经过人类开发与组织的信息的集合,而"开发与组织"正是信息资源可利用的表征。

四、信息资源的类型

信息资源的类型可以根据多种标准来划分。

以开发程度为依据,信息资源可划分为潜在的信息资源与现实的信息资源两大类。潜在的信息资源是指个人在认知创造过程中储存在大脑中的信息资源,它们虽能为个人所利用,但一方面易于随忘却过程而消失,另一方面又无法为他人直接利用,因此是一种有限再生的信息资源。现实的信息资源则是指潜在信息资源经个人表述之后能够为他人所利用的信息资源,它们最主要的特点是具有社会性,通过特定的符号表述和传递,可以在特定的社会条件下广泛地、连续往复地为人类所利用,因此是一种无限再生的信息资源。

现实信息资源以表述方式为依据可以划分为口语信息资源、体语信息资源、实物信息资源和文献信息资源。

口语信息资源是人类以口头语言所表述出来而未被记录下来的信息资源,它们在特定的场合被直接利用并且能够辗转相传而为更多的人所利用,如谈话、聊天、授课、讲演、讨论、歌唱等活动都是以口语信息资源的交流和利用为核心的。

体语信息资源是人类以手势、表情、姿势等方式表述出来的信息资源。它们通常依附于特定的文化背景,如舞蹈就是一种典型的体语信息资源。

实物信息资源是人类通过创造性的劳动以实物的形式表述出来的信息资源。这类信息资源中物质成分较多,有时难以区别于物质资源,而且它们的可传递性一般较差。实物信息资源有产品样本、模型、碑刻、雕塑等。

文献信息资源是以语言、文字、图像、声频、视频等方式记录在特定载体上的信息资源,最主要的特征是拥有不依附于人的物质载体,只要这些载体不损坏或消失,文献信息资源就可以跨越时空无限往复地为人类所利用。

文献信息资源以记录方式和载体的形式为依据可划分为印刷型、缩微型、声像型、电子型等。

1. 印刷型

印刷型文献又称纸质型文献,是指以手写或印刷技术为主要手段、以纸张为信息记录载体的文献。其优点是可以直接阅读、携带方便,是目前人类信息交流活动中最常用的工具。与现代信息载体相比,印刷型文献存储信息密度低,占用收藏空间大,不易长期保存,难以实现自动化输入和自动检索。印刷型文献可分为三类:

(1)图书 图书(Book)通常提供比较系统、成熟的知识,一般包括专著、教科书、丛书、论文集和参考工具书等。专著是对某一个专题有较深入的研究和独到见解的学术著作,如《心血管药理学》《休克》等。教科书是某个专业或学科的研究总结,反映较成熟的专业理论,具有严格的系统性与逻辑性,内容可靠性强,是医学生和医学工作者进行专业学习的主要医学文献。论文集是由多位作者的论文或会议论文、报告等汇编而成的出版物。参考工具书是供日常工作、学习或写作中随时查阅用的一类图书,其内容有序,便于查考,主要包括字典、词典、年鉴、手册、名录、图谱、百科全书等。

(2)期刊 期刊(Journal)也叫杂志,是指具有相对固定的刊名、编辑机构及版式装帧的连续出版物,如美国的 Science(《科学》)、英国的 Nature(《自然》)、我国的《中华医学杂志》等。期刊的内容通常是能够反映学科领域最新的理论、方法、技术的论文(Journal Article)、综述(Review)、病例报告(Case Report)等。期刊论文包括研究报告、论著、著述等,是反映最新科研成果,具有学术性、创新性和科学性特点的信息。综述是综合描述某一专题或学科在一定时间内的研究现状和进展的文献,其综合性强、权威性高,能够直接反映专业领域内科研的动向和进展。

(3)特种文献 又称非书非刊资料,包括除图书、期刊以外的其他出版物,常为不定期出版,多数具有连续性。其特点是:数量大、种类多、内容广、参考价值大。

① 政府出版物:是指国家各级政府部门及其所属机构出版的文献信息资料,主要包括社会科学与自然科学两大类。其中行政文件,如讨论会记录、各种法令、外交文件、统计数据占大多数,科技资料数量相对较少。

② 会议文献:是指在国内外学术团体举行的专业会议上发表的论文或学术报告,其特点是信息传播速度快,反映研究成果新。会议文献主要通过会议论文摘要、论文集、期刊特辑或增刊等形式予以刊载。

③ 专利文献:专利(Patent)是指受到法律保护的技术发明。专利文献是指发明人向政府部门(专利局)递交的、说明自己创造的技术文件,同时也是实现发明所有权的法律性文件,包括专利说明书、专利公报、商标等,具有新颖性、创造性、实用性等特征。

④ 科技报告:是指各学术团体、科研机构、高等院校的研究报告及其研究过程的记录,其理论性较强,是反映某一专业领域科研进展和动态的重要信息。但科技报告保密性强,通常难以获取。

⑤ 技术标准和规范:又称标准文献,是有关产品或工程质量、规格、生产过程、检验方法的技术文件,具有一定法律约束力。主要包括技术标准、技术规范、操作规程、准则、术语等。

⑥ 学位论文:指高等院校的博士或硕士研究生攻读学位而撰写的毕业论文。

⑦ 其他:如报纸、手稿、内部刊物、病历档案、技术资料、产品样本等等。

2. 缩微型

缩微型信息载体是指以感光材料记录信息的载体,如缩微胶卷、缩微胶片、计算机存取载体的输出胶片(Computer Output Microfilm, COM)等。缩微型信息载体体积小、存储信息密度高、成本低廉、便于保存是其优点,但使用时必须借助于阅读机或阅读复印机。

3. 声像型

声像型信息载体又称视听型信息载体,是指记录声音、图像信息的载体,如照片、录音带、录像带、幻灯片、影视片、视听光盘等。声像型信息载体可以让人们通过自己的视觉、听觉感受到直观、形象、生动、逼真、丰富多彩的信息世界。

4. 电子型

电子型文献也称机读型文献、数字型文献,是采用电子手段并以数字形式存储、利用计算机及现代通信方式提供信息的一种新型信息载体,如光盘数据库、网络数据库、电子图书、电子杂志、电子地图等。数字型信息载体的问世是信息时代的重要标志,它改变了旧有书刊的物理形态,开辟了一种新的信息传播渠道,极大地提高了信息的传递速度,加速了社会信息化的进程。与传统信息载体相比,其优点是信息容量大、传递速度快、便于检索且效率高。电子型文献与印刷型文献共同成为当前科学信息的两大主流载体。常见的电子型文献有:

(1)数据库(Database,DB) 可以直观地理解为存放数据的仓库,只不过这个仓库是在计算机的大容量存储器上,如磁盘数据库、光盘数据库(CD-ROM)、联机数据库、网络数据库等。数据库中的数据可以是数字,也可以是文字、图形、图像、声音等,虽然有多种表现形式,但它们都是经过数字化后存入计算机的。

(2)网络文献 网络文献的出版、传递、检索和利用是通过 Internet 得以实现的。通常利用WWW(信息浏览)、FTP(文件传输)、Telnet(远程登录)、Gopher(信息查找)、Archie(文件名查询)、Usenet(新闻组)、E-mail(电子邮件)等方式检索 Internet 上的各种各样的信息。

(3)印刷型文献的数字化 主要是将印刷型文献数字化后,制成可供计算机阅读、检索和利用的电子出版物,主要有电子图书、电子杂志、电子地图等等。

另外,有学者按对信息加工深度的不同将文献划分一次文献、二次文献和三次文献。一次文献即原始文献,是作者以生产或科研成果为依据而创作的原始文献,如专著、期刊论文、研究报告、学位论文、发明专利等。二次文献是根据一次文献的内容和外表特征进行加工整序后的文献,如目录、索引、文摘、书目数据库、搜索引擎等,常被视为信息检索工具的主体。三次文献是对一次和二次文献进行综合、分析后编辑而成的文献,如综述、评论、科技动态、进展、指南等。

五、信息资源的特征

信息资源是可利用的信息,它具有除"无限性"之外信息的所有性质。相对于其他非资源型信息,信息资源具有四个明显的特征:

1. 智能性

信息资源是人类所开发与组织的信息,是人类脑力劳动或者说认知过程的产物。人类的智能决定着特定时期或特定个人的信息资源的量与质,智能性也可以说是信息资源的"丰度与凝聚度"的集中体现。信息资源的智能性要求人类必须将自身素质的提高和智力开发放在第一位,必须确立教育和科研的优先地位。

2. 有限性

信息资源只是信息的极有限的一部分,比之人类的信息需求,它永远是有限的。从某种意义上说,信息资源的有限性是由人类智能的有限性决定的。有限性要求人类必须从全局出发合理布局和共同利用信息资源,最大限度地实现资源共享,从而促进人类与社会的发展。

3. 不均衡性

由于人们的认识能力、知识储备和信息环境等多方面的条件不尽相同,他们所掌握的信息资源也多寡不等;同时,由于社会发展程度不同,对信息资源的开发程度不同,地球上不同区域信息资源的分布也不均衡,通常所谓的信息领域的"马太效应"就是与这种不均衡性有关的现象。不均衡性要求有关信息政策、法律和规划等必须考虑导向性、公平问题和有效利用问题。

4. 整体性

信息资源作为整体是对一个国家、一个地区或一个组织的政治、经济、文化、技术等的全面反应。整体性要求对所有的信息资源和信息资源管理机构实行集中统一的管理,从而避免人为的分割所造成的资源的重复和浪费。

第二节　信息检索

广义的信息检索包括信息的存储和信息的检索,往往又称为"信息存储与检索"(Information Storage and Retrieval)。信息的存储主要是在一定专业范围内的信息选择基础上进行信息特征描述、加工并使其有序化,或建立数据库,以便在检索时借助一定的设备与工具,从中查找出所需的信息。存储是检索的基础,检索是存储的反过程。在现代信息技术的条件下,信息检索从本质上讲,是指人们从任何信息系统中高效、准确地查找到自己所需的有用信息,而不管它以何种形式出现,或借助于什么样的媒体,此即狭义的信息检索。本书所讲的信息检索主要指的是后者。

一、信息检索系统

信息检索系统是根据社会发展需要和为达到特定的信息交流目的而建立的一种有序化的信息资源集合体。它通常是一个拥有选择、整理、加工、存储、检索信息的设备与方法,并能够向用户提供信息服务的多功能开放系统。由下列要素构成:

1. 信息资源

信息资源是系统存储与检索的对象。它可以是全文信息,也可以是题录、索引或文摘;可以是文字信息,也可以是图形、图像、数值数据或语音信息。

2. 设备

包括实现信息存储与检索活动的一切设备。如手工检索的卡片、印刷型检索工具、计算机、交换机、服务器、通信网络、软件,等等。

3. 方法与策略

包括检索语言、标引方法、信息的组织与管理方法、信息的检索策略与技巧等。

4. 人

人是检索系统的能动因素。充当信息与用户媒介的检索人员,将随着社会网络化程度的不断提高而逐步退出系统,由具有自主检索能力的最终用户取代。

二、信息检索类型

1. 按信息检索的对象分

(1) 文献检索　文献检索就是从大量的文献集合中查找出符合特定需要的相关文献的过程。一般是先查找出相关文献的线索,如题录、文摘等,然后进一步查寻原始文献进行阅读参考。文献检索的结果是有关某课题或特定需要的一组相关性文献。

(2) 数据检索　数据检索以特定的数值型数据为检索对象的检索过程。包括各种统计数字、图表、化学结构式、计算公式等等,如胰岛素的理化常数、结构式、常用剂量等。

(3) 事实检索　事实检索是利用特定的参考工具书或事实型数据库查找出能够直接解答某一提问的事实,例如,什么是基因工程;何谓生物芯片;何人何时在何处首先提出了人类基因组计划;等等。

综上所述,数据检索、事实检索是一种确定性检索,其检索结果可以直接回答有或无、正确或错误;而文献检索是一种相关性检索,其检索结果只提供与之相关的文献以供参考,不直接回答用户提出的问题。文献检索是信息检索的一个重要组成部分,科技人员在进行信息检索的过程中,通常以文献检索为主。

2. 按信息组织的方式分

(1) 目录检索　是指通过卡片式目录、书本式目录、机读目录(Machine Readable Catalog, MARC)或联机公共检索目录(Online Public Access Catalog)查询单位出版物(如一本书、一种杂志、一件专利)的名称、著者、出版事项等文献外表特征的过程,供人们了解出版或收藏机构是否拥有所需的图书、期刊等出版物的情况。

(2)题录检索 题录检索类似于目录检索,但其检索结果不是单位出版物,而是单位出版物中单篇文献的外表特征。如美国的《医学索引》(Index Medicus,IM)、中国生物医学文献数据库(Chinese BioMedical Disc,CBMDisc)等。

(3)文摘检索 文摘检索是在题录检索的基础上,增加了反映文献的主题范围、目的、方法、结果等内容特征的摘要。有利于引导用户阅读原文,节约阅读时间,确定所获文献与用户需求的相关程度。如 MEDLINE 数据库、美国《生物学文摘》(BA)、荷兰《医学文摘》(EM)等。

(4)全文检索 是用户根据特定的需要,从存储有整篇文章乃至整本图书的信息检索系统中获取全文或有关章节信息的过程。利用全文信息检索系统,还可以进行各种信息的频率统计和内容分析。随着计算机容量与运行速度的不断增大与提高,全文检索正迅速由最初的法律、文学领域扩大到几乎所有的学科和专业领域。

(5)超文本检索 超文本的基本组成元素是节点(Nodes)和节点间的逻辑连接链(Links),每个节点中所存储的信息以及信息链被联系在一起,构成相互交叉的信息网络。与传统文本的线性顺序不同,超文本检索强调中心节点之间的语义连接结构,依靠系统提供的复杂工具做图示穿行和节点展示,提供浏览式查询。其检索模式是从"哪里"到"什么"。而传统的文本检索系统则强调文本节点的相对自主性,其检索模式是从"什么"到"哪里"。

(6)超媒体检索 超媒体检索是对超文本检索的补充。其存储对象超出了文本范畴,融入了静态或动态的图形、图像、声音等多种媒体信息。信息的存储结构从单维发展到多维,存储空间亦在不断扩大。

三、信息检索语言

信息检索语言是为建立信息检索系统而创建的专门用来描述文献特征(内容特征或外表特征)和表达检索提问的一种人工语言,又称为信息存储与检索语言、标引语言、索引语言等。它的主要功能是:① 简单明了而又较为专指地描述信息的主题概念;② 容易地将概念进行系统排列;③ 便于检索时将标引用语与检索用语进行相符性比较。因此,信息检索语言不但须排除一词多义、多词一义和词义含糊的现象,而且要显示出概念间的相互关系,这也是信息检索语言规范化的主要内容。

信息检索语言是决定检索系统中大量信息排检序列的关键。它可以是一系列概括信息内容的概念及其相互关系的标识系统,如分类号码;也可以是自然语言中选择出来并加以规范化的一套词汇,如主题词表。世界上有许多种信息检索语言,我们常用的有:

1. 分类检索语言

分类检索语言是以学科分类为基础,结合信息内容特征的一种直接体现知识分类概念的检索语言。其采用概念逻辑分类的一般规则进行层层划分,构成具有上位类和下位类之间隶属关系、同位类之间并列关系的概念等级体系。例如:

     R5 内科学

      R51 传染病

      R52 结核病

      R53 寄生虫病

      R54 心脏、血管(循环系统)疾病

       R541 心脏疾病

        .1 先天性心脏血管病

        .2 风湿性心脏病

  .3 高血压性心脏病

  .4 冠状动脉(粥样)硬化性心脏病(冠心病)

  分类检索语言的"语词"就是它的类目及相应的分类号。分类号主要用于明确各类目之间的先后顺序。如上例的分类号排序是 R5,R51,R52,R53,R54,R541,R541.1,R541.2,R541.3,R541.4……

  分类检索语言既可以用于期刊论文的分类,也可以用于图书等其他文献信息的分类。国内外有多种广泛使用的著名分类检索语言,如美国《国会图书馆图书分类法》(Library of Congress Classification,LC)、《国际十进分类法》(Universal Decimal Classification,UDC)、《杜威十进分类法》(Dewey Decimal Classification and Relative Index,DC 或 DDC)、《中国图书馆分类法》(中图法)。《中国图书馆分类法》是我国使用最普遍的一种分类检索语言。

  《中国图书馆分类法》共分 22 个基本大类(表 1 - 2 - 1),"R 医药、卫生"类下分 17 个二级类目(表 1 - 2 - 2)。

表 1 - 2 - 1 《中国图书馆分类法》基本大类

A	马克思主义、列宁主义、毛泽东思想、邓小平理论	N	自然科学总论
B	哲学、宗教	O	数理科学和化学
C	社会科学总论	P	天文学、地球科学
D	政治、法律	Q	生物科学
E	军事	R	医药、卫生
F	经济	S	农业科学
G	文化、科学、教育、体育	T	工业技术
H	语言、文字	U	交通运输
I	文学	V	航空、航天
J	艺术	X	环境科学、劳动保护科学(安全科学)
K	历史、地理	Z	综合性图书

表 1 - 2 - 2 "R 医药、卫生"的二级类目

分类号	类目	分类号	类目
R1	预防医学、卫生学	R74	神经病学与精神病学
R2	中国医学	R75	皮肤病学与性病学
R3	基础医学	R76	耳鼻咽喉科学
R4	临床医学	R77	眼科学
R5	内科学	R78	口腔科学
R6	外科学	R79	外国民族医学
R71	妇产科学	R8	特种医学
R72	儿科学	R9	药学
R73	肿瘤学		

  2. 主题检索语言

  主题检索语言是用表达文献主题内容的词语作为标识的信息检索语言。应用较多的是主题词和

关键词。

(1)主题词法　主题词(Subject Heading)又称叙词(Discriptor),是以规范化为基础,以揭示事物对象及其特征为出发点的信息检索语言。最具代表性的主题词法是美国国立医学图书馆(National Library of Medicine,NLM)的《医学主题词表》(Medical Subject Headings,MeSH)。MeSH 是医学领域内使用最多的一种主题检索语言。MeSH 用于标引和揭示医学文献的主题内容,对于提高医学信息检索的准确率具有十分重要的意义。

随着 Internet 的不断发展、人类信息需求的日益增长,人们在日常的信息检索过程中,越来越重视的是事物的概念和语义,而不容易理解数据库系统的特定句法。所以,自然语言的检索更容易为人们所接受。但传统的自然语言检索,由于检索词与著者使用的文本词不统一,容易造成漏检和误检。因此,在计算机信息检索数据库中,出现了检索词自动转换系统、智能检索系统等来方便用户进行检索。这些系统是将用户输入的概念和语义自动转换成满足相对查全和查准的数据库系统语言进行检索。如美国 NLM 自 1986 年起研究和开发的一体化医学语言系统(Unified Medical Language System,UMLS),就是在 MeSH 基础上,应用先进的计算机信息技术建立的一个全新的生物医学信息检索语言的集成系统和机读信息资源指南系统,可用于跨数据库的词汇转换,具有一定的数据库集成检索功能和自然语言词语转换等智能检索功能。

UMLS 通过将大量的检索词(包括规范词和自由词)累积输入系统中,进行检索词自动转换处理,使用户能够不必考虑检索词的规范性或知识分类属性,不受人工语言和自然语言的束缚与限制,更自由地在电子病案、文献数据库、图像数据库、专家系统等各种信息资源库中检索和获取特定的信息。UMLS 包括四个部分:

① 超级叙词表(Metathesaurus):有人译为元辞典,是 UMLS 的核心部分,在 2001 年版收录了 80 万个概念共 190 万个词汇。这些概念和词汇来自包括 MeSH 在内的 60 多个生物医学词表、分类表、术语表、专家系统等。其目的是要构建一个整合各来源词表中的生物医学概念、术语、词汇及其等级范畴的集成系统,解决因为各系统的差异性和信息资源的分散性所造成的检索困难。

② 语义网络(Semantic Network):语义网络把概念进行分型或分类,构建概念之间的相互关系,并提供相关信息的获取。例如,查找某病毒的概念时,不但可以获取该病毒的概念和信息,还可以找到该病毒可能引起的疾病或综合征的相关概念和信息。

③ 信息资源图(Information Source Picture):是各种生物医学数据库的信息资源集合图,图中描述了各信息资源的范围、定位、词汇、句法和访问条件。其信息资源既可以供人类阅读,也可以被机器处理。

④ 专家词典(Specialist Lexicon):是为超级叙词表中的许多术语提供各种构成词的句法信息,也包括没有出现在超级叙词表中的英语单词,如动词。

(2)关键词法　关键词(Keyword)是指出现在文献的题名、摘要或全文中,能够反映文献主题内容的专业名词或术语。关键词直接取自原文,不做规范化处理,可以提供更多的检索入口,适合计算机系统自动编制索引的需要。但由于词语没有规范化,不能进行选择和控制,容易造成漏检和误检。

分类检索语言和主题检索语言是典型的基于文献内容特征的检索语言,也是信息检索领域使用最多的检索语言。除此之外,人们在日常的信息检索过程中,经常用到的检索语言还有代码检索语言,如美国《化学文摘》(CA)中的分子式检索语言,依据文献外表特征而设计的各种检索语言,如题名、著者、文献序号、引文检索语言等等。

四、信息检索工具

信息检索工具是将大量分散无序的信息经过搜集、加工和整理,按照一定的规则和方法进行组织和系统排列,用以报道、存储和查找信息的工具。主要由使用说明、正文(或数据库)、辅助索引和附录四个部分组成。正文(或数据库)部分是信息检索工具的主体部分,它是将收入检索工具的每一文献著录成为题录、文摘或数据库的记录,并将它们按照一定的方式(如学科分类、主题或序号)组织排列而成的一个有序结合体。辅助索引通常有多种,如主题索引、著者索引、关键词索引、药物名称索引、分子式索引等等,以提供更多的与主体部分不同的检索途径。常见的检索工具有如下类型:

1. 手工检索工具

是由检索者直接利用查找的一类工具,如各种手检目录卡、书本式检索刊物。

2. 机械检索工具

是指应用力学、光学等手段帮助查找文献线索的工具,如机械穿孔卡及其辅助设备。

3. 计算机检索工具

是指以计算机检索软件和数据库为核心的检索系统。常见的有国际联机检索系统和光盘检索系统。

(1)国际联机检索系统 联机检索系统是指用户在计算机检索系统的终端上,通过通信系统,使用特定的指令和算符,以人机对话方式,查询远程计算机主机系统的数据库,从中获取所需信息的计算机检索系统。如 Dialog、美国联机图书馆中心(Online Computer Library Center,OCLC)、国际科学技术网络(The Scientific and Technical Information Network-International,STN)等。联机检索系统自20世纪70年代投入商业运营以来,其检索技术已发展得较为系统和完善,已经成为一种使用广泛的计算机信息检索方式。国际联机检索具有三个优点:① 检索速度快,检索效率高。一般课题均可在几分钟之内完成检索过程,且在一系列系统的检索技术、检索策略的保证下能达到较为理想的查全率和查准率。② 信息资源丰富且质量较高。各大联机检索系统不仅是数据库经销商,而且也是数据库生产者,所提供的一般是各领域的核心、权威数据库,数量从几十个到数百个不等,信息资源丰富且经过严格的加工、处理和组织,质量较高。③ 可及时提供最新信息。一些大型联机检索系统数据库的更新速度较快,有季更新、月更新、周更新,甚至每日更新,用户可以及时得到最新信息。但由于其检索费用较高,又要求检索者熟悉系统的一整套检索指令和检索技术,以致难以在国内普遍使用。

(2)光盘检索系统 光盘是20世纪80年代出现的一种新的信息载体,其全称为高密度光盘(Compact Disk),主要是利用激光、计算机及光电集成等技术实现信息存储的数字化。目前应用于信息检索的主要是只读光盘(CD-ROM),一张 4.75 in(120.65 mm)的光盘可存储600多兆字节甚至更多的信息,相当于十几万张印刷页的文字容量,其容量大且存取速度快。光盘检索系统是由计算机、光盘驱动器、光盘数据库及其检索软件组成的信息检索系统,不但可以单机使用,而且可与通信技术相结合,实现光盘检索的网络化,提高光盘信息资源的利用率。其优点有:① 使用方便快捷。光盘检索系统是独立的检索系统,随时可以启动使用。② 检索界面友好,检索功能强大。光盘检索系统是直接面向用户的检索系统,系统所提供的帮助信息可以使用户很方便地学会检索;功能键的普遍使用、窗口式直观界面和鼠标控制等,使光盘检索操作简单。③ 一次购买,可以无限制使用,检索费用低廉。④ 可以将文本、声音、图形和动态图像结合在一起,实现多媒体检索。⑤ 检索结果的输出方式灵活。用户在光盘数据库中检索到的信息可以根据自己的需要选择多种方式输出,如打印、拷盘、套录建库或网上传输。但光盘检索系统有四个方面的局限:① 数据更新有一定的周期,时效性、灵活性比不上联机检索。② 目前光盘数据库的容量有限,一般都是按专业和学科领域建库的,收录范围不够广泛。③ 适用对象的局限性。一次性购买的费用高,对使用频率不高的单位或个人来说成本较高。④ 设备和软件的兼容性较差,各种光盘数据库检索系统目前还难以实现标准化和统一化。

4. 网络信息检索工具

是指在 Internet 上提供信息检索服务的计算机系统,其检索的对象是存在于 Internet 信息空间中各种类型的网络信息资源。当前,除了基于文件名和目录名检索的 Archie、基于关键词检索的WAIS、基于菜单检索的 Gopher 等,最主要且最常用的网络信息检索工具是基于超文本的搜索引擎

（Searching Engines），它是由自动索引程序、数据库和检索代理软件三部分构成的。其工作原理是：通过自动索引程序或人工来广泛搜集网络信息资源，经过一系列的判断、选择、标引、加工、分类、组织等处理后形成供检索用的数据库，创建目录索引，并以 Web 页面的形式向用户提供有关的资源导航、目录索引及检索界面；用户可以根据自己的信息检索要求，按照该搜索引擎的句法要求，通过检索界面输入想要查找的检索项、提问式；系统检索软件接受用户提交的检索提问后，按照该搜索引擎的句法规定对用户输入的字符串、运算符、标识符、空格等进行识别和判断后，代理用户在数据库中检索，并对检索结果进行评估比较，按与检索结果的相关程度排序后提供给检索者。

搜索引擎可以是一个独立的网站，也可以是附属在其他类型网站或主页上的一个搜索工具。它具有信息检索服务的开放性、超文本的多链接性和操作简易性的特点。一般可分为两类：一类是通用搜索引擎，如 Yahoo、Sohu、Google、新浪等，另一类是专业搜索引擎，即针对某个专门领域或主题采取自动或人工方式进行资源搜集、整理而成的搜索引擎。由于通用搜索引擎没有针对医学专业进行优化，因此，检索得来的信息不能充分满足医学用户的查询需求。20 世纪 90 年代中期，人们把数据库技术、Web 技术、传统医学信息组织的有关理论和方法有机地结合起来，以至专门用于搜索网络医学信息资源的医学专业引擎应运而生，如 Medical Matrix、Health Web、Clinic Web 等。

根据不同的划分标准，同一种检索工具可以归入不同的类型。例如：按照对原始文献的揭示程度，可分为目录式检索工具（如专题目录、馆藏目录、联合目录、国家书目等）、索引式检索工具（如《医学论文累积索引》《放射医学题录》《中文科技资料目录》和美国的 Index Medicus 等）、文摘式检索工具（如《中国医学文摘》、美国的 Biological Abstracts、荷兰的 Excerpt Medica 等）、文献指南、书目之书目；按照出版形式，可分为卡片式检索工具（如书名卡、著者卡、主题分类卡等）、书本式检索工具（如单卷式、期刊式、附录式）、缩微式检索工具（如缩微胶片、缩微胶卷）、机读式检索工具（如光盘数据库、联机数据库等）；按照收录文献的范围，可分为专题性检索工具（如《艾滋病文摘》、美国的 Chemical Abstracts 等）、综合性检索工具（如《全国报刊索引》、美国的 Science Citation Index 等）。

五、信息检索方法

医学信息检索方法多种多样，检索者应根据不同的检索目的和要求，选择不同的检索方法。常见的检索方法有以下几种。

1. 顺查法

顺查法是按照确定的起始年代由远及近、顺序查找，直到获得最新所需信息的一种检索方法。此法适合于研究主题较为复杂、研究范围较大、研究时间较久的科研课题的信息检索，可以系统地了解某一课题的发展情况。例如，欲全面了解艾滋病（AIDS）的流行和防治信息时，在确认有关 AIDS 的第一篇文献发表于 1982 年后，即可逐年查找所有 AIDS 的相关文献。应用顺查法的查全率高、漏检的可能性小，但耗时费力、工作量大、效率较低。

2. 倒查法

倒查法与顺查法正好相反，它是从当前开始逐年向前，逆时间顺序查找，直到获取满意信息的一种检索方法。此法主要用于了解某些课题的最新研究进展或寻找研究工作中所遇特定问题的解决方法。应用倒查法的检索效率要比顺查法高，且节省时间，但容易造成漏检。

3. 抽查法

抽查法是针对某一学科的发展特点，选择其特定的研究阶段或学科发展高峰期检索所需信息的一种检索方法。此法是在检索者必须了解某课题研究发展的历史背景或学科发展峰期的前提下，用以解决在较短时间内快速查到较多相关文献的检索方法。一般抽查几年或十几年，检索时间短，检索效率高。

上述三种检索方法是信息检索领域经常使用的检索方法，故有人将之合称为常用法。

4. 追溯法

追溯法又称引文法,是直接利用某些文献(如综述、述评或专著)后所附的参考文献作为线索,找到所需的相关文献,再根据这些相关文献后的参考文献,逐级追溯检索所需信息的方法。利用引文索引工具检索信息的方法,又称为引文索引追溯法。应用追溯法检索信息时的漏检率高,所获文献不全面,且往前追溯的年代越远,所获得的信息就越陈旧。

5. 分段法

分段法又称循环法、交替法,是常用法与追溯法的综合,故也有人称为综合法。它是在检索信息时,首先利用检索工具查出一批相关文献,然后通过筛选,选择与课题针对性较强的文章,再按其后所附的参考文献进行追溯查找,分期分段地交替使用这两种方法,直到满意为止。分段法兼有常用法和追溯法的优点,可以得到较高的查全率和查准率。

六、信息检索途径

一般而言,文献的特征有二:一是文献的内容特征,指的是文献所论述的主题、观点、见解、结论及文献内容所属的学科范围等,通常使用主题词、关键词或分类号等形式来表达文献的主题概念,揭示文献的内容特征,并建立严格有序的排检序列,为检索者提供重要的检索途径。二是文献的外表特征,包括题名、作者、出版者以及某些特种文献自身的特征标识,如专利号、标准号、报告号等。而检索者的检索需求通常也不外乎两种:一是要查找具有已知文献外表特征的文献,如由书名、著者等检索信息;二是要检索具有所需内容特征的文献,即根据所需文献的主题概念检索信息。为此,在信息检索系统的设计和建设时,正是按照文献的内容特征和外表特征进行标引,形成不同的索引系统,以建立满足检索者这两种需求的各种不同的检索途径。主要有以下几种:

1. 分类途径

分类途径是按照文献信息的主题内容所属学科分类体系的类目、分类号及分类索引进行信息检索的途径。大多数检索工具或检索系统的正文是按分类编排的,其目录或分类表即是分类索引,提供了从分类角度检索信息的途径。使用分类途径的关键在于正确理解检索工具中的分类体系(如《中图法》),明确课题的学科属性,从而获得相应的分类号,然后按照分类号逐级查找。该途径便于从学科体系的角度获得较系统的文献线索,具有族性检索的功能。

2. 主题途径

主题途径是根据文献内容的主题特征,利用各类主题索引进行信息检索的途径。主题索引指的是将表达文献内容特征的主题词按字顺(字母顺序、音序或笔画顺序等)组织起来的索引系统。检索时只要根据课题确定主题词,便可像查字典一样逐一检索,从主题词之下的索引款目查到所需的文献线索。使用主题途径的关键在于分析课题,提炼主题概念,确定主题词。该途径具有直观、专指、方便的特点,能够满足复杂概念的课题或交叉边缘学科的信息检索需要,具有特性检索的功能。

3. 关键词途径

关键词途径是指以关键词作为检索标识,通过关键词索引来检索信息的一种途径。检索时,只要根据课题要求选择关键词(包括同义词、近义词、形容词形式、不同拼写法等),按字顺在关键词索引中找到该关键词后,再根据其说明语或上下文,即可找到所需的文献线索。

4. 著者途径

著者途径是以著者姓名、学术团体、机构名称作为检索标识,通过利用著者索引来检索文献信息的一种途径。通过著者索引可以查到同一著者的多种著作或论文,对于全面了解某一著者或团体机构的学术观点、研究成果和科研动态极有帮助。著者索引是按照著者姓名的字顺排列的,容易编制,检索直接,查准率高。但由于世界各国的文种繁多,风俗各异,对姓名的写法也不一样,故使用著者途径检索文献时应遵循著者索引的编制规则。归纳起来,主要有以下几点:

（1）著者姓名的次序　欧美国家的著者发表文献时的署名习惯是名在前、姓在后,但在检索工具中,必须按照姓在前、名在后的次序组织排列,与中国著者的署名习惯相同,且规定姓不能缩写,名字可以缩写,名字缩写之间加圆点,姓名之间加逗号。

（2）合著者与多著者　一篇文献只有两个著者时,按原文献著者的次序著录;三个或三个以上著者时,只著录第一著者的姓名,其余的用"et al"表示,并在其姓名下著录文献的篇名;不是第一著者的其他著者,无论多少,只在索引中著录姓名,不著录篇名,而用"see"引见到第一著者名下查找原文线索。

（3）团体著者　团体机构著者按原名著录,加国别以示区别,按名称字顺排列。

（4）音译规则　因语言文字不同,拼音发音各异,为了统一标准,许多国家的检索工具常将各种文字的著者姓名加以翻译,以便统一著录,且各自都制定了音译规则。比较常用的有日本黑本式《日英字母音译表》和国际标准化组织编辑出版的《英俄文音译对照表》,中国人的姓名,均按汉语拼音著录。

（5）前缀　姓前有前缀冠词的,与姓名一起著录,并按字顺排列;姓名中的前缀"Mc""M""Mac"均按"Mac"排在一起;姓名中的"De""Della""Des""La""Van""Vander""Von"等前缀,与姓名一起作为姓名整体排列。

（6）家族和宗教称呼　含有"Jr""Sr"等家族称呼的著者,将家族称呼附在著者姓名之后;有等级制家族称号的著者,排在无等级制家族称号的著者姓名之后;有宗教称呼的著者,宗教称呼作为姓名的一部分对待,其称呼连同姓名作为整体排列,不予倒置。

（7）无著者的文献,按文献篇名字顺附在有著者的文献之后。

5. 题名途径

题名途径是以书名、刊名或文献题名作为检索标识,通过书名目录、刊名目录或篇名索引检索文献的途径。

6. 序号途径

序号途径是指利用文献的各种序号作为检索标识,如专利号、标准号、报告号、化学物质登记号、国际标准书号(ISBN)、国际标准刊号(ISSN)等检索所需信息的途径。使用序号途径进行信息检索,具有明确、简短、唯一的特点,是一种较为实用的检索途径。

7. 其他检索途径

如利用化学分子式索引、生物体索引、药品名称索引的途径,等等。

七、信息检索步骤

1. 分析研究课题、制定检索策略

首先要了解课题的目的、意义,明确课题的主题和研究要点以及主要特征,然后根据课题研究的特点和检索要求制定检索策略。

检索策略是根据检索要求所采取的检索方针和检索方式。包括检索概念的组配、检索工具的选择以及检索范围(专业、时间、地理、语种和文献类型)的限定等等,具体表述为检索式(Formula)。检索式将各个检索概念之间的逻辑关系、位置关系等用检索系统规定的各种组配符(Operator,也称算符)连接起来,成为人与机器可识别和执行的命令形式。检索词是构成检索式的基本单元,能否准确选择是至关重要的。检索词应满足内容匹配和形式匹配两方面的要求。内容匹配要求,即由主题概念转化而成的检索词应能准确、完整地表达检索课题的内容,这是由信息需求决定的。形式匹配要求,即检索使用的语言和检索系统中使用的语言一致,检索词才能被系统"认识",这是由检索系统来决定的。

2. 确定检索方法、利用检索工具

检索方法的确定要根据课题研究的需要以及所能利用的检索工具和检索手段。在拥有大型检索系统或检索工具较为丰富的情况下,多选择顺查、抽查或倒查等常用方法;在已获得针对性很强的文献时可选择追溯法。在已有的检索系统中,根据检索课题的主题和学科范围再选择对口的检索工具或数据库。这就要求检索者对各种检索系统或数据库所覆盖的学科范围有所了解,从文献的类型、文种、出版时间等方面来考虑选择利用哪种检索系统。选择检索系统也可以通过《工具书指南》《书目指南》《数据库目录》等获得帮助。

3. 选择检索途径、查找文献线索

根据已经构成的检索式,选择相应的检索途径查找有关的索引,如主题索引、分类索引、作者索引等;再根据索引指示的地址(如文摘号、题录号)在正文部分查得相应的文献线索,如题目、摘要、作者、作者单位、文献来源等。

4. 评价检索结果、索取原始文献

在检索过程中,检索者对每次检索的结果要做出评价和判断,并对检索策略做出相应的修改和调整,直至获得比较满意的结果。例如,当文献检出量太多时,需要考虑适当缩小检索范围,可通过增加限定性检索词或选用概念较专指的检索词等方法,以减少文献检出量;反之,如果文献检出量太少,则应考虑相反的措施。

由于目前的检索手段所获得的文献信息,一般是文献的题录或文摘。题录的信息量很少,根本不能满足检索者的研究需要,即使是文摘,也不能代替原始文献。因此,如何利用读者检索到的文献线索获取原始文献,成为当今信息检索者必须关注的最后一个步骤。首先,要根据文献线索中已有的信息,判断文献的出版类型;同时整理好文献出处,将文献出处中的缩略语、音译刊名等还原成全称或原刊名。然后,利用文献收藏机构(如图书馆、情报所)的馆藏目录、联合目录或全文信息检索系统确定所需文献的国内外收藏情况,联系索取。亦可向作者本人索取,一般都会得到大力帮助。

八、信息检索效果

检索效果(Retrieval Effectiveness)是检索系统实施信息检索的有效程度,反映检索系统的能力。检索效果包括技术效果和经济效果。技术效果是由检索系统完成其功能的能力确定的,主要指系统的性能和服务质量;经济效果是由完成这些功能的价值确定的,主要指检索系统服务的成本和时间。克兰弗登(Cranfield)在分析用户基本要求的基础上,提出了六项评价系统性能的指标,即收录范围、查全率、查准率、响应时间、用户负担和输出形式。其中,查全率和查准率是两个最主要也是最常用的指标。

1. 查全率(Recall Ratio)

查全率又称检全率、命中率,是指检出的相关文献数与检索系统中相关文献总数之比。可用下式表示:

$$查全率(R) = \frac{检出的相关文献数}{检索系统中相关文献总数} \times 100\% = \frac{a}{a+c} \times 100\%$$

2. 查准率(Precision Ratio)

查准率又称检准率、相关率,是指检出的相关文献数与检出的文献总数之比。可用下式表示:

$$查准率(P) = \frac{检出的相关文献数}{检出的文献总数} \times 100\% = \frac{a}{a+b} \times 100\%$$

式中 a 为检出的相关文献数,b 为检出的非相关文献数,c 为未检出的相关文献数。由此可见,查全率和查准率之间存在着互逆关系。如果检索时所用检索语言的泛指性强,检出的文献多,那么查全率将会提高,但误检率也同时增大,因而查准率降低。如果检索语言的专指性强,查准的文献多,那么查准率提高,但漏检率也同时增大,因而查全率降低。所以,欲达到较好的检索效果必须兼顾二者,不能单纯追求其中某一个评价指标。实践证明,在通常的检索过程中,查全率在 60% ~ 79% 之间,查准率在 40% ~ 50% 之间,检索效果较佳。

第三节　信息检索技术

20 世纪 80 年代,光存储技术的应用促进了传统信息检索系统模式的改观。90 年代,Internet 的普及应用彻底改变了人类的生活和工作方式。在信息检索领域,传统检索的中介代理服务功能正在逐步减弱,各行各业的人都将成为计算机网络系统的最终用户。Internet 系统中存储的信息除传统检索工具的内容外,已出现越来越多的全文本数据、事实数据、数值、图像和其他多媒体信息资源。计算机及其网络环境和各种先进技术使信息的可获得性、传递速度大大增强。跨文件、跨文档、跨数据库以及在多媒体数据库中自由查询已成为现实。在这种情况下,传统的检索方式,用同一界面应付不同水平和不同要求的用户,用静态的同一标准去衡量检索效果等技术已远远不够。全文检索、联机检索、光盘检索、多媒体检索、超媒体及超文本检索、网络信息检索等先进的检索技术正迅速发展起来。

一、全文检索

全文检索技术是 20 世纪 50 年代末产生的一种新的信息检索技术。最早的全文检索系统是 1959 年美国匹兹堡大学卫生法律中心研制的。全文检索系统的出现为人们获取原文而非文献线索信息提供了一条有效的途径。近年来,全文检索的应用范围不断拓展,它与出版技术的结合,使各种科技书刊、专利文献、新闻报纸等全文数据库应运而生。如我国的《人民日报》、美国《纽约时报》、加拿大《多伦多环球邮报》等都出版了机读全文数据库,每天更新。一些年鉴、手册、百科全书、参考书、文学作品等也成为全文检索系统的处理对象,如《中国法律法规大典》《中国大百科全书》《金庸全集》等层出不穷。

全文检索以全文数据库存储为基础。所谓全文数据库即是将一个完整信息源的全部内容转化为计算机可以识别、处理的信息单元而形成的数据集合。而且全文检索系统还必须对全文数据库进行词(字)、句、段等更深层次的编辑、加工,同时,允许用户采用自然语言表达,借助截词、邻词等匹配方法直接查阅文献原文信息。其基本的检索技术有五种。

1. 内容与外表特征组合检索

全文检索系统既可以满足某一外表特征或某一内容特征的单独检索,也可以是两种特征的组合检索,还可以进行外表特征和内容特征各自之间或更多组合的检索。

2. 全文分类专题检索和二次检索

全文分类专题检索是指用户可以在某一分类专题表中选择专题号进行检索,凡被赋予该号的文献均被命中输出;还可以在专题检索基础上进行二次检索,即由用户通过输入某一关键词,利用在专题检索中获得的有限文献集合内直接进行文中的扫描匹配检索。

3. 全文关键词单汉字检索

即当用户需要检索的关键词未在标引短句库和后控词表中出现时,可以通过全文关键词单汉字检索。

4. 位置限定检索

位置限定检索包括同句、同段、同篇位置的限定检索。

5. 后控词表检索

后控词表检索是指具备后控关键词智能检索及后控关键词分类检索的功能。

由于全文检索系统存储的对象是信息源本身,而不是信息的线索,因而占用空间大,系统响应速度慢;同时还由于其采用自然语言标引与检索,规范化程度低,因而误检、漏检在所难免。如此的问题,正是当前全文检索系统研究的热点。

二、联机检索

传统的联机检索技术在 Internet 发展潮流的强烈冲击下,正在克服它以系统自身为出发点的种种弊端,许多世界著名的联机检索系统纷纷加盟 Internet,如 Dialog、OCLC、STN 等,开通了利用 Internet 的国际联机检索业务,实现了网上对话方式的信息检索。其技术特点是:① 实时性。用户能将个人的提问与系统所存储的信息进行实时的检索,并可立刻看到检索结果,随时修改提问,直到满意为止。② 完整性。用户不仅能检索到文献的摘要,还可以检索到文献的全文。③ 共享性。不仅可以检索到本地的数据库,而且可以与外地,乃至国际联机网络互通有无,实现信息资源共享。④ 广泛性。由于现代通信网络的发展,用户不再限于系统操作人员,每一个社会成员都可以根据个人的需要直接进行联机操作。当前,主要的联机检索技术有两种:

1. WWW 联机检索

WWW(World Wide Web)是一个可以查询 Internet 上几乎所有信息资源的检索系统。WWW 网中的所有主机都安装 TCP/IP(Transfer Control Protocol/Internet Protocol)、客户服务程序和超文本传输协议(Hyper Text Transfer Protocol,HTTP)。前者用于浏览或管理超文本文件(Hyper Text Markup Language,HTML),后者则用来传输超文本文件。这些协议和程序使得世界上 WWW 网中所有不同类型的计算机之间都可以用同一种语言互相访问和显示文档。WWW 的超文本文档不限于文本,而是一个图文声并茂的超媒体巨型信息库,可通过不同网址直接访问。如 OCLC 的网址:http://www.ref. oclc. 2000,Dialog 的网址:http://www. dialog. com/dialog,STN 系统中美国《化学文摘》的网址:http://www. info. cas. org/online. html。

2. Telnet 联机检索

Telnet(远程登录)是 Internet 三个基本功能(另两个为 FTP 和 E-mail)中最强的一个,通过 Telnet 可以登录到世界各大联机检索系统,查寻不同的名录数据库、电子公告牌(BBS)、图书馆馆藏目录及其原始文献等。远程登录有两种方式:① 直接拨号。即通过本地的调制解调器(modem)与远程系统的 modem 直接连接,不需要 IP 地址和主机名。② TCP/IP 方式。即使用 TCP/IP 协议的连接方式,其传输速度要比直接拨号明显提高。在使用 Telnet 登录联机服务时,应申请一个账号,进入主机登录时必须输入用户名和密码(口令),系统对不同的账户可能给予不同的权限。

三、光盘检索

光盘是 20 世纪后期人类发明的最有影响的信息技术之一,没有任何技术能像它那样对信息服务产生如此广泛的影响。它使数据库检索大众化,革新了信息传播和服务的方式。光盘作为机检的新品种,不但具备了多种计算机检索的共同属性,如布尔逻辑检索、位置检索、数值限定检索等,还具有自己的特色与优势,如光盘可以由联机(On-line)演变为现场(On-site),更为个性化服务打开了方便之门。现今,主要的光盘检索技术有:

1. 光盘工作站

光盘工作站由普通计算机、光盘数据库和检索软件构成。被检索的数据库可以是在光盘驱动器中的光盘上或建立在计算机硬盘上的虚拟光盘中;与光盘数据库配套的检索软件可以直接安装在硬盘上,运行后即可进行检索。光盘工作站的计算机读取信息的速度快,平均响应时间短,如果利用虚拟光盘技术,还可以同时检索几个或十几个光盘数据库,省却了逐个更换光盘的麻烦。从光盘数据库中检索出来的信息可以转存在计算机的硬盘或软盘上,也可以在打印机上直接打印出来。

2. 光盘网络

光盘数据库可以在网络上通过光盘塔、光盘阵列、光盘镜像或存储区域网络(SAN)提供网上用户的检索服务。它不仅可以提高光盘数据库的利用率,实现一人同时检索多个数据库,而且可以多人共享同一光盘数据库。目前,国内大多数的图书馆都在网络环境下,利用文件服务器和光盘服务器或专用网络文件服务器实现了光盘的网络检索功能,取得了良好的利用效果。

3. 点对点光盘检索

点对点光盘检索是通过电话拨号来实现对远程光盘数据库进行的检索。主要借助调制解调器和电话线,通过异步通信方式实现。其优点是:对设备要求不高,费用少,实用性强。

4. 多媒体光盘检索

多媒体光盘检索系统通常由个人主机、工作站、服务器及声像输入输出设备、功能卡、控制设备、视频信息实时多任务支撑软件等构成。它要把文字、图像、声音信息放在一起处理,需要很大的存储空间,较高的实时要求,较复杂的数据压缩和复原技术及其传输设备。而 CD-ROM 容量大、费用低,是一种理想的存储多媒体信息的介质,代表着多媒体技术的发展方向。

四、多媒体检索

多媒体检索技术是把文字、声音、图像等多种信息进行数字化加工处理后供检索的一种综合技术。一般分为三类:

1. 视频检索

视频检索是在大量的视频数据中查找所需要的视频片段的过程。其用途广泛,如人体心脏的跳动、卫星云图的变化等;往往具有层次化特征,比如要检索关于某一个镜头中的某个主题的视频段,或某些图像帧等。因此,视频系统的层次化结构处理是视频检索的关键,采用的技术主要有:

(1) 框架检索 框架的组织是对一个数据对象或类似于传统数据库中的记录进行结构层次处理,可按视频主题或按内容特点安排。主题框架的最高层次是主题目录,其下可定义超类、类及子类等。内容框架的最高层次是视频镜头的源,如名称、地点及拍摄时间等,其下分别为背景、对象的运动情况等。框架检索是基于对框架的填充技术,每个检索首选最高层,一旦命中,则按内容的填充框架提供给用户。其检索接口是一个基于框架层次结构的表格。

(2) 特征描述检索 特征描述检索是针对视频的局部特征(事物的颜色、形状、纹理等)及视频中目标的运动情况的检索。其中,基于主色调的检索在视频检索中效率较高。用户可选用系统提供的调色板,指出所需检索的镜头或代表帧的主色调,也可以通过调色板调整其所需颜色。对于目标运动情况的检索有两种方式:一是通过 SQL 语言方法查询;二是可采用手绘的方法描述、检索。

(3) 浏览检索 层次化浏览是视频检索常用的方法,如利用分层场景转移图进行浏览,获取整段视频的场景图之后,再用分层方法对代表帧聚类,并将每类选取的代表帧作为浏览节点再依次向下一层浏览。

2. 声音检索

声音检索包括:用序号查找一段声音;以匹配方式检索给定样值的声音;对声音文本的检索等。常用的技术有:

(1) 特征描述法 包括自然语言描述法和声音解释法。自然语言描述法是将原始的声音录制成文件形式保存,通过对文本的自然语言描述(如题目、内容特征介绍等),提供声音检索。声音解释法是把对声音特征所做的适当索引与声音数据一起存入多媒体数据库中,根据对每个声音解释中的结果来建立声音索引的方法。

(2) 内容检索法 ① 赋值检索:按用户指定某些声学特征的值或范围的说明进行检索。② 示例匹配检索:由用户根据选择示例的声音或在对声音的某些特征进行描述基础上的检索。③ 浏览检索:将某种或某些声音的内容分割为若干节点,用链路连接,用户可按任意顺序通过链路进行检索。④ 语言识别与合成方式的检索:该方法是由语言识别装置将原始语言转化为计算机可以理解的数据,存入语言数据库,将语言与文本信息统一起来,由数据库管理系统统一描述、编辑、存储与检索。

3. 图像检索

基于内容的图像检索技术是一种综合集成技术。它通过分析图像的内容,如颜色、纹理等建立特征索引,并存储在特征库中。用户查询时,只要把自己对图像的模糊印象描述出来,即可在大容量图像信息库中找到所要的图像。

用户对图像检索的要求一般分为:① 准确的图像实例检索;② 模糊实例检索;③ 描绘示例检索。对于系统来说,不管是哪种检索要求,都要对图像特征进行匹配。因此,图像检索的技术通常是基于颜色特征的检索、基于纹理特征的检索或基于形状特征的检索。

五、超媒体及超文本检索

传统的文本都是线性的,用户必须顺序阅读,而超媒体和超文本却与此不同,它们是一个非线性的网状结构,用户要沿着交叉链选择自己感兴趣的部分阅读。早期的超文本以文字为主,随着多媒体技术的发展,开始容纳包括图像、视频、声频等各种动态和静态的信息,通称为超媒体系统或超文本系统。对此,目前主要提供两种检索技术:

1. 基于浏览的检索方式

超媒体系统的数据库是一个多维空间结构的文献链路网。链路网将同一篇文献或不同文献的相关部分结构化地连接起来,这是传统的检索系统所无法实现的。这种组织结构决定了它主要通过非线性浏览获取信息,即通过跟踪信息节点间的链路在网络中移动的过程,并非直接检索。通过浏览不但可以了解数据库的组织,从中查询与课题相关的信息,而且可以不断得到新节点的启发,重新调整检索的目标,使获取的信息更切题,或者通过浏览信息片段,动态地建立新的检索路径。但是,该技术目前仍存在有明显的不足:① 基于浏览的检索方式不适合于大型的超媒体检索系统,因为大型系统中存储文献量大,随着节点和链路的不断增加,用户"迷路"现象在所难免;② 超媒体系统不提供直接检索,仅靠用户自行浏览发现相关的主题内容,面对复杂多变的联想、选择链路、查看节点内容和判断取舍,需要花费大量的时间和精力,影响检索的速度和效率;③ 超媒体系统节点间的链路是由系统设计者根据关键词之间的关系预先设计好的,即链接是静态的,无法满足用户按照自己的思路去创造、删除或修改,不是真正意义上的自由联想和动态检索。

2. 基于提问的检索方式

即检索者按照规定的格式要求在终端输入检索提问式,交由超媒体系统自动检索获取所需信息的技术。该技术目前正在试用的模型有:分类提问模型、双层结构模型、似然推理模型等。与基于浏览的检索方式相比,基于提问的检索方式查找目标明确,获取信息的准确度高,较适于大型检索系统。但该方式对用户的要求高,检索者必须熟悉专门化的检索语言和检索策略。

六、网络信息检索

网络信息检索是利用 Internet 的网络资源,通过交互式的图形界面,为检索者提供友好的信息查询要求,由系统自动向适当的服务器提出请求,获取用户特定需求信息的技术。一般具有检索服务的开放性、超文本的多链接性和操作简易性的特点,详见第二章。

第四节　计算机网络基础

随着人类社会的不断进步、经济的发展以及计算机的广泛应用,信息种类和信息数量急剧增加,为了更有效地传送和处理信息,计算机网络应运而生。到 20 世纪 90 年代,Internet 的兴起和极其快速的发展,使越来越多的人对计算机网络产生了兴趣。

一、计算机网络概述

计算机网络是计算机技术和通信技术紧密结合的产物,是将分布在不同地理位置上的、具有独立工作能力的计算机、终端及其附属设备利用通信设备和通信线路彼此互连,并配以功能完善的网络软件,实现相互通信和资源共享的计算机系统。

近年来,计算机技术和通信技术的迅猛发展为计算机之间信息的快速传递、资源共享和协调合作提供了强有力的手段。网络已经渗透到人们生活的各个角落,影响到人们的日常生活,计算机网络提供给人们几乎所有可能的需要。

1. 计算机网络的发展

计算机网络技术的发展速度与应用的广泛程度是惊人的。20 世纪 50 年代,人们开始将彼此独立发展的计算机技术与通信技术结合起来,完成数据通信技术与计算机通信网络的研究,为计算机网络的产生做好了技术准备,并奠定了理论基础。整个计算机网络的发展大体可分为以下四个阶段:

(1)面向终端的计算机通信网时代　其特点是计算机是网络的中心和控制者,终端围绕中心计算机分布在各处,各终端通过通信线路共享主机的硬件和软件资源。

(2)分组交换网时代　分组交换网由通信子网和资源子网组成,以通信子网为中心,不仅共享通信子网的资源,还可共享资源子网的硬件和软件资源,形成了计算机网络的基本概念。

(3)互联互通时代　为了使不同体系结构的计算机网络都能互联,国际标准化组织(ISO)提出了一个能使各种计算机在世界范围内互联成网的标准框架——开放系统互联基本参考模型,即 OSI 模型。这样,只要遵循 OSI 标准,一个系统就可以和位于世界上任何地方的、也遵循同一标准的其他任何系统进行通信。

(4)高速计算机网络时代　其特点是采用高速网络技术,综合业务数字网的实现,多媒体和智能型网络的兴起。计算机网络发展成为社会重要的信息基础设施,网络功能不断完善、速度更快、更普及。

2. 计算机网络的分类

计算机网络的广泛使用,已经出现了多种形式的称呼,根据不同分类标准,同一种网络,我们会得到各种各样说法,例如:局域网、总线网,或者是 Ethernet(以太网)及 Netware 网等。常见的网络分类有以下几种:

(1)根据网络的覆盖范围进行分类　由于网络覆盖的地理范围不同,所采用的传输技术也不相同,因而形成了不同技术特点和服务功能的计算机网络。按覆盖地理范围的大小,可以把计算机网络分为广域网、局域网、城域网和互联网。

①广域网(Wide Area Network,WAN):广域网的作用范围通常为几十到几千千米,是一个可在广阔的地理范围内进行数据、语音、图像信号传输的通信网。广域网上一般连接有数百或数千或数万台各种类型的计算机和子网络系统,并提供广泛的网络服务。中国公用计算机互联网(CHINANET)、中国教育和科研计算机网(CERNET)均属于广域网。

②局域网(Local Area Network,LAN):局域网一般限定在一个较小的区域内,从几十米到几千米,通信距离一般小于 10 km。局域网的特点是组建方便、使用灵活。随着计算机技术、通信技术和

电子集成技术的发展,现在的局域网可以覆盖几十千米的范围,传输速率可达万兆。局域网发展迅速,应用日益广泛,是目前计算机网络中最活跃的分支。

③ 城域网(Metropolitan Area Network,MAN):城域网是介于广域网与局域网之间的一种高速网络。城域网设计的目标是满足几十千米范围内的企业、机关、公司的多个局域网互联的需求,以实现大量用户之间的数据、语音、图形与视频等多种信息的传输功能。

④ 互联网(Internet):互联网是将不同的物理网络按某种协议互联起来的一种技术。广域网与广域网、广域网与局域网、局域网与局域网之间的互联,形成了局部处理与远程处理,有限地域范围资源共享与广大地域范围资源共享相结合的互联网络。目前,世界上发展最快的网络就是Internet,它是世界上最大的互联网。

(2) 按网络拓扑结构分类　将网络中计算机、网络连接设备等看作一个节点,网络中各个节点相互连接的方法和形式称为网络拓扑。拓扑设计是建设计算机网络的第一步,也是实现各种网络协议的基础,它对网络性能、系统可靠性、可扩展性、网络管理模式与通信费用都有重大影响。

按照网络的拓扑结构,可把网络分成:总线型网络、星型网络、环型网络和任意互联型网络(图1-4-1)。

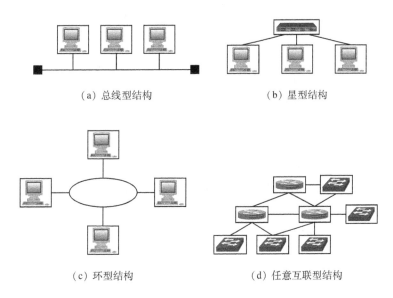

(a) 总线型结构　　　　　　(b) 星型结构

(c) 环型结构　　　　　　(d) 任意互联型结构

图1-4-1　网络拓扑结构

(3) 根据传输介质分类　按传输介质不同可以将网络分为有线网和无线网。

有线网主要通过同轴电缆、双绞线和光纤来连接计算机实现数据传输。

无线网主要通过采用空气作传输介质,用电磁波作为载体来传输数据。无线网由于联网方式灵活方便,目前已发展成为一种很常见的网络接入方式。

(4) 按网络的使用范围分类　按照网络使用范围分为公用网和专用网。

① 公用网(Public Network)是为所有用户提供服务的大型网络,一般由国家电信部门组建、管理和控制。愿意按规定交纳网络费用的用户都可以使用公用网。

② 专用网(Private Network)是某部门为本单位特殊业务需要建造的网络。这种网络不向本单位以外的人提供服务,如军队、铁路、电力等系统均拥有本系统的专用网。

除以上常见的分类外,还有其他一些分类方法,例如,按照网络的交换功能可分为电路交换网、报文交换网、分组交换网、混合交换网等。

二、国际互联网

1. Internet 概述

Internet 在字面上讲就是计算机互联网的意思,它是一个全球性计算机网络的网络。1969 年,美国国防部高级研究计划局(Defense Advanced Research Projects Agency,DARPA)开始建立一个试验性的网络(称为 ARPANET)来支持其国防研究。ARPANET 的指导思想是要研制一个能经得起故障考验(战争破坏)而且能维持正常工作的计算机网络。经过 4 年的研究,1972 年 ARPANET 正式亮相,该网络建立在 TCP/IP 协议之上。1983 年以后,人们把 ARPANET 称为 Internet。1986 年美国国家科学基金会(NSF)把建立在 TCP/IP 协议集上的 NSFNET 向全社会开放。1990 年 NSFNET 取代 ARPANET 称为 Internet。20 世纪 90 年代以来,随着 WWW 技术及其服务的推广和普及,Internet 逐步被人们接受。

Internet 在我国的发展经历了两个阶段:第一阶段是 1987 年至 1993 年,这一阶段实际上只是少数高等院校、研究机构使用了 Internet 的电子邮件服务,还谈不上真正的 Internet;第二阶段从 1994 年开始,实现了和 Internet 的 TCP/IP 连接,从而开通了 Internet 的全功能服务。根据国务院当时的规定,有权直接与国际 Internet 连接的网络有 4 个:中国科技网(CSTNET)、中国教育和科研计算机网(CERNET)、中国公用计算机互联网(CHINANET)和中国金桥信息网(CHINAGBN)。

Internet 的商业化发展为社会所瞩目,政府部门通过 Internet 发布国家发展计划和各种统计信息;公司企业通过 Internet 开拓市场、介绍产品、与客户建立联系;科研机构通过 Internet 开展全球性的科技合作和交流;教育单位通过 Internet 实施远程教育;图书馆通过 Internet 实现馆际互联,向读者提供在线服务;娱乐界通过 Internet 向大众推出多种形式的电子娱乐产品。人们可以利用 Internet 相互发送电子邮件,进行个人通信,订阅电子出版物,实现电子购物,获取信息情报等。

Internet 是由众多计算机网络互相连接而组成的一个世界上最大的网络。一种灵活的、可靠的、能够对异种网络实现无缝连接的体系结构是非常必要的,这直接导致了 TCP/IP 参考模型的诞生。

2. Internet 的组成

Internet 主要是由通信线路、路由器、主机与信息资源等部分组成的。

(1)通信线路　通信线路是 Internet 的基础设施,它负责将 Internet 中的路由器与主机连接起来。Internet 中的通信线路可以分为两类:有线通信线路与无线通信信道。

可以使用"传输速率"与"带宽"等术语来描述通信线路的数据传输能力。所谓带宽,是指信道的频带宽度,单位是赫兹(Hz)。所谓传输速率,指的是每秒钟可以传输的比特数,它的单位为位/秒(bps)。通信线路的最大传输速率与它的带宽成正比,通信线路的带宽越宽,它的传输速率也就越高。在数字传输方面,常用带宽来表示数据的传输能力,它指的就是传输速率。

(2)路由器　路由器是 Internet 中最重要的设备之一,也是一台专用计算机,它负责将 Internet 中的各个局域网或广域网连接起来,并负责进行路由选择。路由选择也叫作"寻径",就是在网络中找到一条最合适的传输路径将分组从发送端子网送往接收端子网的过程。路由器接收到一个分组后,取出其中报头部分的有关目的地址的信息,根据目的地址将数据报转发到合适路径上的下一个路由器,如果这个路由器和目的子网直接相连,那么这个数据报就直接被送到目的主机。就像邮局处理信件一样,路由器并不关心数据报送往目的主机的整个路径,而只是把数据报转发到当前路径的下一站。数据从原主机出发后,往往需要经过多个路由器的转发,经过多个网络才能到达目的主机。

(3)主机　主机是 Internet 中不可缺少的成员,它是信息资源与服务的载体。Internet 中的主机既可以是大型计算机,又可以是普通的微型计算机或便携计算机。按照在 Internet 中的用途,主机可以分为两类:服务器与客户机。服务器是信息资源与服务的提供者,它一般是性能较高、存储容量较大的计算机。客户机是信息资源与服务的使用者,它可以是普通的微型机或便携机。

（4）信息资源 信息资源是用户最关心的问题,它会影响到 Internet 受欢迎的程度。Internet 的发展方向是如何更好地组织信息资源,并使用户快捷地获得信息。WWW 服务的出现使信息资源的组织方式更加合理,而搜索引擎的出现使信息的检索更加快捷。图 1-4-2 显示了"搜狐网"站点,它是国内知名的门户站点之一,也是一个典型的中文搜索引擎。

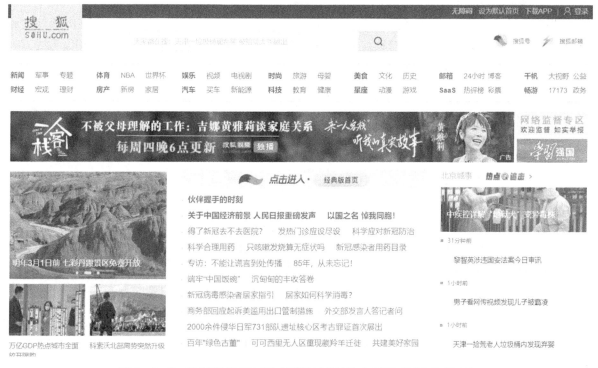

图 1-4-2 WWW 服务实例:搜狐网主页（选自 2022 年 12 月 13 日）

3. Internet 接入

Internet 无疑是现阶段发展最快也是最大的一个网络,只要接入 Internet 网络,就可以访问 Internet 上的所有资源。普通用户接入 Internet 的方式,除了传统的"电话拨号""局域网连入"以外,还有正在迅速推广的宽带接入"ADSL"。目前,无线上网也正在兴起,一些大型宾馆、候机室、候车室等都提供无线上网服务,为用户提供了方便。

（1）通过电话拨号接入 Internet 拨号接入是个人用户接入 Internet 最早使用的方式之一,它的接入非常简单。用户只要具备一条能打通 ISP(Internet 服务供应商)特服电话(比如 16900,16300 等等)的电话线,一台计算机,一台接入的专用设备调制解调器(MODEM),并且办理了必要的手续后,就可以轻轻松松上网了。

电话拨号方式致命的缺点在于它的接入速度慢。由于线路的限制,它的最高接入速度只能达到 56 kbps。而其他几种接入方式速率可以达到 1 M 或 2 M 或 10 M,乃至百兆或千兆。

（2）通过 ADSL 宽带入网 ADSL 是 DSL(数字用户环路)家族中最常用、最成熟的技术,它是英文 Asymmetrical Digital Subscriber Loop(非对称数字用户环路)的英文缩写。它是运行在原有普通电话线上的一种新的高速、宽带技术。所谓非对称主要体现在上行速率(最高 640 Kbps)和下行速率(最高 8 Mbps)的非对称性上。

ADSL 接入 Internet 有虚拟拨号和专线接入两种方式。所谓虚拟拨号是指用 ADSL 接入 Internet 时同样需要输入用户名与密码。采用专线接入的用户只要开机即可接入 Internet。

（3）通过局域网接入 Internet 即用路由器将本地计算机局域网作为一个子网连接到 Internet 上,使得局域网的所有计算机都能够访问 Internet。这种连接的本地传输速率可达 10~1 000 Mb/s,但访问 Internet 的速率要受到局域网出口(路由器)的速率和同时访问 Internet 的用户数的影响。

利用局域网可以很好地实现数据和资源的共享,而且随着网络的普及和发展,局域网和 Internet 接口带宽的扩充,高速度正在成为使用局域网的最大优势。

采用局域网接入非常简单,只要用户有一台电脑,一块网卡,一根双绞线,然后再向网络管理员申请一个 IP 地址就可以了。

(4) 以无线方式入网 无线接入使用无线电波将个人电脑、手持设备(如 PAD、手机)等终端和无线访问接入点(Access Point,AP)连接起来,目前,Wi-Fi 是一种典型的可以将移动终端以无线方式互相连接的技术,一般架设无线网络的基本配备就是无线网卡及一个无线访问接入点,配合既有的有线架构就可共享访问网络资源,架设费用和复杂程度远远低于传统的有线网络。图 1-4-3 为典型的无线设备访问 Internet 的应用模式。

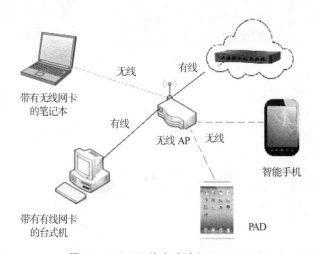

图 1-4-3 无线方式访问 Internet

(5) 以 GPRS 方式入网 GPRS 是 GSM 移动电话用户可用的一种移动数据业务,与打电话连续在频道传输的方式不同,GPRS 是以封包的形式来传输数据,因此使用者所负担的费用是以其传输资料单位计算,并非使用其整个频道,费用上较为便宜。GPRS 的传输速率可提升至 56 Kbps 甚至 114 Kbps。随着移动通信技术的发展,目前的 4G 移动上网能够以 100 Mbps 以上的速度下载,比目前的家用宽带 ADSL(4 M)快 25 倍,几乎能够满足所有用户对于无线服务的要求。

4. Internet 网络服务

随着 Internet 的高速发展,目前 Internet 上的各种服务已多达几万种,而且随着 Internet 商业化的发展,它所能提供的服务将会进一步增多。Internet 的基本服务主要有:万维网(WWW)、域名系统(DNS)、电子邮件(E-mail)、文件传输(FTP)。除此之外,还有远程登录(Telnet),新闻组(Usenet),电子公告栏(BBS),网络会议,IP 电话,电子商务等应用。

(1) WWW 服务

① 万维网概述:WWW(World Wide Web,简写为 Web)简称 3W,有时也称为万维网,是目前 Internet 上最方便最受用户欢迎的信息服务类型。它的影响力已远远超出了计算机领域,并且已经进入广告、新闻、销售、电子商务与信息服务等各个行业。Internet 的很多其他功能,如 E-mail、FTP、Usenet、BBS、广域信息查询系统(Wide Area Information System,WAIS)等,都可通过 WWW 方便地实现。万维网的出现使 Internet 从仅有少数计算机专家可使用的工具变为普通大众也能利用的网络工具,是 Internet 发展中的一个非常重要的里程碑。

超文本文件是 WWW 信息服务中的重要内容,是用超文本标记语言(Hyper Text Markup Language,HTML)格式写成的文本文件。文件中的每个元素都可以设置超级链接,将鼠标移到超级链接上点击,Web 就可根据超链接所指向的统一资源定位器(Uniform Resource Locators, URL)地址跳到不同站点、不同文件。链接同样可以指向声音、影像等多媒体。超文本与多媒体一起构成了超媒体(Hypermedia),因而万维网是一个分布式的超媒体系统。

WWW 由浏览器(Browser)、Web 服务器(Web Server)和超文本传输协议(HTTP)三部分组成。浏览器向 Web 服务器发出请求,Web 服务器向浏览器返回其所需的万维网文档,然后浏览器解释该文档并按照一定的格式将其显示在屏幕上。浏览器与 Web 服务器使用 HTTP 协议进行互相通信,浏览器发出的请求采用 URL 形式描述。

② 超文本传输协议(HTTP):超文本传输协议是 Web 客户机与 Web 服务器之间的应用层传输协议。HTTP 是用于分布式协作超文本信息系统的、通用的、面向对象的协议,它可以用于域名服务或分布式面向对象系统。作为基于 TCP/IP 之上的协议,HTTP 会话过程包括以下四个步骤:连接(Connection),请求(Request),应答(Response)和关闭(Close)。当用户通过 URL 请求一个 Web 页面时,在域名服务器的帮助下获得要访问主机的 IP 地址,浏览器与 Web 服务器建立 TCP 连接,使用默认端口 80。浏览器通过 TCP 连接发出一个 HTTP 请求消息给 Web 服务器,该 HTTP 请求消息包含了所要的页面信息,Web 服务器收到请求后,将请求的页面包含在一个 HTTP 响应消息中,并向浏览器返回该响应消息。浏览器收到该响应消息后释放 TCP 连接,并解析该超文本文件显示在指定窗口中。

③ 统一资源定位器(URL):统一资源定位器用来定位信息资源所在位置。URL 描述了浏览器检索资源所用的协议、资源所在计算机的主机名以及资源的路径与文件名。Web 中的每一页,以及每页中的每个元素(图形、热字、帧)也都有自己唯一的 URL。

标准的 URL 由访问的协议类型、主机名、端口号、文件目录和文件名组成,如:http://www. ntu. edu. cn/index. html,这个例子表示的是:用户要连接到名为 www. ntu. edu. cn 的主机上,采用 http 方式读取名为 index. html 的超文本文件。Internet 采用超文本和超媒体的信息组织方式,将信息的链接扩展到整个 Internet 上。

(2) 电子邮件(E-mail)服务

① 电子邮件概述:电子邮件(Electronic Mail)简称为 E-mail,它是一种通过 Internet 与其他用户进行联系的快速、简便、价廉的现代化通信手段。电子邮件最早出现在 ARPANET 中,是传统邮件的电子化。它建立在 TCP/IP 的基础上,将数据在 Internet 上从一台计算机传送到另一台计算机。

一个电子邮件系统主要由三部分组成:用户代理(User Agent)、邮件服务器和电子邮件使用的协议(图 1-4-4)。

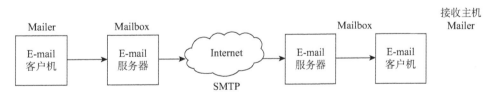

图 1-4-4　SMTP 客户机/服务器模型

用户代理是用户和电子邮件系统的接口,也叫邮件客户端软件,它让用户通过一个友好的界面来发送和接收邮件。如 Windows 平台上的 Outlook Express、Foxmail 等,目前很多邮件收取采用 Web 界面的网页程序实现。用户代理应具有编辑、发送、接收、阅读、打印、删除邮件的功能。

邮件服务器是电子邮件系统的核心构件,其功能是发送和接收邮件,还要向发信人报告邮件传送的情况。邮件服务器需要使用两个不同的协议:SMTP(Simple Message Transfer Protocol,简单邮件传输协议)用于发送邮件,POP3(Post Office Protocol Version 3)邮局协议用于接收邮件。

由于电子邮件采用存储转发的方式,因此用户可以不受时间、地点的限制来收发邮件。传统的电子邮件只能传送文字,目前开发的多用途 Internet 电子邮件系统已经将语音、图像结合到电子邮件中,使之成为多媒体信息传输的重要手段。

② 电子邮件的格式:电子邮件格式的正确填写是发送电子邮件的第一步。每一个电子邮件主要有发件人 Mail 地址、收件人 Mail 地址、抄送第三者的 Mail 地址、邮件主题、发件日期、附件和邮件正文几部分组成。如李同学要向张老师、王老师发送一封圣诞快乐的祝贺邮件,那么这封电子邮件的格式如下:

收件人(To):zhang@ ntu. edu. cn

抄送(Cc):wang@ ntu. edu. cn

主题(Subject):祝贺老师圣诞快乐

正文:…………

邮件日期和发件人 Mail 地址一般有邮件系统自动添加。有的邮件可以再添加附件,但附件大小不能超出发信人和收信人的邮件系统规定。

③ 电子邮件地址:用户的某个具体的电子邮件地址在 Internet 中具有唯一性,当然一个用户可以拥有多个邮件地址。电子邮件的格式为:用户名@ 计算机名. 组织机构名. 网络名. 最高层域名。其中,用户名即用户在申请电子信箱时所取的名字,@ 即为英文的 at("在"的意思),@ 后面的是用户电子信箱所在的邮件服务器的域名。

(3) 文件传输(FTP)服务

① 文件传输的概念:FTP(File Transfer Protocol)意为文件传输协议,它是 TCP/IP 协议应用层上的一个协议,用于管理计算机之间的文件传送。FTP 服务可以在两台远程计算机之间传输文件,提供服务的计算机称为 FTP 服务器,用户可以通过安装、运行一个 FTP 客户端程序,来实现对 FTP 服务器的访问。FTP 服务是基于 TCP 的连接,默认端口号为21。若想获取 FTP 服务器的资源,需要拥有该主机的 IP 地址(主机域名)、账号、密码。但许多 FTP 服务器允许用户用 Anonymous 用户名登录,口令任意,一般为电子邮件地址。

FTP 是一个双向的文件传输协议,用户既可以从远程 FTP 服务器向本地主机下载文件(即 Download),也可以从本地主机向远程 FTP 服务器上传文件(即 Upload)。FTP 是专业的文件传输协议,就传送文件而言,FTP 传送文件的速率较 HTTP 和电子邮件快很多,HTTP 和电子邮件一般适合传送比较小的文件。

近几年,随着计算机的发展,个人计算机的配置越来越高,个人用户只要安装了 FTP 服务器软件,就可以在 Internet 上提供 FTP 服务了。网络上出现的许多 FTP 服务是由个人提供的。

② FTP 文件传输方式:文件传送服务是一种实时的联机服务。在进行文件传送服务时,首先要登录到对方的计算机上,登录后只可以进行与文件查询、文件传输相关的操作。使用 FTP 可以传输多种类型的文件,如文本文件、二进制可执行程序、声音文件、图像文件与数据压缩文件等。

尽管计算机厂商采用了多种形式存储文件,但文件传输只有两种模式:文本模式和二进制模式。文本传输使用 ASCII 字符,并由回车键和换行符分开,而二进制不用转换或格式化就可传字符。二进制模式比文本模式更快,并且可以传输所有 ASCII 值,所以系统管理员一般将 FTP 设置成二进制模式。应注意在用 FTP 传输文件前,必须确保使用正确的传输模式,按文本模式传二进制文件必将导致错误。

为了减少存储与传输的代价,通常大型文件(如大型数据库文件)、讨论组文档、BSD UNIX(全部源代码等)都是按压缩格式保存的。由于压缩文件也是按二进制模式来传送的,因此接收方需要根据文件的后缀来判断它是用哪一种压缩程序进行压缩的,那么解压缩文件时就应选择相应的解压缩程序进行解压缩。

③ FTP 的常用工具：常用的 FTP 软件有 CuteFtp、LeapFtp 等专业 FTP 软件，也有 FlashGet 等只有下载功能的软件，或者直接用浏览器实现文件传送。下面简要介绍一下 CuteFtp 的用法。

运行好 CuteFtp 后，出现如图 1-4-5 所示的操作界面，可以使用快速连接接入需要连接的 FTP 服务器。在主机栏中输入 FTP 的主机名或 IP 地址，依次输入用户名、密码和端口号，点击右侧的连接按钮，就可以连接到指定的 FTP 服务器了。

当成功连接到 FTP 服务器时，CuteFtp 的窗口被分成左右两个窗格，左边的窗格显示本地硬盘上的文件列表，右边窗口显示远程 FTP 服务器上的文件列表，其显示方式与 Windows 中资源管理器类似。下载与上传可以通过简单的拖拽文件或文件夹来实现。选定文件或文件夹后，将右边的文件或文件夹拖动到左边去，就是下载；反之，将左边的文件或文件夹拖动到右边去，就是上传。

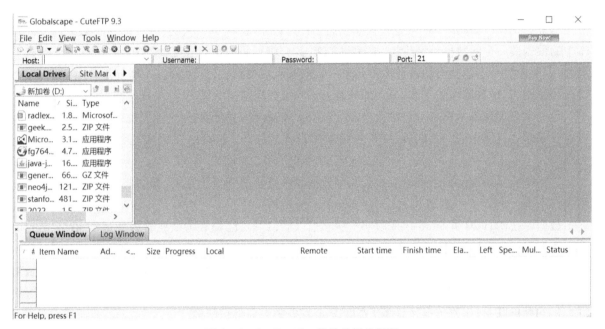

图 1-4-5　CuteFtp 软件的操作界面

在直接使用 FTP 服务时，用户在文件下载到本地之前无法了解文件的内容，为了克服这个缺点，人们越来越倾向于直接使用 WWW 浏览器去搜索所需要的文件，然后利用 WWW 浏览器所支持的 FTP 功能下载文件。

（4）网络云存储服务

云存储是在云计算（Cloud Computing）概念上延伸和发展出来的一个新的服务，是指通过集群应用、网络技术或分布式文件系统等功能，将网络中大量各种不同类型的存储设备通过应用软件集合起来协同工作，共同对外提供数据存储和业务访问功能的一个系统。云存储是一个以数据存储和管理为核心的云计算系统，使用者可以在任何时间、任何地方，通过任何可联网的装置连接到云上方便地存取数据。

云存储服务典型的应用就是网盘，又称网络 U 盘、网络硬盘，是由互联网公司推出的在线存储服务，向用户提供文件的存储、访问、备份、共享等文件管理等功能。用户可以把网盘看成一个放在网络上的硬盘或 U 盘，不管你是在家中、单位或其他任何地方，只要你连接到因特网，你就可以管理、编辑网盘里的文件。不需要随身携带，更不怕丢失。目前有国内外许多网络服务商提供收费或免费的网盘存储服务。如百度公司 2012 年正式推出的一项免费云存储服务百度云网盘是，首次注册即可获得 5 GB 的空间，首次上传一个文件可以获得 1 GB，登录百度云移动端，就能立即领取 2 048 GB 永久免费容量。目前有 Web 版、Windows 客户端、Android 手机客户端、Mac 客户端、IOS 客户端和 WP 客户端。用户可以轻松将自己的文件上传到网盘上,普通用户单个文件最大可达 4 GB,并可以跨终端随时随地查看和分享。百度网盘提供离线下载、文件智能分类浏览、视频在线播放、文件在线解压缩、免费扩容等功能。其他的还有 360 网盘、金山快盘等。

三、网络数据库

随着计算机应用的发展,数据量急剧增长,使得数据共享的需求日益增强,传统的人工管理和文件管理模式已不能适应数据应用的实际需求。20 世纪 60 年代后期,数据库管理技术应运而生。数据库技术是计算机应用领域的重要分支,其核心任务是进行数据管理。网络和 Internet 的普及,推动了网络数据库的发展。

1. 数据库概述

所谓数据库(Database,DB)是指长期存储于计算机系统中、有组织的、可共享的数据集合。数据库中的数据按一定的数据模型组织、描述和存储,具有较小的数据冗余度,较高的数据独立性和易扩展性,并可以为一定范围内的各种用户共享。数据库通常由两大部分组成:一部分是应用数据,称为物理数据库,它是数据库的主体;另一部分是关于各级数据结构的描述,称为描述数据库。

数据库管理系统(DBMS)是对数据实行专门管理,提供完整性和安全性等统一控制机制,方便用户对数据库进行操作的一套软件系统,是数据库系统的核心。DBMS 可以实现数据库的建立、使用和维护。

数据库应用系统是指系统开发人员利用数据库系统资源开发出来的,面向某一类实际应用的应用软件系统。例如:OPAC 查询系统、全文检索系统等等。

数据库技术自 20 世纪 60 年代后期发展起来以后,目前,已经成为信息管理的最新、最重要的技术。数据库有以下明显特点:

(1)数据结构化 数据库中的数据不再像文件系统中的数据那样从属特定的应用,而是按照某种数据模型组织成为一个结构化的数据整体。它不仅描述了数据本身的特性,而且描述了数据与数据之间的种种联系,这使数据库具备了处理复杂数据的内部组织结构。

(2)实现数据共享 这是数据库技术先进性的重要体现。由于数据库中的数据实现了按某种数据模型组织为一个结构化的数据,实现了多个应用程序、多种语言及多个用户能够共享一个库中的数据,甚至在一个单位或更大的范围内共享,大大提高了数据的利用率,提高了工作效率。

(3)减少数据冗余度 在数据库技术之前,许多应用系统都需要建立各自的数据文件,即使相同的数据也都需要在各自的系统中保留,造成大量的数据重复存储,这一现象称为数据的冗余。由于数据库实现了数据共享,减少了存储数据的重复,节省了存储空间,减少了数据冗余。

(4)数据独立性 数据库技术中的数据与程序相互独立,互不依赖,不因一方的改变而改变另一方,这大大简化了应用程序设计与维护的工作量,同时数据也不会随程序的结束而消失,可长期保留在计算机系统中。

2. 数据库分类

数据库管理系统可以按照多种不同的标准进行分类。

(1)按数据模型分类 数据模型是数据库的核心内容,按照四类不同数据模型设计实现的数据库管理系统可称为层次数据库管理系统、网状数据库管理系统、关系数据库管理系统和面向对象数据库管理系统。

目前关系数据库仍然占据着数据库的主要市场,面向对象数据库也逐步发展起来。同时关系数据库也在不断扩充面向对象的数据类型,在市场上形成了过渡的对象-关系数据库系统。由于对象-关系数据库系统是建立在关系型数据库技术之上的,可以直接利用发展较成熟的关系数据库技术,所以发展也相当迅速。例如 Visual FoxPro 就是典型的微机对象-关系数据库管理系统,它集成了许多面向对象的技术,增加了存储多媒体数据的字段,如支持声音、图像等文件。

（2）按数据库网络分类　为适应不同的网络和数据管理方式,可以将数据库管理系统分为:单用户数据库管理系统、主从式数据库管理系统、分布式数据库管理系统、客户/服务器数据库系统。目前客户/服务器数据库逐渐成为数据库应用的主流。

（3）按通用性分类　数据库管理系统按照适用的范围不同分为通用数据库和专用数据库。

随着计算机技术的不断发展和许多特定的应用领域对数据库技术的要求,新一代数据库技术得到迅速的发展。数据库技术与其他学科的结合,涌现出各种新型的数据库,例如:数据库技术与分布式处理技术相结合,出现了分布式数据库;数据库技术与多媒体技术相结合,出现了多媒体数据库。

（4）按存放文献内容分类　分为目录型数据库、题录型数据库、文摘型数据库、索引型数据库、全文型数据库。随着全文检索和存储技术的发展,全文型数据库逐步成为数字文献资源服务的主流代表。

3. 网络数据库

网络数据库就是以后台数据库为基础,加上一定的前台程序,通过浏览器完成数据存储、查询等操作的数据库系统,通常也称为 Web 数据库。通俗地讲,一个网络数据库就是用户利用浏览器作为输入接口,输入所需要的数据,浏览器将这些数据传送给网站服务器,网站服务器再对这些数据进行处理,例如,将数据存入数据库,或者对数据库进行查询操作等,最后网站服务器将操作结果传回给浏览器,通过浏览器将结果告知用户。

网络数据库使信息共享更加方便。网络数据库大多采用 IP 控制方式,订购单位所属的 IP 地址内的上网计算机均被授权允许远程使用。因此,网络数据库有着更大的用户共享范围,尤其适用于具有多个校区的大学、具有多个隶属单位的研究机构,其不受局域网限制的服务方式是以往的光盘数据库不易达到的。

网络数据库信息更新迅速。光盘数据库通常为月或季更新,而网络数据库的优势则在于报道迅速,更新快,通常为周更新,甚至可每日更新。通过远程访问,用户随时可得到最近更新的信息。

网络数据库便于整合资源,实现"一站式"文献服务。网络数据库近年来的发展,着重于突破数据库信息孤岛状态,利用网络优势,为订购单位提供各种链接,使数据库与全文电子文献之间、数据库与馆藏目录之间、数据库与互联网相关站点之间、数据库与文献传递中心之间、数据库与最终用户之间建立起直接联系。数据库不再孤立,形成立体交织的网络信息通道,可直接向用户提供原文全文、馆藏信息、文献传递、最新目次推送等服务。这是只有以互联网作为载体才能实现的创新服务,是以往任何载体都无法实现的信息服务方式。网络具有无穷的发展空间,将来会出现更多、更便捷的信息服务模式。这是引发数据库争相上网的根本原因。

从数据库资源建设和使用来说,网络数据库可以采用远程访问和镜像访问两种方式来实现。从远程网络数据库取得服务时,无须本单位的专门技术支持,管理容易得多,也经济得多。但在经费不足而停止购买某网络数据库时,该虚拟资源便荡然无存。因此,目前在引进网络数据库的同时,应要求提供商赠送相应光盘,作为现实馆藏,可在网络出现问题时作为备份资源。同时,为了提供更加可靠的信息服务,很多图书馆也逐步开始采用镜像服务器方式提供信息服务。

网络数据库可以实现方便廉价的资源共享,因而网络数据库技术自然而然成为互联网的核心技术。随着计算机、通信网络与信息技术的不断发展,未来几年网络数据库将继续呈现出良好的发展势头,成为图书馆发展电子馆藏、开展电子信息服务的重要资源与基础。

4. 全文数据库

（1）全文数据库概述　全文数据库（Full Text Database）是存储文献全文或其中主要部分并能提供全文检索的数据库,又称全文信息库或源数据库（Source Database）。它是将经典著作、学术期刊、重要的会议录、法律法规、新闻报道以及百科全书、手册、年鉴等的全部文字和非文字内容转换成计算机可读形式。全文数据库可以解决用户获取一次文献所遇到的困难,能向用户提供一步到位的查找原始文献的信息服务。近年来,全文数据库发展很快,在各类数据库建设中异军突起。

全文数据库的主要特点:

① 包含信息的原始性:库中信息基本上是未经信息加工的原始文本,具有客观性。

② 信息检索的彻底性:支持中英文混合检索,可对文中任何字、词、句进行检索,还提供多种检索手段,包括各种逻辑组合检索、布尔逻辑运算、位置邻接运算,以及多步检索结果之间的历史组配等。

③ 检索语言的自然性:不做标引,借助截词、邻接等匹配方法,以自然语言检索所需文献。这是与传统主题词检索方法的根本区别。

④ 检索速度的快速性:海量数据的存储、管理技术和超大规模数据库的快速索引和检索技术,在数百万篇文献中查询全文信息可达到秒级响应时间。

⑤ 数据相对的稳定性:全文数据库有相对固定的信息来源,数据拥有量能逐年稳步增长。

⑥ 数据结构的非结构性。

(2) 全文数据库的分类

① 按应用领域划分,全文数据库可分为如下类型:

·期刊全文数据库,如 British Medical Journal、ProQuest Medical Library、CNKI 等。

·图书全文数据库,如超星电子图书、阿帕比电子图书、Netlibrary 等。

·学位论文、会议论文全文数据库,如 PQDD 博硕士论文、中国优秀博硕士学位论文、中国学术会议论文等。

·研究报告全文数据库,如 NTIS 美国政府报告数据库、《国研报告》全文数据库等。

·参考工具书全文数据库,主要用于事实检索,其中百科全书占有很大比例,如 Encyclopedia Britannica Online、Knovel Library 等。

·法律法规全文数据库,如 LEXIS、WESTLAW、中国法律法规信息库等。

·新闻资料全文数据库,包括报纸、新闻周刊、通讯社新闻、广播和电视节目文档。如 NEXIS、《人民日报》全文数据库等。

·政府文件、规定、专利和其他官方出版物全文数据库。如中国专利全文数据库、Commerce Business Daily 等。

·文学作品全文数据库,如《红楼梦》、《全唐诗》、Gale 全文数据库等。

② 按出版方式可以分为两类:

·与印刷型文献平行出版的全文数据库,如 Harvard Business Review、Time、Science。

·纯电子出版物全文数据库,无相应的印刷文本,如 Online Journal of Current Clinical Trails、Journal of Computing in Higher Education。

③ 按存储内容划分:

·原文型全文数据库,指将文献全文,甚至参考文献、脚注和文摘等全部收录的数据库。

·摘录型全文数据库,指对文献进行压缩,保留其主要内容,使其成为篇幅不太长并有一定结构的摘录,如 IRCS Medical Science。

(张志美　胡新平　施李丽)

第二章　网络信息检索工具

随着计算机网络的发展,网上医学信息资源的不断丰富,网络在医学科研、医疗、教学和交流等各个领域的应用越来越广泛。广大医学工作者面对漫无边际的网络感到茫然,迫切需要掌握快速获取网上信息资源的技术和知识。本章学习目标:了解网络检索工具的组成和基本类型,熟悉搜索引擎的功能和检索规则,掌握常用搜索引擎的使用方法。

第一节　网络检索工具概述

网络检索工具是指将 Internet 上大量分散无序的信息经过搜集、加工和整理,按照一定的规则和方法进行组织和系统排列,用以提供信息检索服务的计算机系统。当前,除了基于文件名和目录名检索的 Archie、基于关键词检索的 WAIS、基于菜单检索的 Gopher 外,最主要且最常用的网络信息检索工具是基于超文本的搜索引擎(Searching Engines)。搜索引擎可以是一个独立的网站,也可以是附属在其他类型网站或主页上的一个搜索工具,具有信息检索服务的开放性、超文本的多链接性和操作简易性的特点。近年来,由于以超文本技术建立起来的 Web 已成为网络信息资源的主流形式,而且 Web 检索工具既以 Web 形式提供服务,又以 Web 资源为主要检索对象,检索范围还涉及其他网络资源形式,如 Usenet、Gopher、FTP 等。因此,基于超文本的搜索引擎已显得格外重要,并成为人们获取网络信息资源的主要检索工具,也几乎成了网络检索工具的代名词。

一、搜索引擎的起源与发展

搜索引擎又称检索引擎,是从英文"Search Engine"直译而来,是指运行在 Internet 上,以信息资源为对象,以信息检索的方式为用户提供所需数据的服务系统,主要包括信息存取、信息管理和信息检索三大部分。

现代意义上的搜索引擎的祖先,是 1990 年由蒙特利尔(Montreal)大学三名学生 Alan Emtage、Peter Deutsch 和 Bill Wheelan 发明的 Archie(Archie FAQ)。虽然当时 WWW 还未出现,但网络中文件传输还是相当频繁的,而且由于大量的文件散布在各个分散的 FTP 主机中,查询起来非常不便。因此 Alan Emtage 想到了开发一个可以以文件名查找文件的系统,于是便有了 Archie。

最早现代意义上的搜索引擎出现于 1994 年 7 月。当时 Michael Mauldin 创建了大家现在熟知的 Lycos。同年 4 月,斯坦福大学(Stanford University)的两名博士生,David Filo 和美籍华人杨致远(Gerry Yang)共同创办了超级目录索引 Yahoo,并成功地使搜索引擎的概念深入人心,使得 Yahoo 几乎成为 20 世纪 90 年代因特网的代名词。

从搜索引擎的诞生至今已 30 多年,搜索引擎技术的发展也经历了四个主要阶段。

第一个阶段:分类目录的阶段。

分类目录可以称之为"网址导航",主要通过人工的收集和整理,把属于各个门类的高质量网站进行罗列,减少用户筛选网站的复杂度,供用户直接访问。

第二个阶段:文本检索的阶段。

文本检索阶段采用众多经典的信息检索模型,如布尔模型、向量空间模型或概率模型,用来计算用户输入的查询词(Query)与网页文本内容的相关程度。

相比于第一个阶段的分类目录方法,文本检索阶段向前跨越了"一大步",奠定了整个搜索引擎的发展大方向。

第三个阶段:链接分析的阶段。

这一阶段的搜索引擎在文本检索的基础上,深入挖掘和利用网页中链接所隐含的信息。通过链接分析对网页重要性进行筛选,再结合文本检索阶段中的相关性,使得搜索质量有了质的飞跃。

第四个阶段:以用户为中心的阶段。

为了提供更好的搜索体验和搜索质量,理解用户带来的信息至关重要。在这个阶段,机器学习技术不断地与搜索引擎技术相融合,并大大改善了搜索质量和搜索体验。

时至今日,搜索引擎信息检索的对象已从相对封闭、稳定一致、由独立数据库集中管理的信息内容扩展到开放、动态、更新快、分布广泛、管理松散的 Web 内容;用户也由情报专业人员扩展到包括商务人员、管理人员、教师学生、专业人士在内的普通大众,因此,适应智能化、可视化以及个性化的需要是目前搜索引擎发展的新趋势。

二、搜索引擎的构成

搜索引擎通过自动索引程序或人工广泛搜集网络信息资源,经过一系列的判断、选择、标引、加工、分类、组织等处理后形成供检索用的数据库,创建目录索引,并以 Web 页面的形式向用户提供有关的信息资源导航、目录索引及检索界面;用户可以根据自己的信息检索需求,按照该搜索引擎的句法要求,通过检索界面输入想要查找的检索项、提问式;系统检索软件接受用户提交的检索提问后,按照本系统的句法规定对用户输入的字符串、运算符、标识符、空格等进行识别和判断后,代理检索者在数据库中查找,并对检索结果进行评估比较,按与检索结果的相关程度排序后提供给检索者。

搜索引擎一般由搜索器、索引器、检索器和用户接口四个部分组成(图 2-1-1)。

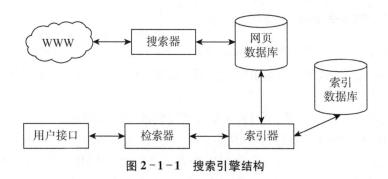

图 2-1-1　搜索引擎结构

1. 搜索器

搜索器的功能是在互联网中漫游,发现和搜集信息。早期的网络用户查找信息时,大多是从一个 WWW 服务器中的某一个 URL 开始,沿着其中的超链(Hyperlink)连接到其他 URL 进行网上信息检索。但由于 Internet 是一个无限、无序、浩瀚无边的信息空间,全世界的 WWW 服务站点数量不计其数,由人工进行的这种网络信息检索既费时费力,又效率低下。到 1994 年,便出现了机器人(Robot)、蜘蛛(Spider)、爬虫(Crawlers)等网络自动跟踪索引程序。它可自动在 Web 上按照某种策略穿行于网络信息空间,访问网络中公共区域的各个站点,记录其网址,标引其内容,进行远程数据的搜索与获取,生成本地索引,并组织建立索引文档,形成供检索的数据库。Robot 等自动索引程序还定期巡视各个网站,不断采集各服务器上新出现的信息并进行标引,及时更新数据库的内容。值得注意的是,不同的自动索引软件所采用的标引和搜索策略不同,其搜寻和标引网页的方式对信息检索的质量亦有直接的影响。

2. 索引器

索引器的功能是理解搜索器所搜索到的信息,从中抽取出索引项,用于表示文档以及生成文档库的索引表。索引表的建立主要包括四个方面:关键词的提取,"镜像网页"(重复网页),"转载网页"("近似镜像网页")的消除,链接分析和网页重要程度的计算。关键词的提取就是要提取源网页所含内容的关键词。对于中文来说,就是要根据一个词典 Σ,用一个"切词软件",从网页文字中切出 Σ 所含的词语来,这样,一篇网页就可由一组词来近似代表了,$p = \{t1, t2, \cdots, tn\}$。Web 上的信息存在大量的重复现象,它不仅在搜集网页时要消耗机器时间和网络带宽资源,而且如果在查询结果中出现,也会引来用户的抱怨。因此,消除内容重复或主题内容重复的网页是索引表建立时的一个重要任务。一个网页中一般含有大量链接,HTML 文档中所含的指向其他文档的链接信息不仅给出了网页之间的关系,而且对判断网页的内容有很重要的作用。如通过链接分析,可以分析出当前网页中哪些信息更为重要。网页重要程度计算的核心思想就是"被引用多的就是重要的",作为 Google 创立核心技术的 PageRank 就是这种思路的成功体现。

3. 检索器

当用户提出查询要求时,检索器将其转换为计算机执行命令,在索引数据库中检索符合查询条件的网页记录,并将检索结果按其相关度进行排序后返回给用户;或者通过层层浏览主题指南系统,获取所需信息。相关度排序(Relevance Ranking)是检索器综合运用某些检索模型(如模糊逻辑、向量空间或概率模型等)对检索结果进行处理,按检索结果与检索要求的相关程度进行计算和评估比较,根据计算结果对文档进行排序,将最相关、最重要的信息排在较前面的位置,优先向用户提供。不同的搜索引擎所采用的检索机制、算法有所不同,布尔逻辑检索是较普遍采用的一种机制,即按照检索项之间的逻辑关系使用布尔逻辑符(如 AND、OR、NOT 等)来组合检索项,形成检索式后提交查询。除了布尔检索外,许多搜索引擎还提供了一些其他的检索机制,如自然语言检索,即允许用户以短语、句子等自然语言的形式输入检索提问式,而检索软件可根据其中的语义关系进行分析、判断后形成检索策略检索。

4. 用户接口

用户接口的作用是接纳用户查询、显示查询结果、提供个性化查询项等。如简单检索、高级检索等界面就称之为用户接口。

搜索引擎即在由网页组成的文档集合中检索出与用户查询相关的文档。因此,可用衡量传统信息检索系统的性能参数召回率(查全率)和精度(查准率)来衡量搜索引擎的性能,搜索引擎系统其他的衡量指标还包括响应时间、支持峰值查询能力、易用性、返回结果的有效性等。影响一个搜索引擎系统性能的因素很多,主要集中在信息搜集策略和检索模型,包括索引库的更新频率和策略、文档和查询的表示方法、评价文档和用户查询相关性的匹配策略、查询结果的排序方法和用户进行相关度反馈的机制等。

三、搜索引擎的类型

1. 根据检索内容分类

(1)综合性搜索引擎　综合性搜索引擎主要以 Web 网页和新闻组为搜索对象,不受主题和信息类型的限制,信息覆盖范围大,适用用户广。列举一些常用的综合性搜索引擎如下:

Google(http://www.google.com)

雅虎(Yahoo)(http://www.yahoo.com)

微软必应(http://cn.bing.com/)

百度(http://www.baidu.com)

搜狗(http://www.sogou.com)

有道(http://www.youdao.com)

近年来,综合性搜索引擎有超大规模发展趋势,如 Google 就是一个杰出的代表,其具体的使用方法详见本章第二节。

(2)专业性搜索引擎　专业搜索引擎是根据学科专业特点,针对某一专门领域或主题将 Internet 上信息资源进行搜集、整理而成的搜索引擎,一般经过人工筛选和评价,针对性较强,适用于专业人员查找专业信息。由于综合性搜索引擎没有针对医学专业进行优化,因此,检索得来的信息不能充分满足医学用户的查询需求。在 20 世纪 90 年代中期,人们把数据库技术、Web 技术、传统医学信息组织的有关理论和方法有机地结合起来,以至专门用于搜索网上医学信息资源的医学专业引擎应运而生。列举一些常用的医学专业搜索引擎如下:

Medscape(http://www.medscape.com)

MedExplorer(http://www.medexplorer.com)

医生指南(Doctors' Guide　http://www.docguide.com)

具体使用方法见本章第三节。

2. 根据检索功能分类

(1)目录式搜索引擎　目录式搜索引擎,亦称为 Web 目录或 Web 指南(Web Directory 或 Web Guides),是利用传统的信息分类方式,采用人工干预,将各个网络站点按其内容特征逐级划分为不同主题的类目,最终组成一个树状结构的系统目录;用户检索时,只要点击其树状结构的顶层,即可逐层展开,直到查到所需信息。Yahoo 是最早的、也是最具代表性的目录式搜索引擎。这种搜索引擎在信息采集、编排、HTML 编码等方面大多由人工编制和维护,以至其数据库收集的网站有限,查全率偏低,但查准率较高。因此有人称之为"专题查询"或"分类查询",特别适合那些希望了解某一方面或范围内信息但又没有明确搜索目的的用户使用。

(2)全文式搜索引擎(网页级)　全文式搜索引擎(Full-Text Search Engine)是指能够对网站的每个网页或网页中的每个单词进行查询的搜索引擎。它是利用自动索引程序定期对网络信息资源进行搜索,然后自动排序并建立索引数据库,而且不断更新。用户使用全文式搜索引擎时,在输入检索词后,数据库将与检索词相关网页地址的超链接信息迅速反馈给用户。这种方式构成的数据库不需要人工干预,数据库庞大,搜索范围广泛,提供的信息多且全,查全率较高,但查准率偏低,缺乏清晰的层次结构,查询结果中的重复链接也较多。

(3)元搜索引擎　元搜索引擎就是通过一个统一的用户界面帮助用户,同时在多个搜索引擎上进行搜索,并将结果返回给用户。

(4)垂直搜索　垂直搜索引擎为 2006 年后逐步兴起的一类搜索引擎。不同于通用的网页搜索引擎,垂直搜索专注于特定的搜索领域和搜索需求(例如:机票搜索、旅游搜索、生活搜索、小说搜索、视频搜索、购物搜索等等),在其特定的搜索领域有更好的用户体验。相比通用搜索动辄数千台检索服务器,垂直搜索需要的硬件成本低,用户需求特定,查询的方式多样。

(5)集合式搜索　集合式搜索引擎类似元搜索引擎,区别在于它并非同时调用多个搜索引擎进行搜索,而是由用户从提供的若干搜索引擎中选择。

(6)门户搜索　门户搜索引擎:AOL Search、MSN Search 等虽然提供搜索服务,但自身既没有分类目录也没有网页数据库,其搜索结果完全来自其他搜索引擎。

四、搜索引擎常用的检索符号和规则

1. 布尔逻辑算符

AND 表示逻辑"与",在两个或两个以上检索词的情况下使用,检索结果中必须同时包括这些检索词,其作用是限制检索范围,提高查准率。

OR 表示逻辑"或",同样用于检索两个或两个以上检索词的情况,但检索结果中只要有其中至少一个检索词即可,其作用是扩大检索范围,提高查全率。

NOT 和 ANDNOT 两者均表示逻辑"非",即从 A 检索词中去除 B 检索词的内容,检索结果中只要 A 词不要 B 词,其作用也是缩小检索范围。

以上三种逻辑算符在使用时一般不区分大小写,但其使用具有优先级,其顺序是:( ) > ANDNOT > AND > OR。

ADJ 表示两个检索词之间紧邻,后一个检索词紧接着上一个检索词。

2. 空格

不少搜索引擎在输入的检索词之间使用空格,其检索结果相当于使用布尔逻辑运算符的 AND;用户在输入检索词时要注意对一个意思完整的词不要随意添加空格,否则系统将按多个词检索。

3. 双引号

一般用于对短语或专有名词的检索,可对内容进行精确检索。

4. 逗号

一般在多个词之间用逗号隔开,表示检出结果同时包括这些词。

5. 加号和减号

加号(+)表示检出结果必须包括的检索词,其作用相当于布尔逻辑算符的 AND;减号(-)表示要去除的检索词,其作用相当于布尔逻辑算符的 NOT。

6. 通配符

在词干的后面加上通配符(用" * "表示),可将词干相同的词均作为检索词一同检出,如输入 physi * ,检出结果将包括 physiatrics、physician、physics、physiology、physiotherapy 等以 physi 开头的检索词。通配符多在简单检索时使用。

7. 检索词位置限定符

常用的有"u:"和"t:"。在检索词前面加"u:",表示其后的检索词被限定在网址 URL 中进行;在检索词前面加"t:",表示其后的检索词被限定在网页的题目中进行。

第二节　综合性搜索引擎

一、Google(http://www. google. com)

Google 是由英文单词 googol 变化而来。"googol"是美国数学家 Edward Kasner 的侄儿 Milton Sirotta 创造的一个词,表示 1 后边带有 100 个零的巨大数字,隐喻了 Google 公司试图征服 Internet 上无穷无尽信息资料的雄心壮志。Google 由美国 Stanford 大学计算机科学系的 Larry Page 和 Sergey Brine 博士于 1998 年 5 月创建,当年 9 月发布测试版,一年后正式开始商业运营,以其强大的功能、丰富的资源赢得了越来越多的用户。目前 Google 每天处理请求达 2 亿次,其索引数据库中存储了 80 亿个 Web 文件。

Google 富于创新的搜索技术和典雅的用户界面设计使其从第一代搜索引擎中脱颖而出。Google 主页简洁明晰(图 2 - 2 - 1),页面右上角设有所有登录用户、图片、地图、Play 应用商店、YouTube 视频、新闻、邮箱(Gmail)以及更多选项,便于用户直接按其所需进行检索。

1. 网页检索

(1) 基本检索(Google Search) 在主页检索框内直接输入检索词后,按回车键(Enter)或单击"Google Search"按钮,即可检出所需相关网站,且每个搜索结果都包含从该网页抽出的一段摘要,提供了搜索关键词在网页中的上下文。Google 检索不仅简洁方便,而且严谨细致,可帮助用户找到最

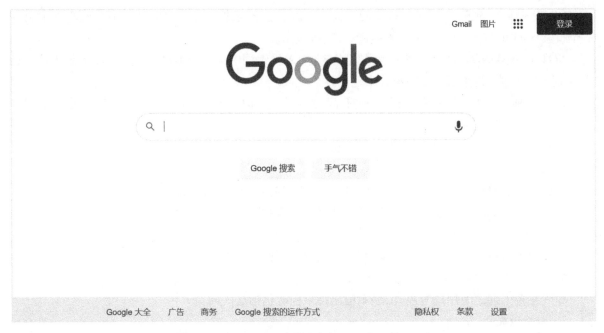

图 2-2-1 **Google** 主页(选自 2022 年 9 月 5 日)

重要、最相关的信息。例如,当 Google 对网页进行分析时,它还会考虑到与该网页链接的其他网页上的相关内容,并优先列出与检索关键词相距较近的网页。

值得一提的还有 Google 的"手气不错"设置。单击"手气不错"按钮后,系统将检出 Google 推荐的最佳相关网站,用户完全看不到其他的搜索结果。使用"手气不错"检索时,系统用于搜索网页的时间较少,而用于检查网页的时间较多。例如,要查找 Stanford 大学的主页,只需在搜索字段中输入"Stanford"后,Google 将直接带您进入 Stanford 大学的主页:www. stanford. edu。

Google Search 的检索规则主要有:

① 自动使用"and"进行查询,即关键词之间默认逻辑关系为"and",不需要在关键词之间加"and"或"+"号;如果想缩小检索范围,只需输入更多的关键词,只要在关键词中间注意留空格就行了。例如,检索"SARS 的预防",只需输入"SARS prevention"或"非典型肺炎 预防"即可。

② Google 会自动忽略"http"". com"和"的"等最常用的字符以及数字和单字,因为这类字词(Google 称之为忽略词)不仅无助于缩小查询范围,而且会大大降低检索速度。但使用双引号可将这些忽略词强加于检索项,以达到精确检索或短语检索的目的。例如:输入"柳堡的故事"时,加上双引号会使"的"强加于检索项中;再如:输入"hepatitis B virus"时,可以准确查询乙肝病毒方面的信息。此法在查找专用名词时也格外有用。

③ 为了提供最准确的信息,Google 不使用"词干法",也不支持通配符"＊"搜索。也就是说,Google 只搜索与输入的关键词完全一样的字词。例如:搜索"googl"或"googl＊",不会得到类似"googler"或"googlin"的结果。因此,在检索时需经常试用不同写法的关键词。

④ Google 检索不区分英文字母大小写。所有的字母均当作小写处理。例如:输入"MEDLINE""Medline"或"medline",得到结果都是一样的。

⑤ 有一些词后面加上冒号对 Google 具有特殊的含义。

"site:"表示要在某个特定的域或站点中进行搜索。例如在 Google 检索框中输入"汽油调价site:www. sohu. com",将找出 Sohu 站点上的所有"汽油调价"内容。

"link:"表示将显示所有指向其网址的网页。例如在 Google 检索框中输入"link:www. google. com"将找出所有指向 Google 主页的网页,但要注意"link:"搜索不能与普通关键词结合使用。

（2）高级检索（Advanced Search） Google 高级检索界面设置了十多个选项,读者只需按其显示的菜单提示即可完成检索。其内容包括:

① 搜索条件设定。以下所有字词:输入的全部字词之间是 AND 关系;与以下字词完全匹配:精确短语,相当于用引号将输入词引起,即需要完全匹配的字词;以下任意字词:在所需字词之间添加 OR;不含以下任意字词:排除的字词,相当于使用逻辑 NOT。

② 搜索结果精炼。可通过网页的语言,发布的地区、时间、网站,网页中的位置等来提升搜索结果的精度。

③ 语言。查找特定语言的网页,下拉菜单提供 47 种语言选择,包括简体中文和繁体中文。

④ 地区。查找在特定地区发布的网页,下拉菜单提供 200 多个国家和地区选择。

⑤ 最后更新时间。查找在指定时间内更新的网页。

⑥ 网站或域名。搜索某个网站(例如 wikipedia. org),或将搜索结果限制为特定的域名类型(例如. edu、. org 或. gov)。

⑦ 字词出现位置。在整个网页、网页标题、网址或指向您所查找网页的链接中搜索字词。

⑧ 安全搜索。指定安全搜索针对色情内容的过滤等级。

⑨ 文件类型。查找采用您指定格式的网页,可指定搜索(. pdf)、(. ps)、(. dwf)、(. kml)、(. xls)、(. ppt)、(. doc)等多种格式文件。

⑩ 使用权限。查找可自己随意使用的网页。

用户还可以使用查找类似网页或相应网页、搜索访问过的网页、在搜索框中使用运算符、自定义搜索设置等功能。

此外,Google 的网页快照可以让用户较快地预览网站内容,做出结果判断。

网页快照(Cached):Google 在访问网站时,会将看过的网页复制一份网页快照,以备在找不到原来的网页或网页服务器暂时中断时使用。单击搜索结果链接最后的倒三角"网页快照"图标时,您将看到 Google 将该网页编入索引时的页面。Google 依据这些快照来分析网页是否符合您的需求。在显示网页快照时,其顶部有一个标题,用来提醒您这不是实际的网页。符合搜索条件的词语在网页快照上突出显示,便于您快速查找所需的相关资料。尚未编入索引的网站没有网页快照。如果网站的所有者要求 Google 删除其快照,这些网站也没有网页快照。

另外,在主页右侧的"语言工具"中,可帮助用户选择搜索特定语言或国家的网页。它支持包括简体中文和繁体中文在内的多达 88 种的界面语言,尤其是它将英文与其他语种的检索界面合二为一,如中英文检索界面合为一体,既可要求检索所有网站,也可只搜索其他语种的网站。通过"使用偏好"设置,可将所有网页的内容转换成用户熟悉的语言,并可提供中文简体和繁体文本之间的自动"翻译"转换。即 Google 运用智能型汉字简繁自动转换系统,为用户找到更多的相关信息。该系统不是简单的字符变换,而是中文简体和繁体文本之间的"翻译"转换。例如简体的"计算机"会对应于繁体的"電腦"。当用户搜索所有中文网页时,Google 会对搜索项进行简繁转换后,同时检索简体和繁体的网页,并将搜索结果的标题和摘要转换成与搜索项相同的文本,以便用户阅读。

2. 图书检索

在 Google 大全中,点击图书搜索,即进入图书检索界面,输入检索关键字检索后,点击某一图书搜索的结果的链接将打开新的页面,用户可以查看书籍中的部分页面内容以及相关链接到出版商的网站和书店的广告。Google 以限制网页的浏览数量,来阻止书籍被打印和保护文字内容的复制版权,并追踪用户使用记录,作为通过各种准入限制和保障措施的依据。

3. 图片检索

要使用图片检索,只需在主页上点击"图片"按钮,即进入图片检索界面。使用 Google 图片检索可以搜索超过几十亿个图像、照片信息。用户在检索框内输入检索词后回车或点击"Google 搜索"按钮,即可看到以缩略图形式排列的检索结果,还可以通过单击页面左侧的"尺寸""颜色""类型"等参数选择,过滤搜索结果。单击要查看图片的缩略图,就会看到放大的图像,还可以看到原始图像所在的页面。图片检索还提供高级检索界面,可对查询页面、图像大小、图像类型、图像颜色及网域等内容进行限定检索。检索结果可采用 gif、jpg、pdf 等格式下载,并有相关网页的链接。

4. 视频检索

在 Google 大全中,点击视频搜索,即进入视频检索界面,输入检索关键字检索后,即出现搜索结果页面,用户还可以利用视频时间长短、更新的时间范围、视频画质、视频来源等对搜索结果进一步精炼,也可以利用高级检索来设置自己的检索要求。

5. 学术搜索概述

Google 学术搜索提供了一种可广泛搜索学术文献的简便方法。用户可以通过 Google 学术搜索引擎,检索到来自学术著作出版商、专业性社团、预印本、各大学及其他学术组织的众多学科的经同行评论的论文、图书和摘要,并可帮助用户在整个学术领域中确定相关性最强的研究。Google 学术搜索的初始界面如图 2-2-2 所示。

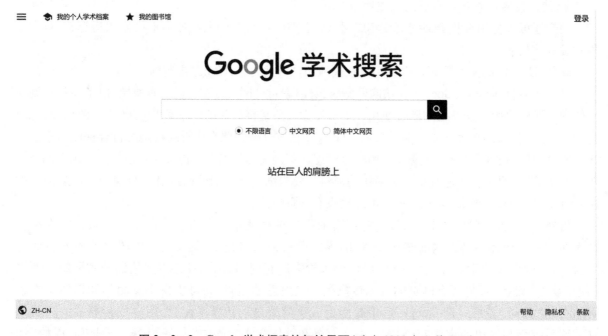

图 2-2-2 Google 学术探索的初始界面(选自 2022 年 9 月 5 日)

二、Yahoo(http://www.yahoo.com)

Yahoo 是因特网上最早的一个分类搜索引擎,由美国斯坦福大学电机工程系的费罗(David Filo)和杨致远(Jerry Yang)于 1994 年 4 月创建。2014 年 9 月 28 日,雅虎公司宣布 Yahoo Directory 将与 Yahoo Education、视频分享 Qwiki 等服务一起关闭。目前,Yahoo 主要提供基于网页的信息检索服务(图 2-2-3)。

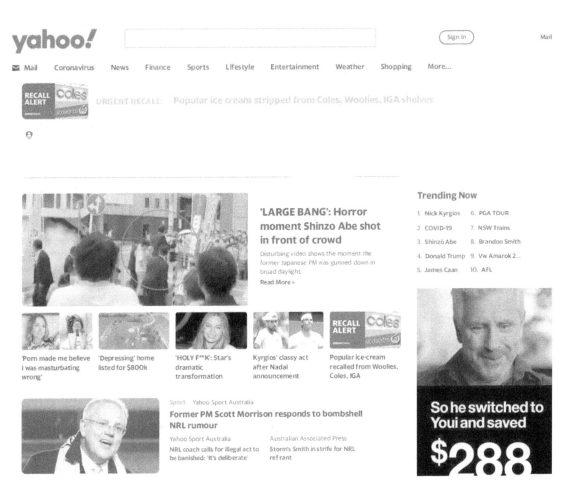

图 2 - 2 - 3 Yahoo 主页(选自 2022 年 7 月 8 日)

三、百度(http://www.baidu.com)

百度搜索是全球最大的中文搜索引擎,2000 年 1 月由李彦宏、徐勇两人于北京中关村创立,致力于向人们提供"简单,可依赖"的信息获取方式。百度搜索包括网页搜索、图片搜索、视频搜索、音乐搜索、地图搜索、新闻搜索、词典搜索等(图 2 - 2 - 4)。

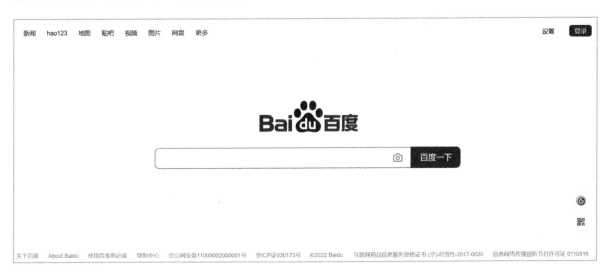

图 2 - 2 - 4 百度主页(选自 2022 年 4 月 18 日)

1. 百度快照

每个未被禁止搜索的网页,在百度上都会自动生成临时缓存页面,称为"百度快照"。当遇到网站服务器暂时故障或网络传输堵塞时,可以通过"快照"快速浏览页面文本内容。百度快照只是临时缓存网页的文本内容,网页中图片、音乐等非文本信息,仍是存储于原网页。当原网页进行了修改、删除或者屏蔽后,百度搜索引擎会根据技术安排自动修改、删除或者屏蔽相应的网页快照。

2. 相关搜索

选择不妥当的查询词经常会导致搜索结果不佳,百度"相关搜索"提供一系列参考查询词来实现启发搜索。百度"相关搜索"的提示按搜索热门度排序排布在搜索结果页的下方。

3. 拼音提示

如果只知道某个词的发音,却不知道怎么写,或者嫌某个词输入麻烦,只要输入查询词的汉语拼音,百度就能把最符合要求的对应汉字提示出来。拼音提示显示在搜索结果上方。

4. 错别字提示

当输入一些错别字进行搜索时,百度会自动给出错别字纠正提示,错别字提示显示在搜索结果上方。如,输入"唐醋排骨",提示:"您要找的是不是:糖醋排骨"。

5. 英汉互译词典

百度网页搜索内嵌英汉互译词典功能。如果想查询英文单词或词组的解释,可以在搜索框中输入想查询的"英文单词或词组"+"是什么意思",搜索结果第一条就是英汉词典的解释,如"received是什么意思"。如果想查询某个汉字或词语的英文翻译,可以在搜索框中输入想查询的"汉字或词语"+"的英语",搜索结果第一条就是汉英词典的解释,如"龙的英语"。

6. 计算器和度量衡转换

百度网页搜索内嵌的计算器功能可快速高效地解决计算需求。只需简单地在搜索框内输入计算式,回车即可得到计算结果。百度计算器支持的运算包括:加法(+)、减法(-)、乘法(*或×)、除法(/或÷)、幂运算(^)、阶乘(!),支持的函数包括:正弦、余弦、正切、对数,还支持上述运算的混合运算。

在百度的搜索框中,还可以做度量衡转换。格式如下:换算数量换算前单位=? 换算后单位。例如:-5 摄氏度=? 华氏度。百度支持的具体换算单位如长度、面积、体积、质量和温度等类别的不同单位转换。

7. 专业文档搜索

在互联网上很多有价值的资料并非是普通的网页,而是以 Word、PowerPoint、PDF 等格式存在。百度支持对 Office 文档(包括 Word、Excel、Powerpoint)、Adobe PDF 文档、RTF 文档进行全文搜索。在普通的查询词后面,加"filetype:"进行文档类型限定,即可搜索这类文档。"Filetype:"文件格式有 DOC、XLS、PPT、PDF、RTF、ALL。其中,ALL 表示搜索所有这些文件类型。

8. 股票、列车时刻表和飞机航班查询

在百度搜索框中输入股票代码、列车车次或者飞机航班号,就能直接获得相关信息。例如,输入深发展的股票代码"000001",搜索结果上方,显示深发展的股票实时行情。也可以在百度常用搜索中进行上述查询。

9. 天气查询

在百度搜索框中输入要查询的城市名称加上天气这个词,就能获得该城市当天的天气情况。例如:搜索"北京天气",就可以在搜索结果上面看到北京今天的天气情况。百度支持全国 400 多个城市和近百个国外著名城市的天气查询。

10. 货币换算

在百度网页搜索框中键入需要完成的货币转换,单击"回车"键或点击"百度一下"按钮即可。例如:查 100 美元等于多少人民币,输入 1USD＝? RMB 即可。

11. 高级搜索语法

Intitle:把搜索范围限定在网页标题中。例如,找林青霞的写真,输入:写真 intitle:林青霞,intitle:和后面的关键词之间不要有空格。

site:把搜索范围限定在特定站点中。例如,在天空网下载 MSN 软件,输入:msn site:skycn. com,"site:"后面跟的站点域名,站点域名不要带"http://";另外,site:和站点名之间,不要带空格。

inurl:把搜索范围限定在 url 链接中。例如,找关于 Photoshop 的使用技巧,可以这样查询:photoshop inurl:jiqiao。上面这个查询串中的"photoshop",是可以出现在网页的任何位置,而"jiqiao"则必须出现在网页 url 中。inurl:语法和后面所跟的关键词,不要有空格。

双引号和书名号:精确匹配。例如,搜索"上海科技大学",如果不加双引号,搜索结果被拆分,效果不是很好,但加上双引号后,"上海科技大学",获得的结果就全是符合要求的了。书名号是百度独有的一个特殊查询语法。在其他搜索引擎中,书名号会被忽略,而在百度,中文书名号是可被查询的。加上书名号的查询词,有两层特殊功能,一是书名号会出现在搜索结果中;二是被书名号包含的内容,不会被拆分。书名号在某些情况下特别有效果,例如,查找电影"手机",如果不加书名号,很多情况下出来的是通信工具——手机,而加上书名号后,《手机》结果就都是关于电影方面的了。

"-":搜索结果中不含特定查询词。例如,搜神雕侠侣,希望是关于武侠小说方面的内容,输入:神雕侠侣-电视剧。前一个关键词,和减号之间必须有空格,否则,减号会被当成连字符处理,而失去减号语法功能。减号和后一个关键词之间,有无空格均可。

高级搜索和个性设置:使用百度集成的高级搜索界面,可以方便地做各种搜索查询。还可以根据自己的习惯,在搜索框右侧的设置中,改变百度默认的搜索设定,如搜索框提示的设置,每页搜索结果数量等。

12. 搜索框提示

百度会根据输入的内容,在搜索框下方实时展示最符合的提示词。只需用鼠标点击想要的提示词,或者用键盘上下键选择自己想要的提示词并按回车,就会返回该词的查询结果。

四、搜狗(http://www.sogou.com)

搜狗搜索是搜狐公司于 2004 年 8 月 3 日推出的全球首个第三代互动式中文搜索引擎,致力于中文互联网信息的深度挖掘,帮助中国上亿网民加快信息获取速度,为用户创造价值。

搜狗的产品线包括了网页应用和桌面应用两大部分(图 2－2－5)。网页应用以网页搜索为核心,在音乐、图片、视频、新闻、地图领域提供垂直搜索服务;桌面应用旨在提升用户的使用体验:拼音输入法帮助用户更快速地输入,搜狗双核浏览器大幅提高用户的上网速度,是目前互联网上最快速最流畅的新型浏览器之一,拥有国内首款"真双核"引擎,独家采用"云恶意网址库"和"实时查杀"双重网页安全技术,有效防止病毒木马通过浏览器入侵。

1. 网页搜索

搜狗网页搜索作为搜狗的核心产品,经过多年持续不断地优化改进,已凭借自主研发的服务器集群并行抓取技术,成为全球首个中文网页收录量达到 100 亿的搜索引擎(目前已达到 500 亿以上);加上每天 5 亿网页的更新速度、独一无二的搜狗网页评级体系,确保了搜狗网页搜索在海量、及时、精准三大基本指标上的全面领先。

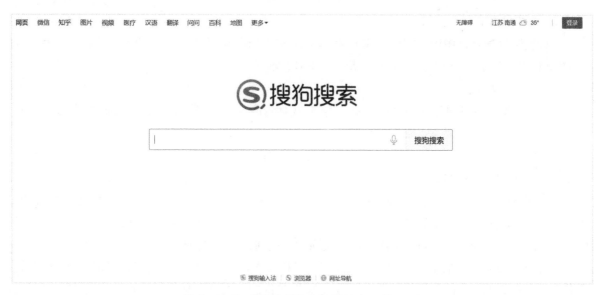

图 2-2-5　搜狗主页(选自 2022 年 7 月 8 日)

2. 搜狗知乎

搜狗搜索对知乎海量专业知识进行了优化排序,确保被多数用户认可的最优内容能排在搜索结果前列,缩短了用户烦冗筛选的过程,提升了搜索效率,确保用户可以获得更加便捷有效且差异化的搜索体验,不仅使用户多了一条信息检索渠道,而且能满足用户的多层次需求。

3. 搜狗明医

该频道提供包括维基百科、知乎社区、学术期刊、丁香园等网站的权威内容,以及正规大型医院、疾控中心、世卫组织及科研机构的专业内容,并与国外知名搜索公司合作提供国际前沿的英文学术论文。唯有让真实、权威的医疗信息唾手可得,才能够真正帮助到用户,这是搜狗明医诞生的初衷。

4. 搜狗学术

搜狗学术搜索频道能够提供权威学术内容,满足国内各领域专业研究用户的学术搜索需求。在引入微软必应精准学术知识图谱技术后,搜狗学术构建以论文为核心的知识图谱卡片,包含学术文献、学术人物、学术期刊和学术会议等不同类型的内容,并支持时间、作者、领域、期刊及会议多维度的筛选,以及引用下载等实用功能,帮助用户便捷地查询全球英文学术资料,与国外名校学者同步世界最新的学术成果,提升学术研究的效率和质量。

5. 搜狗微信搜索

搜狗微信搜索是搜狗在 2014 年 6 月 9 日推出的针对微信公众平台而设立的。"微信搜索"支持通过关键词搜索相关的微信公众号,或者是微信公众号推送的文章。不仅仅在 PC 端,搜狗的移动搜索客户端同样会进行相关的微信公众号推荐。

6. 搜狗问问

搜狗问问(前身为 SOSO 问问),是搜狗旗下的知识产品,为广大用户提供问答互动平台。用户可以提出问题,解决问题,或者搜索其他用户沉淀的精彩内容,结交更多有共同爱好的朋友共同探讨知识等。

第三节　专业性搜索引擎

一、Medscape(http://www.medscape.com)

1. 概述

Medscape 是由美国 WebMD 公司研制开发的 Heart. org 和 eMedicine. com 专业性卫生健康网络的一部分,为行业专家、初级保健医生和其他卫生专业人员提供最强大的和综合的基于 Web 的医疗信息与教育工具。通过简单免费的注册,Medscape 将根据注册资料,自动提供一个最适合用户个性化的专业网站。Medscape 由"News & Perspective""Drugs & Diseases""CME & Education""Academy""Video"和"Decision Point"六个版块组成(图 2-3-1)。

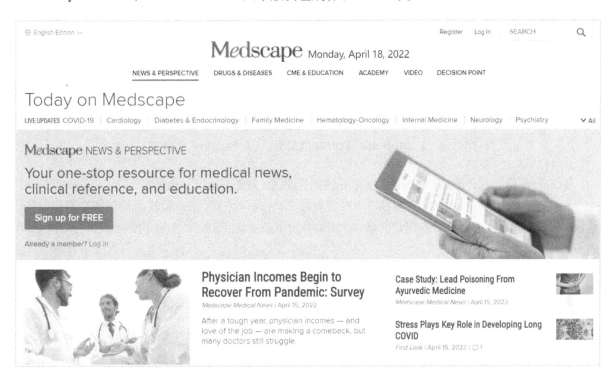

图 2-3-1　Medscape 主页(选自 2022 年 4 月 18 日)

2. Medscape 新闻和观点

Medscape 的 News & Perspective 提供多个医学专业相关内容,每一个专业都有自己定制的专业网站。专业内容在 WebMD 项目主任和医学专家咨询委员会的指导下评估、创建和发布。各个专业网站的风格基本相同,以便用户在访问不同专业网站的过程中,知道在哪里找到喜欢的栏目或内容。每个专业网站通常包含以下几个部分:① 今日新闻(Today's News)。当天的头条新闻(每日更新)。② 最近新闻(Latest News)。了解领域内的最新事件。③ 观点(Perspectives)。与特定兴趣或主题相关。④ 医药行业(Business of Medicine)。了解行业进展。⑤ 会议中心(Conference)。发布最新学术会议信息。此外还有案例和咨询,以及研究报告等栏目。

3. Medscape 药物与疾病

Medscape 的临床参考是为医生和医疗保健专业人士提供最权威和最方便的医疗参考信息,这些内容可通过大多数的移动设备在线获取并且都是免费的。临床信息来自美国和世界各地领先的学术医疗中心的高级医师及药师的专业知识与实践知识(图 2-3-2)。

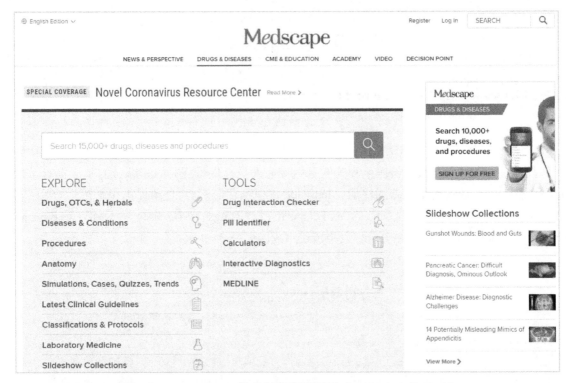

图 2 - 3 - 2　Medscape 药物与疾病界面(选自 2022 年 4 月 18 日)

本主题提供了综合的超过 30 个医学专业的临床参考，主要包括以下内容：

（1）药品、非处方药和草药　提供 7 100 多种处方药、非处方药、草药和补品的临床参考，包括其剂量和用法、药物反应、副作用、用药提醒、哺乳和孕妇用药注意、药理作用、药物品牌及图片和患者用药手册等（图 2 - 3 - 3）。

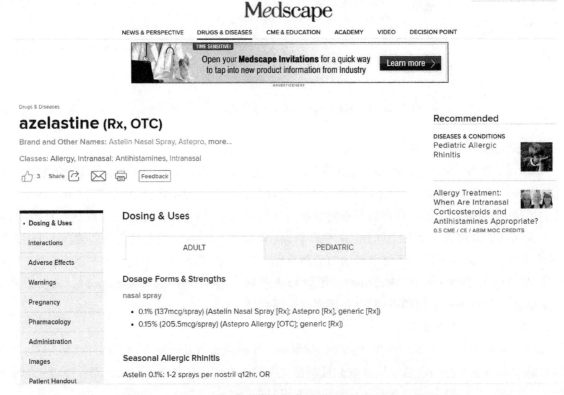

图 2 - 3 - 3　Medscape 药物临床参考界面(选自 2022 年 4 月 18 日)

（2）疾病和健康状况 提供6 000篇以上循证和医师审查过的疾病和健康状况的文章,可快速、全面地回答临床问题,并且提供更深入的信息以帮助临床诊断、治疗和其他临床决策。提供的文章内容丰富,含40 000多个临床照片、视频、图表和X线影像学图像(图2-3-4)。

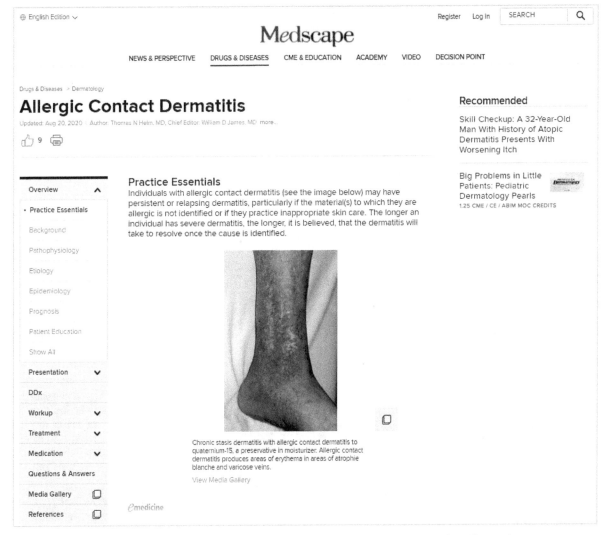

图2-3-4 **Medscape 变应性接触性皮炎循证论文界面**(选自 2022 年 4 月 18 日)

（3）临床规程 提供1 000多篇临床规程的文章,通过一步一步清晰的指示,包括教学视频和图片让临床医生掌握新技术或提高他们的技能(图2-3-5)。

（4）解剖 提供了100多篇描述人体主要系统和器官的临床影像和图解的解剖学文章,有助于从解剖学的角度理解治疗的具体情况和执行的临床规程,还可以促进医患的讨论。

（5）图像收藏 提供数百个图像的幻灯片演示,让读者了解常见疾病和罕见疾病的知识,介绍相关案例和目前医学的争议。

（6）药物相互作用检查 提供快速访问成千上万个品牌处方药、非处方药、草药及其增补物之间的相互作用。

（7）药丸识别 Medscape 药丸识别检索可以快速帮助用户通过药丸印记、颜色、形状、包装等,从超过10 000种片剂和胶囊中快速检索得到处方药、非处方药及增补物。检索结果提供药品名称、详细的药丸的特征、药物剂量、相互作用、不良反应和警告信息等(图2-3-6)。

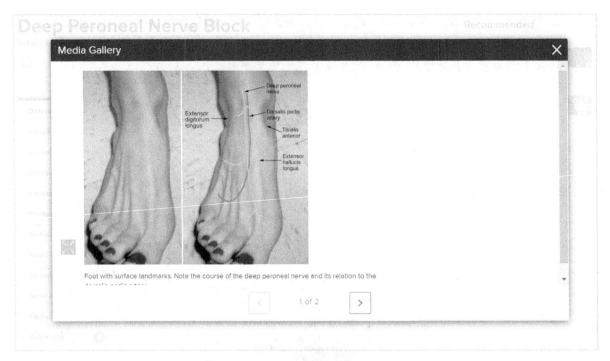

图 2-3-5 Medscape 腓深神经阻滞临床规程界面(选自 2022 年 4 月 18 日)

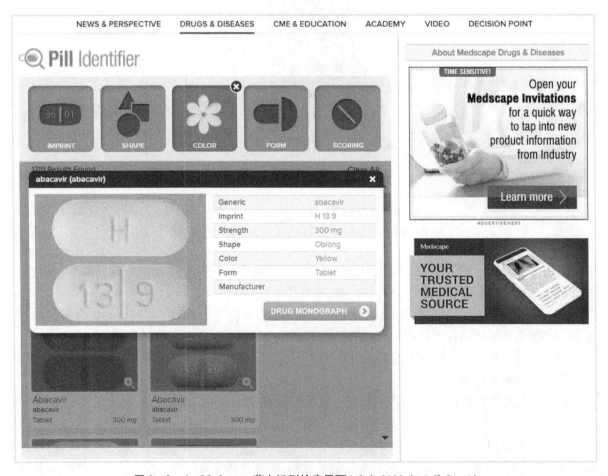

图 2-3-6 Medscape 药丸识别检索界面(选自 2022 年 4 月 21 日)

（8）计算器　Medscape 提供了超过 600 种参考药物的剂量计算器,帮助临床医师计算患者用药剂量(图 2-3-7)。

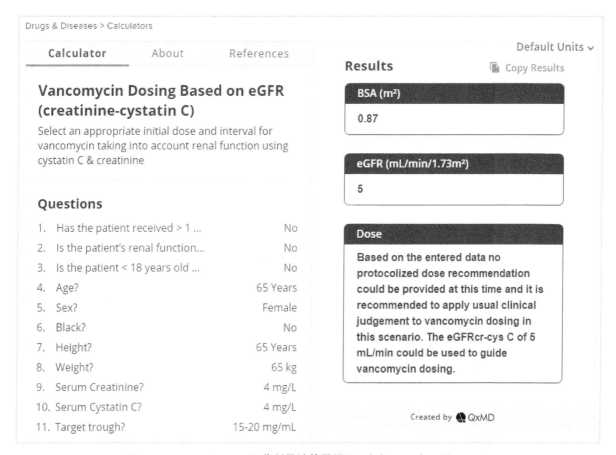

图 2-3-7　**Medscape 用药剂量计算器界面**(选自 2022 年 4 月 21 日)

4. Medscape 教育

Medscape 教育(Medscape. org)以持续的专业发展为主要目标,包括 30 多个专业网站,为医生、护士和其他医护人员提供上千门免费的 CME/CE 课程(0.25～2 个 AMA PRA 学分)和没有学分的继续教育活动。通过桌面和移动平台,Medscape 教育通过包括临床新闻简报、患者模拟、临床病例、专家评论视频、会议报道等多种形式培养临床医生。

Medscape LLC 是 ACCME(美国医学继续教育认证委员会)医学继续教育、美国护士资格认证中心的评审委员会护理学继续教育和美国药学教育认证委员会药学继续教育的提供者。所有的认证活动是由一个专门的科学团队负责与各领先的专业学术机构的合作,包括在肿瘤学、心脏病学、糖尿病及内分泌、神经病学等领域的杰出医学专家(图 2-3-8)。

用户可直接浏览或检索选择标有"CME"或"CME/CE"的课程进行学习,通过考核测试后,即可获得相应学分(图 2-3-9 和图 2-3-10)。

5. 其他版块

（1）Academy　为执业医师设计的按需商业课程,可以根据自己的时间来选择和安排课程,以获取工作实践所需的必不可少的知识。

（2）Video　提供教育、报告、案例和学术会议等各类视频。

（3）Decision Point　提供临床指南和专家观点。

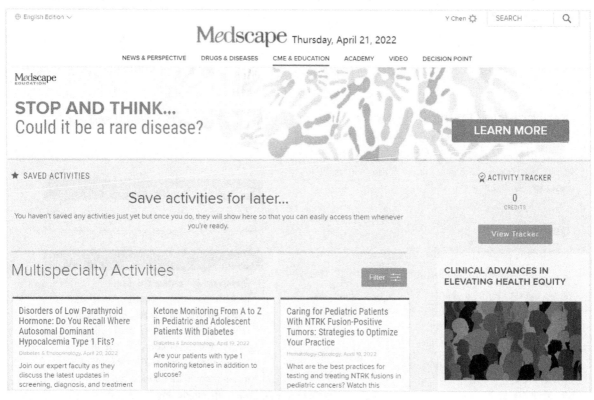

图 2 - 3 - 8　**Medscape CME&Education 界面**(选自 2022 年 4 月 21 日)

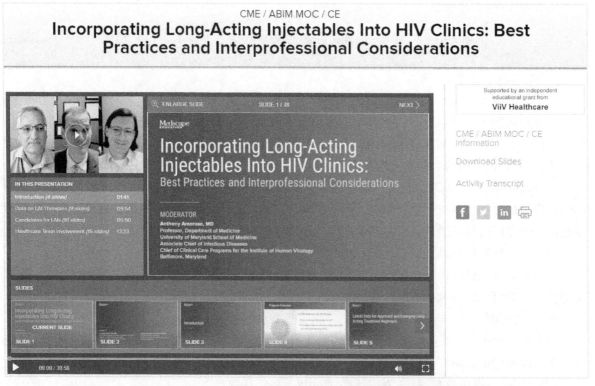

图 2 - 3 - 9　**Medscape CME&Education 课程学习界面**(选自 2022 年 4 月 21 日)

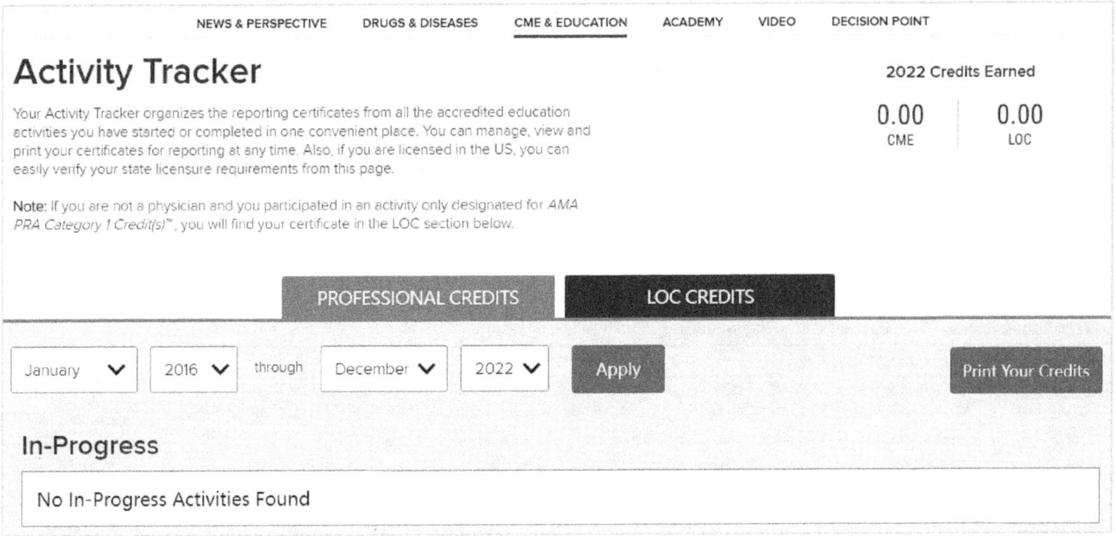

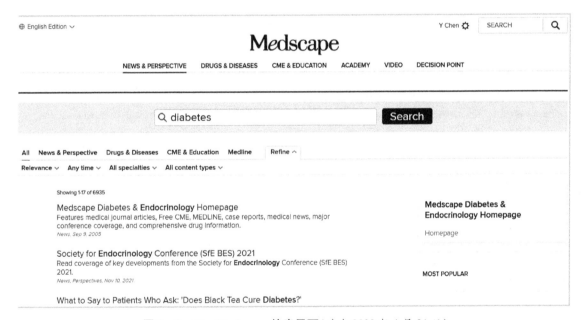

图 2 - 3 - 10　Medscape CME&Education 学分查询界面(选自 2022 年 4 月 21 日)

6. Medscape 检索

Medscape 网站右上角提供简单检索。在"Search"检索中,可对"News & Perspective""Drugs & Diseases""CME & Education"及 MEDLINE 多个数据库进行检索。检索结果可通过"Refine"过滤器对检索结果进行精炼(图 2 - 3 - 11)。

图 2 - 3 - 11　Medscape 检索界面(选自 2022 年 4 月 21 日)

二、MedExplorer(http://www.medexplorer.com)

由美国 MedExplorer 公司于 1995 年创建的免费搜索引擎,提供分类检索和关键词检索两种方法。MedExplorer 用以检索因特网中提供医疗卫生相关信息的网站,涉及新闻、会议、文献和医学院校等各类信息。

1. 分类检索

近 30 个类目按字顺排列(图 2 - 3 - 12),点击一级类目可打开它的亚类(图 2 - 3 - 13),点击亚类名称则显示检索结果(图2-3-14)。其检索结果仅为分类类目和网站列表的标题,须点击超链接方可进一步获取详细信息。除了按医疗卫生主题分类外,MedExplorer还可按不同的人群搜索相关信息,如"Men's Health""Women's Health""Children's Health"等,可以提供更加有针对性的检索结果。

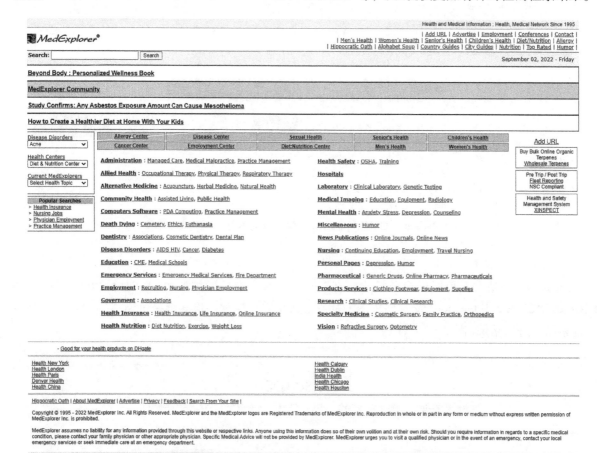

图2-3-12　MedExplorer主页(选自2022年4月18日)

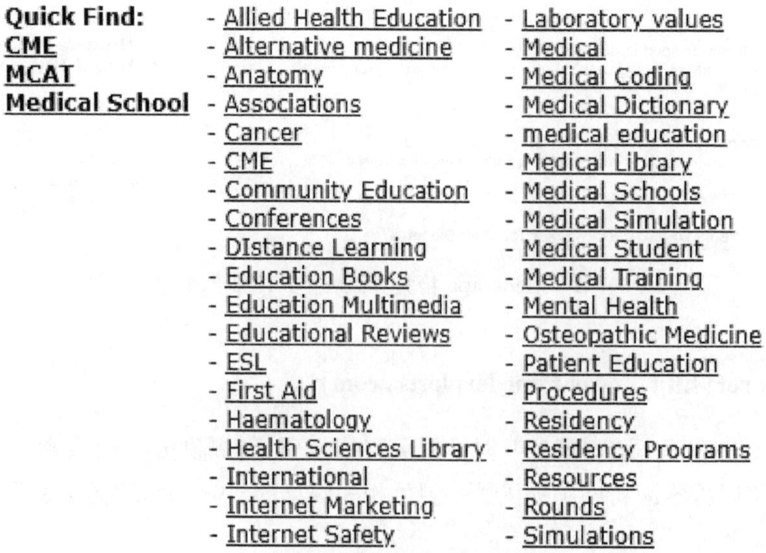

图2-3-13　Education的下一级类目(选自2022年4月18日)

2. 关键词检索

在网站主页上端的搜索框中输入检索词即可获得检索结果,与点击亚类名称获得的检索结果相似,是网站超链接的列表(图 2 - 3 - 14)。

Top Rated Education sites.
Home : Education : Medical Schools　[Add URL to this Category]

Medical Certification Solutions
Medical Certification Solutions provides acls/pals/bls certification training to all medical personal.

Wake up Tantric School
Tantric Center: Learning more about your energy, love and feelings inside with tantra. Tantra and massage school for men. Controll your body, your energy and learn to give massage for your partner.

Dartmouth Medical School (DMS)
Dartmouth Medical School is dedicated to advancing health through the discovery and dissemination of knowledge. Our chief responsibility is to select students of exceptional character and accomplishment an

Department of Anesthesiology, University of Michigan
The Department of Anesthesiology at the University of Michigan Medical School maintains a Website to provide information about personnell and programs in the department. Medical students and resident applicants can find information about applying to the R

Eastern Virginia Medical School
EVMS serves the region of southeastern Virginia known as Hampton Roads, a community that consistently ranks high in independent quality

Faculty of Health Sciences, Queen's University

Faculty of Medicine - McGill University
The history of medicine in Montreal and the history of McGill University are closely intertwined. In medicine, The Hotel Dieu Hospital had been established in 1644, but by the early 1800☐s, it could only accommodate thirty patients1 and was unab

Faculty of Medicine - University of Toronto
Toronto, Ontario, Canada

Harvard Medical School
One of the world's preeminent institutions in medical education and research. The breadth and depth of its scientific and clinical disciplines are unsurpassed. The School has nearly 8,000 faculty and 17 affiliated facilities.

Health Administration Degrees
We researched health administration schools across the U.S. to bring you the most complete directory of programs. There☐s no charge for schools to be listed in our directory, and there☐s no charge for you to use it.

LIFE UNIVERSITY
"The purpose of Life University is to train qualified people from all walks of life throughout the world... not only to become skilled professionals but to also become meaningful human beings possessing an innate goodness and the ability to touch and affe

图 2 - 3 - 14　亚类"Medical School"的检索结果(选自 2022 年 4 月 18 日)

三、医生指南(Doctors' Guide　http://www.docguide.com)

Doctors' Guide 的主页非常简洁直观,资源类型包括新闻、论文、继续医学教育资源和新冠感染专题(图 2 - 3 - 15)。学术会议信息包含在"News"栏目中(图 2 - 3 - 16)。非注册用户只能查看到如图所示的信息列表,进一步的操作需注册后使用。

生物医学信息资源多而且广,既有不断丰富发展的精华,又有大量为商业利润而沉浮的糟粕,必须有动态与网络观念,在信息海洋此消彼长的波涛下淘取精华信息。本章推介的搜索引擎较多,需用户亲身应用体会,还有许多政府与学术机构,如世界卫生组织(WHO)、美国国立卫生研究院(NIH)、疾病预防控制中心(CDC)、美国食品药品监督管理局(FDA),各著名医学院或医学协会综合或专题网页常有的 Related Links,它们都是各具特色的导航员。用户根据专业特需,利用好导航工具,在上网实践中勤于对比思索,定能形成一套更为有效的学习与研究思路。

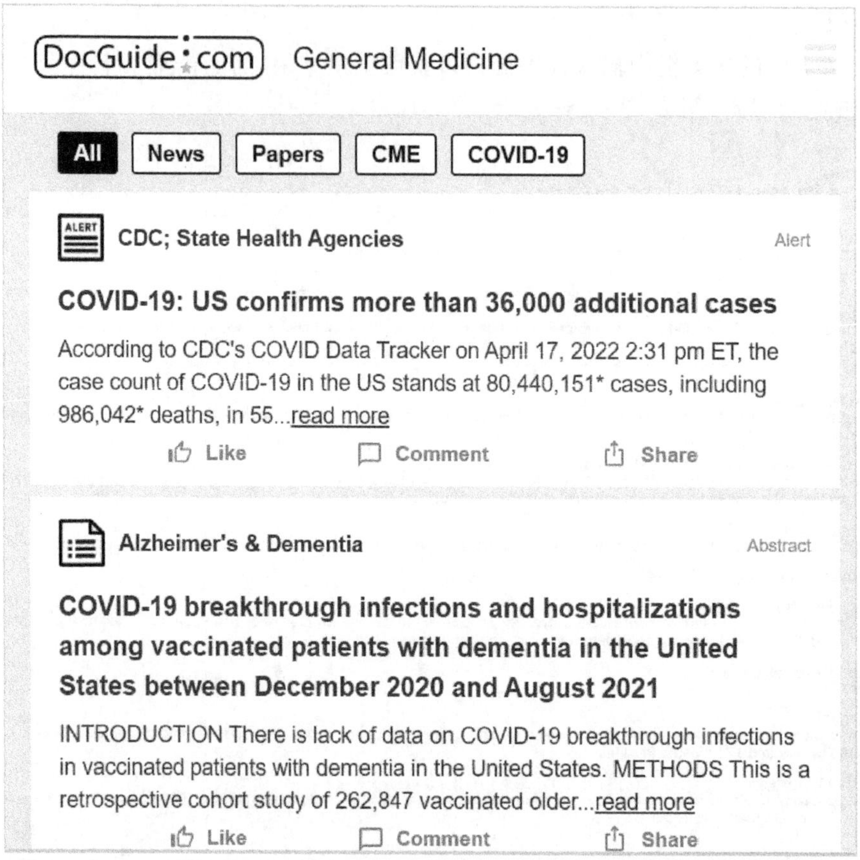

图 2-3-15　Doctor's Guide 主页(选自 2022 年 4 月 18 日)

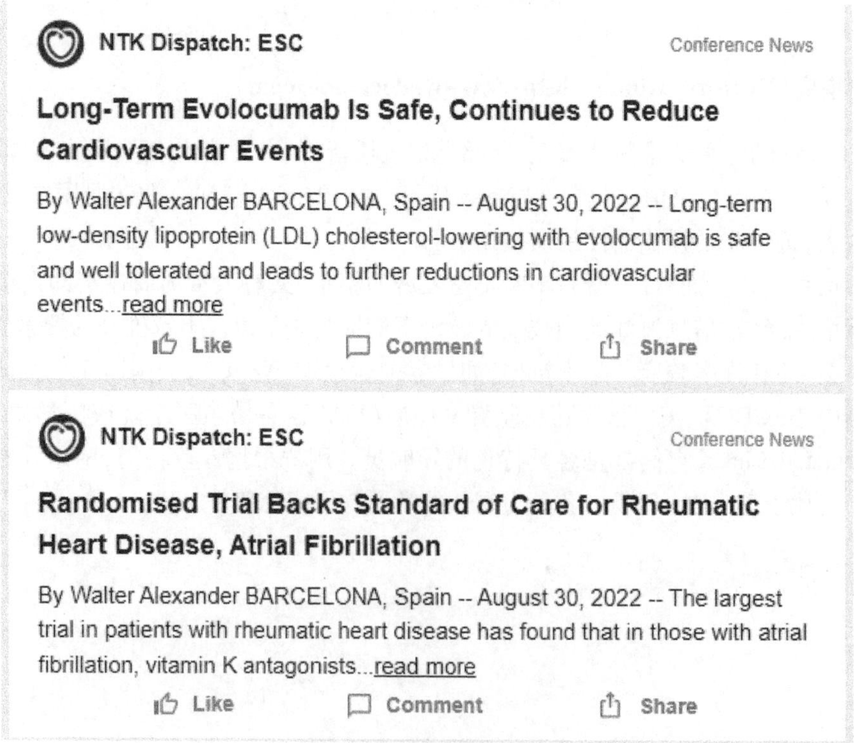

图 2-3-16　"News"栏目中的会议信息(选自 2022 年 4 月 18 日)

（陈亚兰　蒋　葵）

第三章 中文医学信息检索

我国医学载籍浩繁,医学检索工具也源远流长。在我国历史上,西汉时期出现的第一部目录学著作《七略》中,就为医书设置了独立部类——方技略;《隋书·经籍志》中的《四时采药及合目录》是已知最早的医学文献目录;明代伊仲秋《医藏书目》是现存最早的一部医书专科目录,其中收录了400余种医学典籍。

我国现代医学检索工具在1949年后得到了迅速发展,《生理科学》《解剖学》和《微生物学》等杂志开辟了国外著者提要专栏。1956年,中国科学院科学情报研究所成立,标志着我国检索刊物的编辑出版工作开始走上有组织、有计划的发展道路。20世纪60年代初,中国科学技术文献编译委员会出版了《科学技术文献索引》,中国医学科学院科学情报研究室出版了《国外医学文摘》系列检索刊物。随着现代信息技术进入检索领域,80年代末至90年代初,中文软盘数据库问世。1992年使用了更为先进的光盘检索系统。1997年5月,中国科学技术信息研究所大型全文数据库WWW查询服务率先开通,用户可以使用浏览器在网上对不同专业的80多个数据库直接进行查询。从此,中文文献检索进入了网络检索阶段。随着我国大型网络数据库建设的蓬勃发展,网络检索资源日趋丰富,并呈现出数据量巨大、增长速度快、实时更新的态势。

第一节 中国知识基础设施工程(CNKI)

中国知识基础设施工程(China National Knowledge Infrastructure, CNKI)的概念,源于世界银行《1998年度世界发展报告》。该报告指出,发展中国家应该着重建设国家知识基础设施(National Knowledge Infrastructure,NKI),以尽快缩小与发达国家的差距,提高国家知识和技术的创新能力,增强国际竞争力。CNKI工程是以实现全社会知识资源传播共享与增值利用为目标的信息化建设项目,由清华大学、清华同方发起,始建于1999年6月,CNKI工程集团经过多年努力,采用自主开发并具有国际领先水平的数字图书馆技术,建成了世界上全文信息量规模最大的"CNKI数字图书馆",并成功建设了《中国知识资源总库》,目前已容纳包括CNKI系列数据库和来自国内外加盟的数据库2 600多个,涵盖学术期刊、博硕士学位论文、会议论文、报纸、工具书、年鉴、专利、标准、国学等多种类型的文献资源,是目前中国收录最全、文献信息量最大的动态资源体系和中国最先进的知识服务平台与数字化学习平台,网址为http://www.cnki.net。

一、CNKI数据库产品介绍

CNKI,集中国和世界科学知识与优秀文化资源之大成,拥有学术文献、国际文献、特色文献与行业数字图书馆四大产品系列。

(1)学术文献 包括学术期刊、博硕士论文、会议论文、科技成果、统计年鉴、中外标准、专利、图书、报纸、工具书等。

(2)国际文献 包括NSTL外文期刊论文、NSTL外文学位论文、NSTL外文会议论文及德国Springer公司期刊数据库。

(3)特色文献 包括高等教育、基础教育、科普文献、政报公报、经济信息、党建文献、精品文化、文艺作品、国学宝典以及哈佛商业评论数据库。

(4)行业数字图书馆 为各行业提供专业化知识和个性化服务平台,主要包括中国医院数字图书馆、中国农业数字图书馆、中国城建数字图书馆、中国企业数字图书馆、中国法律数字图书馆以及中国党政数字图书馆。

1. 中国学术期刊网络出版总库（CAJD）

中国学术期刊网络出版总库（China Academic Journal Network Publishing Database，CAJD），是世界上非常大的连续动态更新的中国学术期刊全文数据库，以学术、技术、政策指导、高等科普及教育类期刊为主，内容覆盖自然科学、工程技术、农业、哲学、医学、人文社会科学等各个领域。数据库收录自1915年以来出版的期刊，部分期刊回溯至创刊，如1915年创刊的《清华大学学报（自然科学版）》《中华医学杂志》等。截至2022年3月，收录国内学术期刊8 560余种，全文文献总量5 900余万篇。

2. 中国博士学位论文全文数据库（CDFD）

中国博士学位论文全文数据库（China Doctoral Dissertations Full-text Database，CDFD），是目前国内相关资源内容完备、数据规范、实用方便的博士学位论文全文数据库。收录1984年以来全国"985工程""211工程"等重点高校，中国科学院、社会科学院等研究院所的博士学位论文，截至2022年3月，出版510余家博士培养单位的博士学位论文40余万篇，内容覆盖基础科学、工程技术、农业、医学、哲学、人文、社会科学等各个领域。

3. 中国优秀硕士学位论文全文数据库（CMFD）

中国优秀硕士学位论文全文数据库（China Master's Theses Full-text Database，CMFD），是目前国内内容全、质量高、出版周期短、数据规范、实用的硕士学位论文全文数据库。重点收录1984年以来全国"985工程""211工程"高校，中国科学院、社会科学院等科研院所的优秀硕士论文、重要特色学科如通信、军事学、中医药等专业的优秀硕士论文。截至2022年3月，出版780余家硕士培养单位的硕士学位论文480余万篇，内容覆盖基础科学、工程技术、农业、哲学、医学、人文、社会科学等各个领域。

4. 国内外重要会议论文全文数据库

国内外重要会议论文全文数据库的文献是由国内外会议主办单位或论文汇编单位书面授权并推荐出版的重要会议论文，由中国学术期刊（光盘版）电子杂志社编辑出版的国家级连续电子出版物专辑，包括中国重要会议论文全文数据库和国际会议论文全文数据库。

中国重要会议论文全文数据库重点收录1999年以来，中国科学技术协会（以下简称"中国科协"）、社会科学界联合会（以下简称"社科联"）系统及省级以上的学会、协会、高校、科研机构、政府机关等举办的重要会议上发表的文献。其中，全国性会议文献超过总量的80%，部分连续召开的重要会议论文回溯至1953年。截至2022年3月，已收录出版3万次国内重要会议投稿的论文，累积文献总量260余万篇。

国际会议论文全文数据库重点收录1999年以来，中国科协系统及其他重要会议主办单位举办的在国内或国外召开的国际会议上发表的文献，部分重点会议文献回溯至1981年。截至2022年3月，已收录出版国际学术会议论文集9 260余本，累积文献总量90余万篇。

5. 中国重要报纸全文数据库

中国重要报纸全文数据库，收录2000年以来中国国内500余种重要报纸刊载的学术性、资料性文献的连续动态更新的数据库，主要收录报纸上具有较为重要的情报信息与研究价值的各学科文献。

6. 中国年鉴网络出版总库

中国年鉴网络出版总库是目前国内较大的连续更新的动态年鉴资源全文数据库，收录1949年以来国内的中央、地方、行业和企业等各类年鉴的全文文献，内容覆盖基本国情、地理历史、政治军事外交、法律、经济、科学技术、教育、文化体育事业、医疗卫生、社会生活、人物、统计资料、文件标准与法律法规等各个领域。

年鉴内容按国民经济行业分类可分为农、林、牧、渔业、采矿业、制造业、电力、燃气及水的生产和供应业、建筑业、交通运输、仓储和邮政业、信息传输、计算机服务和软件业、批发和零售业、住宿和餐饮业、金融业、房地产业、租赁和商务服务业、科学研究、技术服务和地质勘查业、水利、环境和公共设施管理业、居民服务和其他服务业、教育、卫生管理、社会保障与社会福利业、文化、体育和娱乐业、公共管理和社会组织、国际组织等行业。

地方年鉴按照行政区划分类,可分为北京市、天津市、河北省、山西省、内蒙古自治区、辽宁省、吉林省、黑龙江省、上海市、江苏省、浙江省、安徽省、福建省、江西省、山东省、河南省、湖北省、湖南省、广东省、广西壮族自治区、海南省、重庆市、四川省、贵州省、云南省、西藏自治区、陕西省、甘肃省、青海省、宁夏回族自治区、新疆维吾尔自治区、香港特别行政区、澳门特别行政区、台湾地区共34个省级行政区域。

7. 中国科技项目创新成果鉴定意见数据库(知网版)

中国科技项目创新成果鉴定意见数据库(知网版)主要收录正式登记的中国科技成果,按行业、成果级别、学科领域分类。每条成果信息包含成果概况、立项、评价,知识产权状况及成果应用,成果完成单位、完成人等基本信息。核心数据为登记成果数据,具备正规的政府采集渠道,权威、准确。数据库收录从1978年至今的科技成果,部分成果回溯至1920年。

8. 中国引文数据库

中国引文数据库(Chinese Citation Database,CCD),收录了中国学术期刊(光盘版)电子杂志社出版的所有源数据库产品的参考文献,涉及期刊、学位论文、会议论文、图书、专利、标准、报纸等超千万次被引文献。该库通过揭示各种类型文献之间的相互引证关系,不仅可以为科学研究提供新的交流模式,同时还可以作为一种有效的科学管理及评价工具。

9. CNKI外文文献数据库

CNKI外文文献数据库,收录了530多家国际著名出版商的期刊文献题录数据,其中包括Elsevier,Springer,Taylor & Francis,John Wiley,PubMed,Wolters Kluwer,Emerald,剑桥大学出版社(Cambridge University Press),ProQuest,英国皇家物理学会(Institute of Physics),美国数学学会(American Mathematical Society),英国皇家学会(The Royal Society),Informa Healthcare,J-STAGE,DOAJ等。根据出版社对题录资源的开放程度,与CNKI合作的题录资源可以是Thick Metadata或Thin Metadata。Thick Metadata是指包括摘要、关键词等更详细的题录数据,Thin Metadata可以不包括这些详细的数据项,但至少应包括篇名、作者、刊名、发表时间4项内容。文献最早可追溯至1840年,为国内用户提供跨平台,一键式外文检索服务,部分OA(Open Access)期刊可实现全文免费下载。

二、CNKI检索体系

2012年9月,CNKI在原知识网络服务平台(KNS)的基础上进行了全新改版,推出知识网络发现平台(Knowledge Discovery Network,KDN)(图3-1-1)。

KDN不同于传统的搜索引擎,它利用知识管理的理念,实现了知识汇聚与知识发现,结合搜索引擎、全文检索、数据库等相关技术达到知识发现的目的,可在海量知识及信息中发现和获取所需信息,简洁高效、快速准确。KDN的主要目标是更好地理解用户需求,提供更简单的用户操作,实现更准确的查询结果。KDN着重优化页面结构,提高用户的体验度,实现平台的易用性和实用性;实现检索输入页面、检索结果页面的流畅操作,提供多角度、多维度的检索方式,帮助用户快速定位所需文献。

新版KDN知识发现网络平台的新特性有一框式检索、智能输入提示、智能检索与智能排序、文献分析、CNKI指数分析、平面式分类导航、修改资源分类导航、组合在线阅读、跨平台文献分享等。

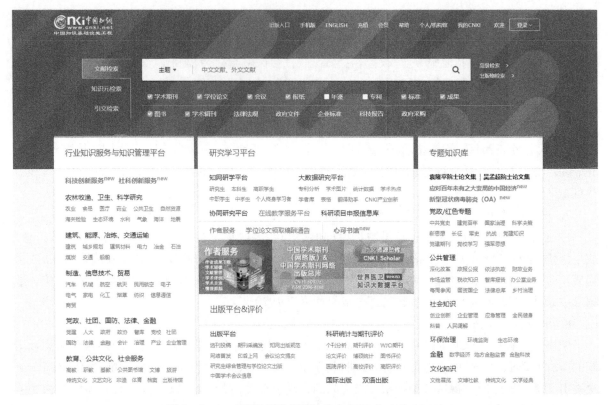

图 3 - 1 - 1　CNKI 平台首页(选自 2022 年 5 月 29 日)

1. 一框式检索(即跨库检索)

(1) 数据库的选择　CNKI 首页提供了一框式检索,可进行集各类资源于一体的检索,默认在学术期刊、学位论文、会议、报纸、标准、成果、图书、学术辑刊库中同时进行检索。若要改变检索的资源类型,直接切换检索框下方的资源标签即可(图 3 - 1 - 2)。一框式检索的优点是一次检索可以获得多种类型的文献结果,但一框式检索界面不支持 OR、AND 等逻辑检索式,而且缺少针对某种类型文献的特殊设置,不利于实施精准的检索。如果用户平时更多的是对单种文献进行检索,如期刊论文,则建议点击"学术期刊"按钮,进入学术期刊库进行单库检索。

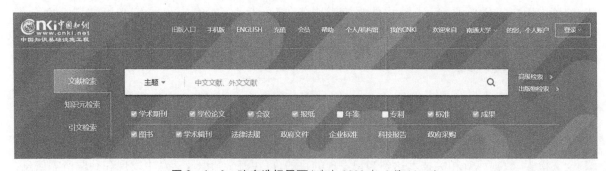

图 3 - 1 - 2　跨库选择界面(选自 2022 年 6 月 11 日)

(2) 检索字段的选择　检索字段默认的选项是"主题",打开检索字段下拉列表(图 3 - 1 - 3),可切换不同检索字段来提高检索的查全率和查准率。单独在某个数据库名称前的选择框内打勾,检索字段下拉列表会提供与所选数据库相匹配的检索字段。

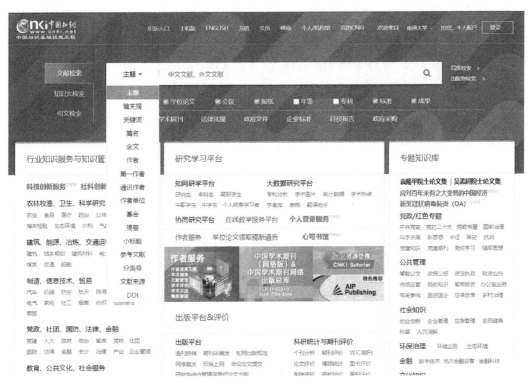

图 3-1-3　检索字段选择(选自 2022 年 6 月 11 日)

（3）检索词的智能提示　当用户输入部分检索词时,系统会根据用户已经输入的检索词智能提示可能符合用户需求的检索词,输入"糖尿病",系统自动提示"糖尿病肾病""糖尿病足""糖尿病治疗""糖尿病并发症"等检索词,同时还会提示后方一致的检索词,如"2 型糖尿病""二型糖尿病""Ⅱ型糖尿病""妊娠期糖尿病""老年糖尿病"等(图 3-1-4),这些能够帮助用户查全相关概念的不同表述方式,以提高查全率。

（4）相关词检索　在检索结果页面的下方,提供了输入检索词的相关词,点击相关词即可进行检索(图 3-1-5)。

（5）CNKI 首页一框式检索界面提供的高级检索和出版物检索的使用方法请参见学术期刊单库检索中的高级检索、出版物检索和期刊导航。

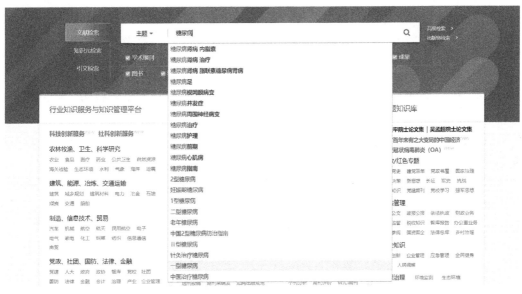

图 3-1-4　检索词智能提示(选自 2022 年 6 月 11 日)

| 相关搜索: | 2型糖尿病 | 糖尿病并发症 | 2型 | 代谢病 | 糖尿病患者 | 血糖 | 型糖尿病 |
| | 高血糖 | 血糖控制 | 空腹血糖 | 血糖波动 | 糖尿病前期 | 糖化血红蛋白 | Ⅱ型糖尿病 |

图 3-1-5　相关词检索(选自 2022 年 6 月 11 日)

2. 单库检索

以学术期刊库为例介绍 CNKI 单库检索的使用方法。点击 CNKI 首页输入框下方的"学术期刊"按钮进入学术期刊库(图 3-1-6)。学术期刊库首页具有期刊库资源概况和基本检索功能,另外提供了切换至高级检索、出版物检索和期刊导航的按钮,其中出版物检索和期刊导航的作用相似。

学术期刊库实现了中、外文期刊整合检索。截至 2022 年 6 月,中文学术期刊 8 580 余种,含北大核心期刊 1 970 余种,网络首发期刊 2 320 余种,最早回溯至 1915 年,共计 5 960 万余篇全文文献;外文学术期刊包括来自 80 个国家及地区 900 余家出版社的期刊 7.5 万余种,覆盖 JCR 期刊的 96%,Scopus 期刊的 90%,最早回溯至 19 世纪,共计 1.2 亿余篇外文题录。

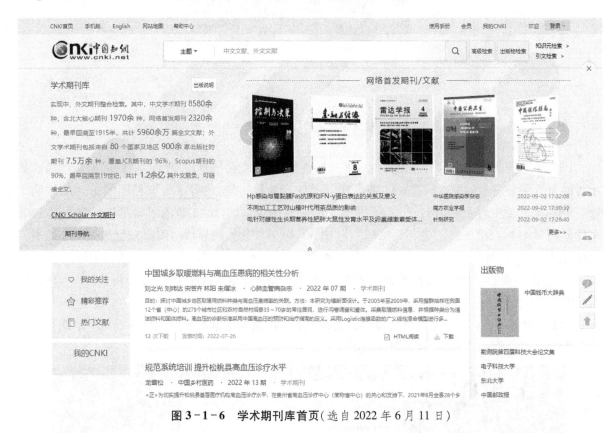

图 3-1-6　学术期刊库首页(选自 2022 年 6 月 11 日)

(1)基本检索　基本检索的操作包括选择检索字段、输入检索词和检索按钮。可供选择的期刊库检索字段如图 3-1-7 所示。

在期刊库检索字段中,主题、篇关摘、篇名、关键词、摘要、小标题和全文 7 个检索字段均可用以检索与某个主题概念相关的论文。

"主题"的含义:在中国知网为文献标引的主题字段中进行检索。该字段包含一篇文献的所有主题特征,同时在检索过程中嵌入了专业词典、主题词表、中英对照词典、停用词表等工具,并采用关键词截断算法,将低相关或微相关文献进行截断,以提高查准率。

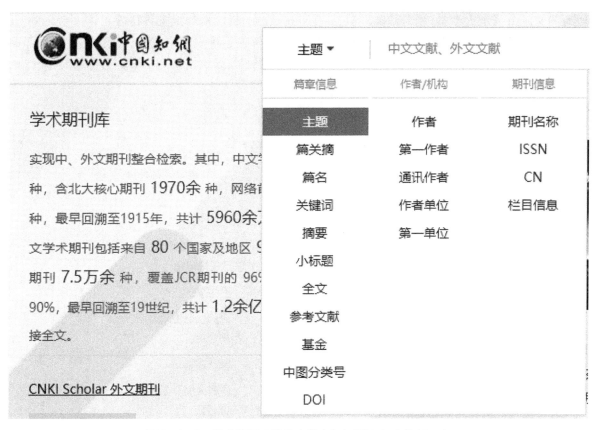

图 3-1-7　学术期刊库检索字段(选自 2022 年 6 月 11 日)

（2）高级检索　点击学术期刊库基本检索界面的"高级检索"按钮,进入期刊库高级检索界面。高级检索包括文献分类和检索条件设置区域两大部分(图 3-1-8)。

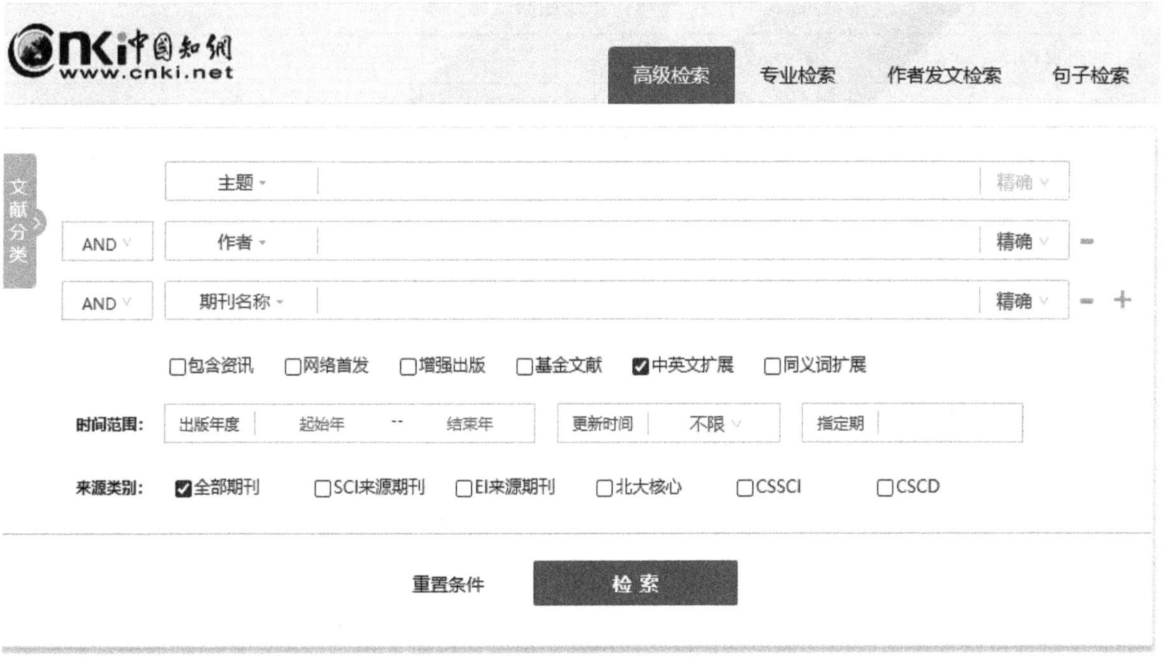

图 3-1-8　学术期刊库高级检索(选自 2022 年 6 月 11 日)

① 文献分类:CNKI 为突出学术文献的检索优势,在高级检索中启用了文献分类目录导航。将

所有的文献分为十大专辑,涵盖基础科学、工程科技、农业科技、医药卫生科技等领域,十大专辑下分为171个专题和4 000多个子栏目(表3-1-1),能够快速确定搜索范围。点击高级检索界面左侧的"文献分类",打开文献分类目录(图3-1-9),根据需要点击某一个分类名称,即可获得该类的所有文献。

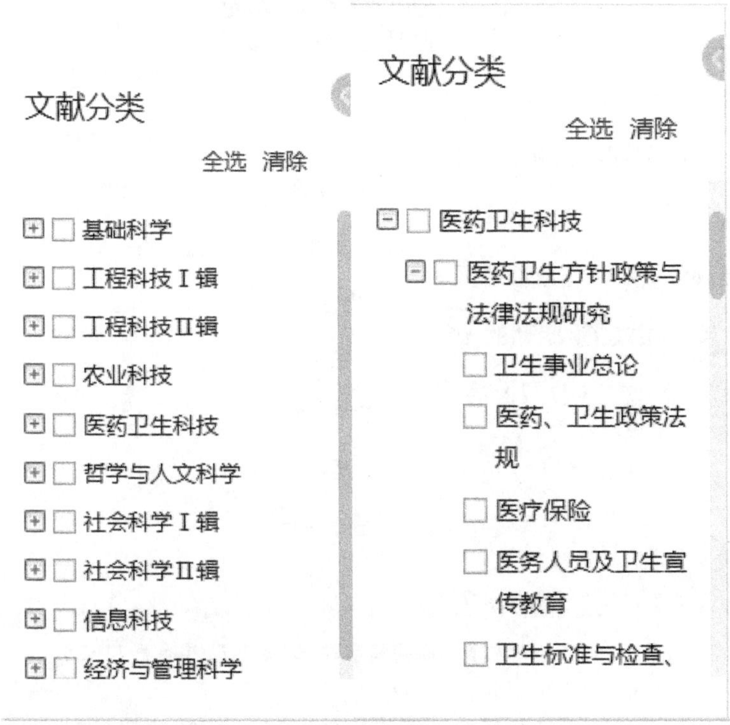

图3-1-9 文献分类导航(选自2022年6月11日)

表3-1-1 中国知网文献分类

专辑名称	所含专题
基础科学	自然科学理论与方法,数学,非线性科学与系统科学,力学,物理学,生物学,天文学,自然地理学和测绘学,气象学,海洋学,地质学,地球物理学,资源科学
工程科技Ⅰ辑	化学,无机化工,有机化工,燃料化工,一般化学工业,石油天然气工业,材料科学,矿业工程,金属学及金属工艺,冶金工业,轻工业,手工业,一般服务业,安全科学与灾害防治,环境科学与资源利用
工程科技Ⅱ辑	工业通用技术及设备,机械工业,仪器仪表工业,航空航天科学与工程,武器工业与军事技术,铁路运输,公路与水路运输,汽车工业,船舶工业,水利水电工程,建筑科学与工程,动力工程,核科学技术,新能源,电力工业
农业科技	农业基础科学,农业工程,农艺学,植物保护,农作物,园艺,林业,畜牧与动物医学,蚕蜂与野生动物保护,水产和渔业
医药卫生科技	医药卫生方针政策与法律法规研究,医学教育与医学边缘学科,预防医学与卫生学,中医学,中药学,中西医结合,基础医学,临床医学,感染性疾病及传染病,心血管系统疾病,呼吸系统疾病,消化系统疾病,内分泌腺及全身性疾病,外科学,泌尿科学,妇产科学,儿科学,神经病学,精神病学,肿瘤学,眼科与耳鼻喉科,口腔科学,皮肤病与性病,特种医学,急救医学,军事医学与卫生,药学,生物医学工程
哲学与人文科学	文艺理论,世界文学,中国文学,中国语言文字,外国语言文字,音乐舞蹈,戏剧电影与电视艺术,美术书法雕塑与摄影,地理,文化,史学理论,世界历史,中国通史,中国民族与地方史志,中国古代史,中国近现代史,考古,人物传记,哲学,逻辑学,伦理学,心理学,美学,宗教

专辑名称	所含专题
社会科学Ⅰ辑	马克思主义,中国共产党,政治学,中国政治与国际政治,思想政治教育,行政学及国家行政管理,政党及群众组织,军事,公安,法理、法史,宪法,行政法及地方法制,民商法,刑法,经济法,诉讼法与司法制度,国际法
社会科学Ⅱ辑	社会科学理论与方法,社会学及统计学,民族学,人口学与计划生育,人才学与劳动科学,教育理论与教育管理,学前教育,初等教育,中等教育,高等教育,职业教育,成人教育与特殊教育,体育
信息科技	无线电电子学,电信技术,计算机硬件技术,计算机软件及计算机应用,互联网技术,自动化技术,新闻与传媒,出版,图书情报与数字图书馆,档案及博物馆
经济与管理科学	宏观经济管理与可持续发展,经济理论及经济思想史,经济体制改革,经济统计,农业经济,工业经济,交通运输经济,企业经济,旅游,文化经济,信息经济与邮政经济,服务业经济,贸易经济,财政与税收,金融,证券,保险,投资,会计,审计,市场研究与信息,管理学,领导学与决策学,科学研究管理

② 检索条件设置区域:如图 3-1-8 所示,期刊库高级检索功能比一框式检索更加完备,更能反映期刊论文的特点。可以实现多个检索词或检索式的组合检索,点击检索框右侧的"+""-"按钮可以添加或减少检索条件。

检索字段:高级检索界面提供的检索字段与基本检索相同(图 3-1-7)。

逻辑关系:系统提供"AND""OR""NOT"三种布尔逻辑运算,在检索行与检索行之间遵循从上到下依次运算的规则。

匹配模式:系统在每个检索行后提供了"精确"和"模糊"两种匹配方式供选择,精确匹配是指检索结果完全等同或包含与检索词完全相同的词语;模糊匹配是指检索结果只要包含检索词中的词素即可。例如,作者单位"南通大学",选择精确匹配,只能检索出作者单位为"南通大学"的文献,而选择模糊匹配,则能检索到"南通大学医学院""南通大学附属医院""南通职业大学"等单位的文献。精确和模糊检索可以帮助调整文献检索的精确度。

时间范围:分为出版年度和更新时间,前者指文献出版的年份,后者指文献被数据库收录的时间。

期刊来源:提供了全部期刊、SCI 来源期刊、EI 来源期刊、北大核心、CSSCI 和 CSCD6 个选项。默认期刊来源为全部期刊。其中,北大核心是指被《中文核心期刊要目总览》(北京大学图书馆等编制)收录的期刊,涵盖自然科学和社会科学领域。CSSCI 是南京大学编制的《中国社会科学引文索引》,收录社会科学领域的核心期刊。CSCD 是中科院开发的中国科学引文数据库。

中英文扩展:是由所输入的中文检索词自动扩展检索相应检索字段中英文语词的一项检索控制功能,可以提高查全率。

同义词扩展:是由所输入的中文检索词自动扩展到对其同义词进行检索,可以提高查全率。

(3) 专业检索　专业检索(图 3-1-10)是所有检索方式里面比较复杂的一种方法,使用逻辑运算符和关键词构造检索式进行检索,适用于图书情报专业人员科技查新、信息分析等工作。专业检索需要用户自己输入检索式,并且确保所输入的检索式语法正确,才能获得理想的检索结果。

通过专业检索输入框右侧的"专业检索使用方法"参看详细的语法说明和构建示例。可检索字段及其标识符包括:SU% = 主题,TKA = 篇关摘,TI = 篇名,KY = 关键词,AB = 摘要,FT = 全文,AU = 作者,FI = 第一责任人,RP = 通信作者,AF = 机构,JN = 文献来源,RF = 参考文献,YE = 年,FU = 基金,CLC = 分类号,SN = ISSN,CN = 统一刊号,IB = ISBN,CF = 被引频次。

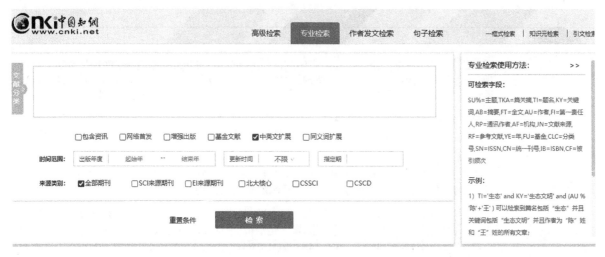

图 3-1-10 学术期刊库专业检索（选自 2022 年 6 月 11 日）

（4）作者发文检索 作者发文检索用于检索某作者发表的文献，只需用户输入相应作者姓名、作者单位即可。可以点击"+"或"-"按钮增加或删除检索条件(图 3-1-11)。通过作者发文检索不仅能检索到某一作者发表的论文，还可以通过对结果的分组筛选情况全方位地了解作者的主要研究领域、研究成果等情况。

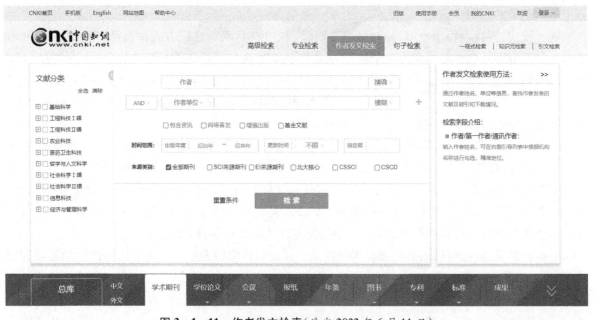

图 3-1-11 作者发文检索（选自 2022 年 6 月 11 日）

（5）句子检索 句子检索用于检索文献正文中所包含的某一句话，或者某一个词组等文献。由于句子中包含了大量的事实信息，通过检索句子可以为用户提供有关事实问题的答案，可在文献中的同一句话或者同一段文字中检索同时包含两个检索词的句子(图 3-1-12)。句子检索适用于指标、数据、细节等内容的查找。

（6）期刊导航 在学术期刊库中，期刊导航与出版物检索的功能相似，而且前者的功能更多，故在此介绍期刊导航的使用方法。

在学术期刊库首页点击进入期刊导航(图 3-1-13)。期刊导航提供了两种查找期刊的方法：一是输入检索词，查找刊名中含有该词的期刊；二是通过学科分类查找期刊。可以专门对核心期刊按学

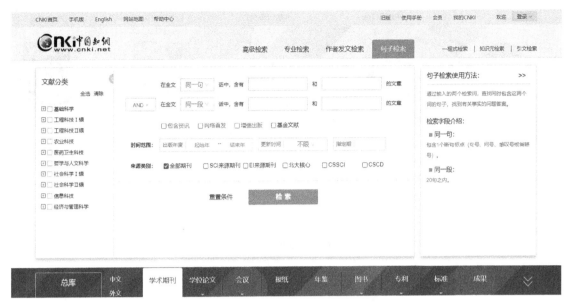

图 3-1-12　句子检索(选自 2022 年 6 月 11 日)

科分类进行浏览。

　　如打开核心期刊导航,获取医药卫生及其下属学科的核心期刊数(图 3-1-14),点击"妇产科学"的 6 种核心期刊目录,点击"实用妇产科杂志",了解该刊的详细情况,并可按年期浏览论文(图 3-1-15)。

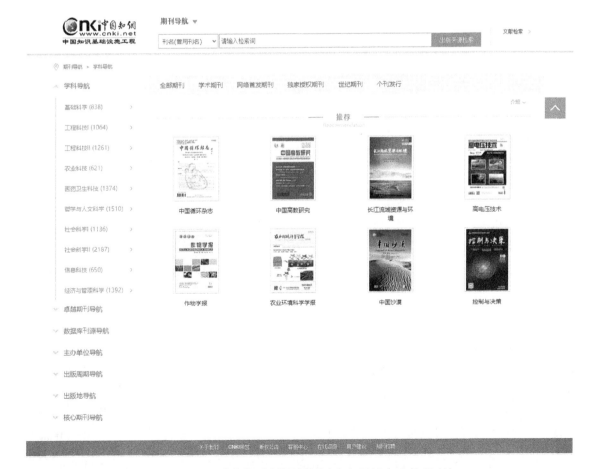

图 3-1-13　学术期刊库期刊导航(选自 2022 年 6 月 11 日)

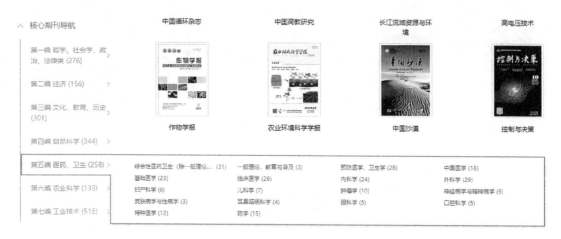

图 3-1-14　医药卫生类核心期刊数(选自 2022 年 6 月 11 日)

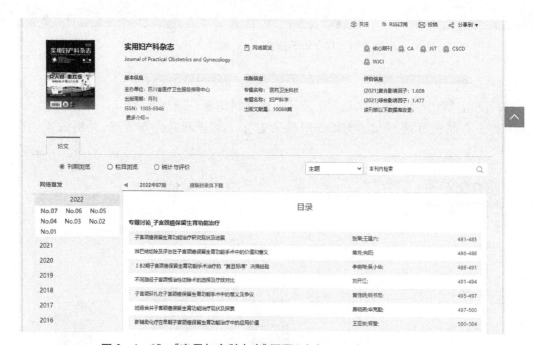

图 3-1-15　《实用妇产科杂志》页面(选自 2022 年 6 月 11 日)

3. 引文检索

引文检索是在中国引文数据库中检索(图 3-1-16),可选择被引主题、被引题名、被引关键词、被引摘要、被引作者、被引单位、被引文献来源字段进行检索,且进入中国引文数据库后可选择高级检索和专业检索,并提供数据分析器、参考文献分析、推荐经典文献等服务(图 3-1-17),帮助研究人员更加全面深入了解相关领域。

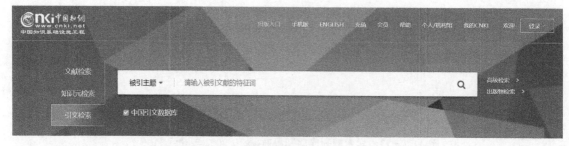

图 3-1-16　引文检索页面(选自 2022 年 6 月 13 日)

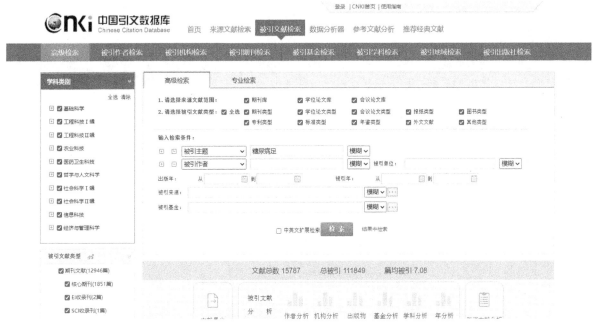

图 3 - 1 - 17　**中国引文数据库页面**(选自 2022 年 6 月 13 日)

4. 知识元检索

知识元检索提供知识问答、百科、词典、手册、工具书、图片、统计数据、指数、方法、概念和知网大学生百科检索功能(图 3 - 1 - 18)。其中的统计数据和指数覆盖各学科领域,从科学知识到财经资讯,从大政方针到生活常识均包括。除了来自 CNKI 五大全文数据库外,还实时采集中央和各地方统计网站以及中央各部委网站,每条搜索结果均有权威出处。

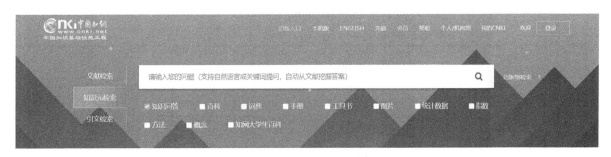

图 3 - 1 - 18　**CNKI 知识元检索页面**(选自 2022 年 6 月 11 日)

三、检索结果处理

(一) 检索结果分组

KDN 检索平台的检索结果页面以列表形式展示(图 3 - 1 - 19),并提供对检索结果进行分组分析、排序分析的方法,以准确查找文献。一框式检索结果的分组包括:来源数据库、主题、学科、发表年度、研究层次、文献类型、文献来源、作者、机构、基金。分组过程如下:① 点击文献分组浏览中的分组项,则显示分组得到的该项类别;② 点击其中某个类别项,检索结果则根据该分组项进行筛选得出相应结果。单库检索结果的分组中不包括来源数据库分组,其他与一框式检索结果的分组相同。来源数据库分组位于结果显示页面的上端,其他分组项目位于左侧。

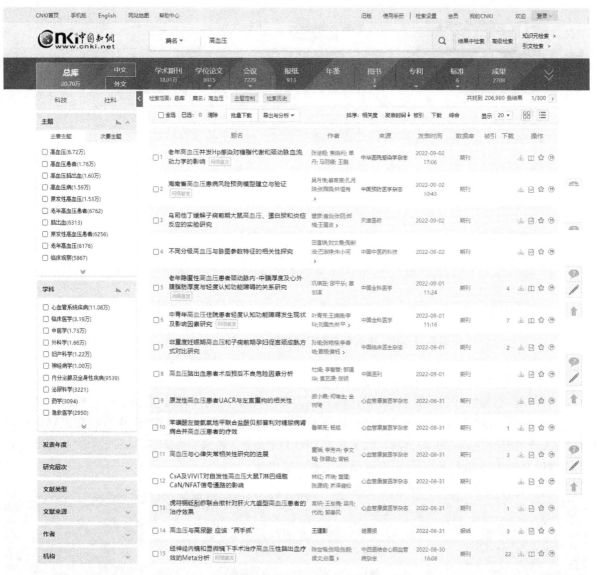

图 3-1-19　结果显示页面(选自 2022 年 6 月 13 日)

1. 来源数据库分组

按来源数据库分组可以获得不同类型的文献。系统将检索结果按不同来源数据库分组,列出文献集合在不同资源类型之间的分布,有中文文献、外文文献、学术期刊、学位论文、会议、报纸、成果、专利、标准、年鉴等学术文献总库包含的所有数据库。如图 3-1-20 所示,数据库后括号中的数字代表检索结果在这些库中的命中数。

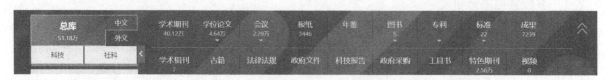

图 3-1-20　来源数据库分组(选自 2022 年 6 月 13 日)

2. 学科类别分组

系统将检索结果按照 171 个专辑分类下级的 4 000 多个学科类目进行分组,可以查看检索结果所属更细更具体的学科专业,进一步进行筛选,找到所需文献(图 3-1-21)。

3. 基金分组

指将研究过程中获得各种基金资助的文献按资助基金进行分组(图3-1-22),通过分析分组结果,可以了解国家、地方和行业等对这一领域的科研投入情况,研究人员可以有目的地申请相关课题,科研管理人员则可以对某个基金支持科研的效果进行定量分析、评价和跟踪。

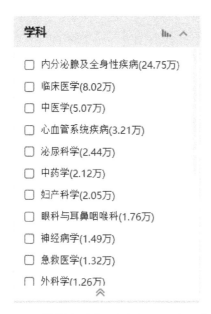

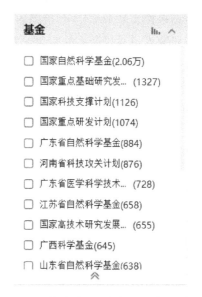

图 3-1-21　学科类别分组(选自 2022 年 6 月 13 日)　　**图 3-1-22　基金分组**(选自 2022 年 6 月 13 日)

4. 研究层次分组

学术文献总库中,每篇文献还按研究层次和读者类型分为自然科学和社会科学两大类,每一类下再分为理论研究、工程技术、政策指导等多种类型,用户通过分组可以查到相关的国家政策研究、工程技术应用成果、行业技术指导等,实现对整个学科领域的全局了解(图3-1-23)。

5. 文献作者分组

通过文献作者分组,可帮助研究人员找到某一领域学术专家、学科带头人,可追踪已知学者,寻访名师,亦可发现未知的有潜力的学者。从图3-1-24中可以看出研究糖尿病的学术带头人的论文成果数。

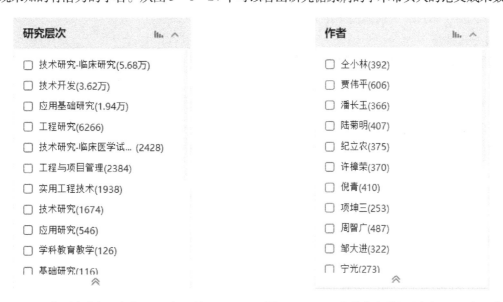

图 3-1-23　研究层次分组(选自 2022 年 6 月 13 日)　　**图 3-1-24　文献作者分组**(选自 2022 年 6 月 13 日)

6. 作者机构分组

检索结果按作者机构分组,帮助研究人员找到某一领域高水平多成果的有价值的研究机构,全面了解研究成果全局分布情况,跟踪重要研究机构的成果,也是选择文献的重要手段。从图 3-1-25 可以看出,有关糖尿病的研究成果来自哪些机构。

7. 文献来源分组

检索结果按文献来源分组,帮助研究人员找到某一领域收录高水平研究成果较多的期刊等,协助相关领域研究人员寻找合适的期刊发表研究成果,从图 3-1-26 可以看出不同期刊收录糖尿病相关研究成果的数量。

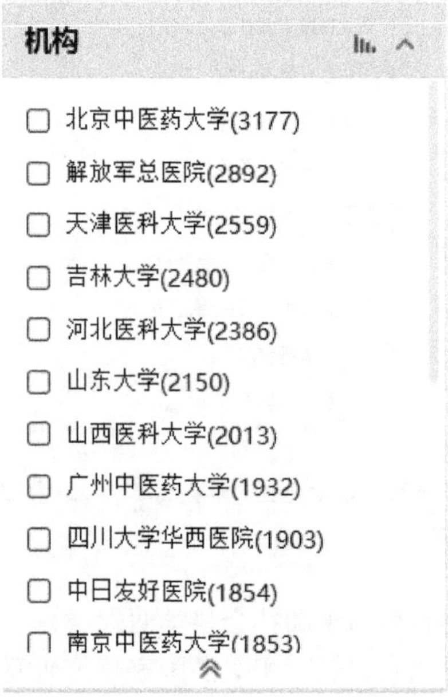

机构
☐ 北京中医药大学(3177)
☐ 解放军总医院(2892)
☐ 天津医科大学(2559)
☐ 吉林大学(2480)
☐ 河北医科大学(2386)
☐ 山东大学(2150)
☐ 山西医科大学(2013)
☐ 广州中医药大学(1932)
☐ 四川大学华西医院(1903)
☐ 中日友好医院(1854)
☐ 南京中医药大学(1853)

文献来源
☐ 糖尿病新世界(2.10万)
☐ 实用糖尿病杂志(5844)
☐ 中国医药指南(5536)
☐ 中国糖尿病杂志(5140)
☐ 世界最新医学信息文摘(4795)
☐ 中国实用医药(4142)
☐ 中国老年学杂志(3613)
☐ 山东医药(3093)
☐ 临床医药文献电子杂志(3024)
☐ 中国社区医师(2823)
☐ 中华内分泌代谢杂志(2659)

图 3-1-25　作者机构分组(选自 2022 年 6 月 13 日) 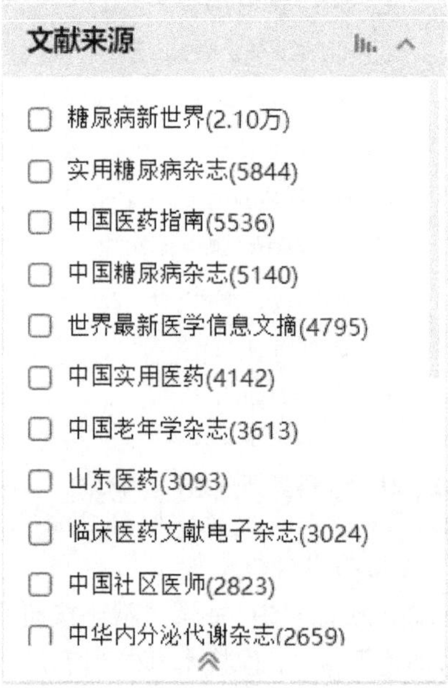　　　图 3-1-26　文献来源分组(选自 2022 年 6 月 13 日)

（二）检索结果排序

除了分组筛选,KDN 检索平台还对检索结果提供了相关度、发表时间、被引频次、下载频次、综合等排序方式,便于用户对当前的搜索结果有一个全面的了解。

1. 相关度排序

反映了结果文献与用户输入的检索词相关的程度,越相关越排前,通过相关度排序可找到文献内容与用户检索词最相关的文献。

2. 发表时间排序

将检索结果根据文献的数据库发布时间先后排序,可以帮助用户快速搜寻到最新文献,确定相关研究的时间顺序,实现学术跟踪,进行文献的系统调研。

3. 被引频次排序

根据文献被引用次数的多少进行排序,通过分析文献过去被引用的情况,预测未来可能受到关注的程度。

4. 下载频次排序

根据文献被下载次数的多少进行排序。

下载频次和被引频次排序有助于检索到质量较高被学术同行认可的文献。

5. 综合排序

综合考虑相关度、发表时间、下载频次和被引频次。

（三）在线预览

KDN 检索平台提供了原文的在线预览功能,极大地满足了读者的需求,由原来的"检索—下载—预览"三步走,变成"检索—预览"两步走,让用户第一时间预览到原文,快捷方便。目前提供在线预览的数据库有期刊、博士、硕士、会议、报纸、年鉴以及统计数据。

单篇预览:在检索结果页面,点击📖或🔲图标即进入在线预览页面(图 3 - 1 - 27)。在线预览页面左侧显示该论文所在期刊的目录,点击目录中的文献篇名可直接切换预览文献。当前预览文献在目录中显示橙色。

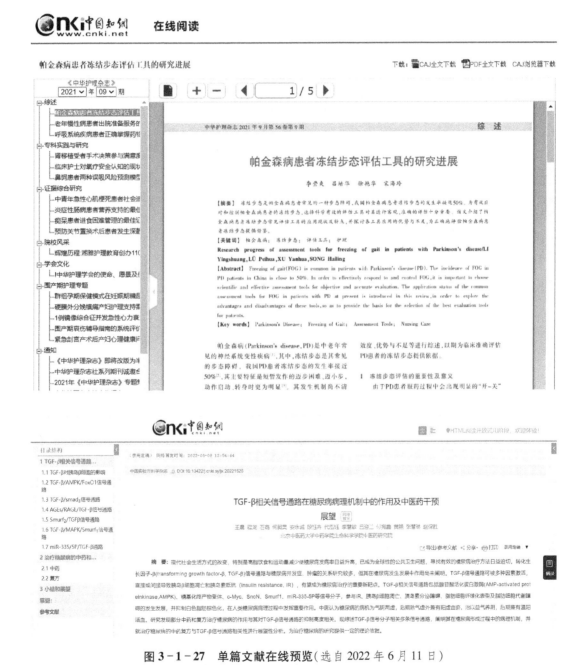

图 3 - 1 - 27　单篇文献在线预览(选自 2022 年 6 月 11 日)

（四）知网节

知网节是知识网络节点的简称,提供单篇文献的详细信息和扩展信息浏览的页面被称为"知网节"。它不仅包含了单篇文献的详细信息,还是各种扩展信息的入口汇集点。在扩展信息中,参考文献、引证文献、相似文献等,通过概念相关、事实相关等方法提示知识之间的关联关系,构成了揭示知识结构和知识发展脉络的知识网络,达到知识扩展的目的,帮助用户了解课题的起源,追踪科研的进展,深化课题的研究,评估科研的价值,帮助实现知识获取和知识发现。

在检索结果的页面中,点击文献的题目,则进入知网节页面,包括节点文献信息(图3-1-28)和文献网络图示(图3-1-29)。

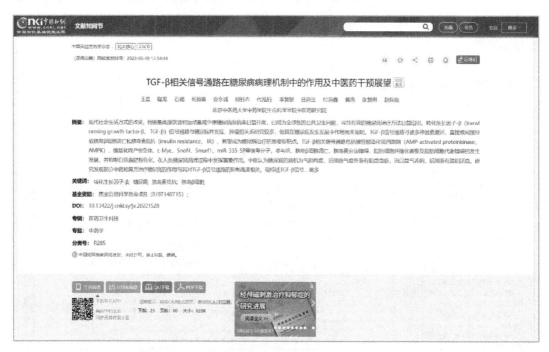

图3-1-28 节点文献信息(选自2022年6月11日)

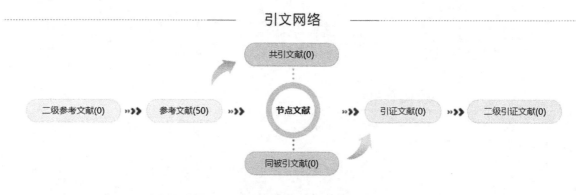

图3-1-29 文献网络图示(选自2022年6月11日)

(五) 全文下载

在检索结果页面点击下载图标"⬇"可以进行全文下载。在知网节页面,提供了"CAJ下载"和"PDF下载"两种格式(图3-1-28),阅读CAJ格式全文需要下载安装CajViewer浏览器;阅读PDF格式全文需要下载安装Adobe Reader阅读器。

CAJ全文浏览器是中国知网的专用全文格式阅读器,它支持中国知网的CAJ、NH、KDH和PDF格式文件。它可以在线阅读中国知网的原文,也可以阅读下载到本地硬盘的CNKI文献。它的打印效果可以达到与原版显示一致的程度。CAJ全文浏览器功能强大,且极具亲和力,如绑定工具书,遇到疑问,可以链接到工具书库进行查询;如绑定了个人数字图书馆功能,即可对下载的文献进行管理。

其他特色功能有保存和复制原文中的文字、公式、图表或图片,写读书笔记,双面打印,屏幕取词,自定义搜索等等,这些功能给用户带来了极大的方便,使用户价值最大化。

Adobe Reader 软件是一种免费、可信的标准,能够可靠地查看、打印和批注 PDF 文档。它是唯一一款可以打开各种 PDF 内容(包括表单和多媒体)并与之交互的 PDF 文件查看程序。

（六）导出与分析

在导出与分析的下拉框中,可选择"导出文献"进行批量导出,文献导出格式包括 GB/T 7714—2015 格式引文、知网研学、CAJ-CCD 格式引文、MLA 格式引文、APA 格式引文、查新、Refworks、EndNote、NoteExpress、自定义等。

CNKI 还提供可视化分析功能,可对全部检索结果或已选结果进行分析。若选择"全部检索结果分析",可对总体趋势和主题、学科、研究层次、期刊、来源类别、作者、基金、机构的分布进行可视化分析,以学术期刊中"糖尿病足"全部检索结果为例,如图 3-1-30、图 3-1-31、图 3-1-32 所示。此外还可添加分组数据进行分组分析,如选择主要主题分布中的"糖尿病""糖尿病足"和"糖尿病足溃疡"进行比较分析,如图 3-1-33 所示。若选择"已选结果分析",还可对指标和关系网络进行分析,形成文献互引网络、关键词共现网络和作者合作网络,如图 3-1-34 所示。该功能可帮助用户迅速了解研究领域或方向的发展趋势。

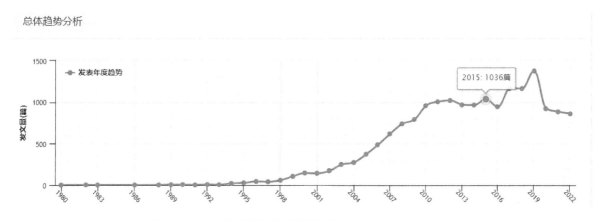

图 3-1-30　总体趋势分析图示(选自 2022 年 6 月 13 日)

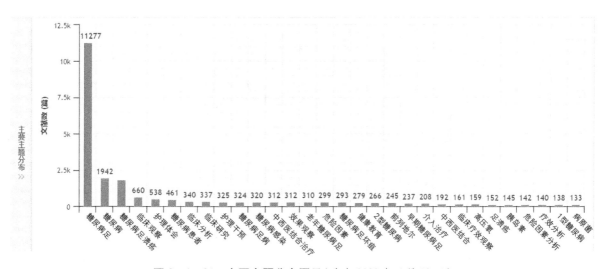

图 3-1-31　主要主题分布图示(选自 2022 年 6 月 13 日)

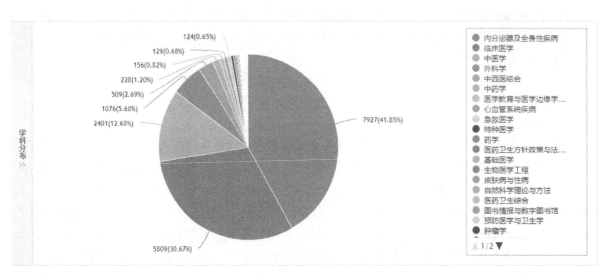

图 3-1-32　学科分布图示(选自 2022 年 6 月 13 日)

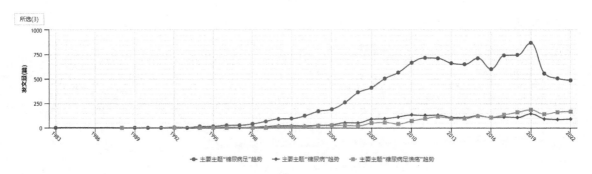

图 3-1-33　比较分析图示(选自 2022 年 6 月 13 日)

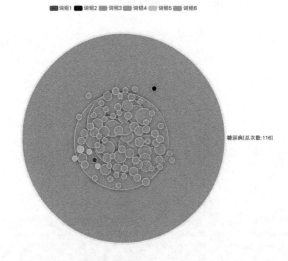

图 3-1-34　关键词网络分析图示(选自 2022 年 6 月 13 日)

四、CNKI 科研工具

1. 知网研学(https://x.cnki.net/search)

知网研学旨在为用户量身定制探究式学习工具,展现知识的纵横联系,洞悉知识脉络。CNKI 学习与研究平台提供以下功能:

① 它是一站式文献阅读与管理平台,支持主要学术成果文件格式,包括:CAJ、KDH、NH、PDF、TEB,以及 Word、PPT、Excel、TXT 等格式将自动转化为 PDF 文件进行管理和阅读。

② 支持文献检索和下载,并可将 CNKI 学术总库、CNKI Scholar 等检索到的文献信息直接导入学习单元中;根据用户设置的账号信息,自动下载全文,不需要登录相应的数据库系统。

③ 能进行文献的深入研读,支持对学习过程中的划词检索和标注,包括检索工具书、检索文献、词组翻译、检索定义、Google Scholar 检索等;支持将两篇文献在同一个窗口内进行对比研读。

④ 支持文献中的有用信息记录笔记,并可随手记录读者的想法、问题和评论等;支持笔记的多种管理方式:包括时间段、标签、笔记星标;支持将网页内容添加为笔记,从而实现知识管理。

⑤ 提供基于 Word 的通用写作功能,主要包括面向学术等论文写作工具,如插入引文、编辑引文、编辑著录格式及布局格式等;同时还提供了数千种期刊模板和参考文献样式编辑。

⑥ 提供在线投稿功能,撰写排版后的论文,作者可以直接选刊投稿,即可进入期刊的作者投稿系统。

2. CNKI 翻译助手(http://dict.cnki.net/)

CNKI 翻译助手(图 3-1-35),是以 CNKI 总库所有文献数据为依据,它不仅提供英汉词语、短语的翻译检索,还可以提供句子的翻译检索。还对翻译需求中的每个词给出准确翻译和解释,给出大量与翻译请求在结构上相似、内容上相关的例句,方便参考后得到最恰当的翻译结果(图 3-1-36)。

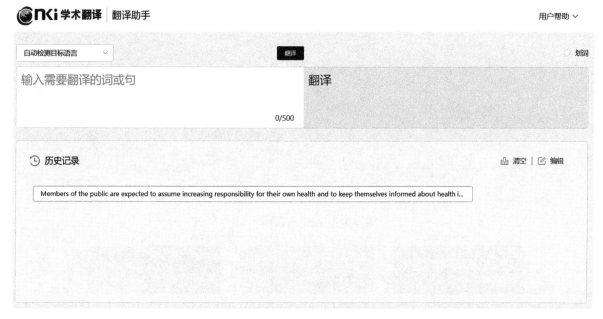

图 3-1-35　CNKI 翻译助手(选自 2022 年 6 月 11 日)

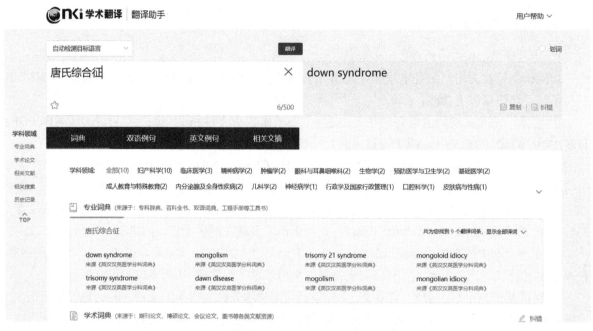

图 3-1-36 **CNKI 翻译助手搜索结果**(选自 2022 年 6 月 11 日)

3. CNKI 学术搜索(http://scholar.cnki.net/)

CNKI 学术搜索是一个基于少量资源的跨学科、跨语种、跨文献类型的学术资源搜索平台(图 3-1-37)。其资源库涵盖各类学术期刊、学位论文、报纸、专利、标准、年鉴、工具书等,利用先进的智能标引和深度知识挖掘技术,CNKI 学术搜索可实现文献和知识链接,建设全球范围的知识网络,打造一个基于知识发现的统一学术资源搜索引擎。

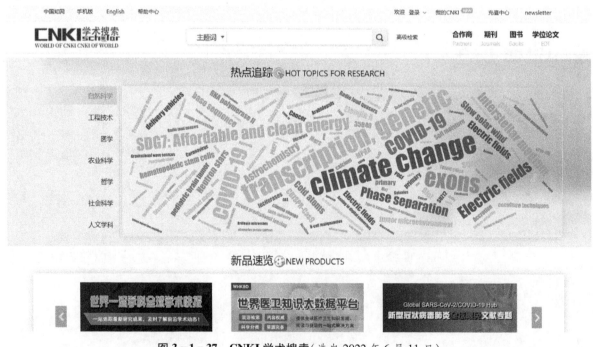

图 3-1-37 **CNKI 学术搜索**(选自 2022 年 6 月 11 日)

4. 概念知识元数据库搜索(https://concept.cnki.net/)

概念知识元数据库搜索(图 3-1-38),是一部不断更新完善的 CNKI 知识元数据库词典,力求提供最权威、最准确的 CNKI 知识元概念。CNKI 知识元数据库的内容全部来源于 CNKI 全文库，涵盖了文、史、哲、经济、数理科学、航天、建筑、工业技术、计算机等所有学科和行业。只需简单的输入和点击操作，就可以得到想要查询词汇的准确定义，并且可直接查询定义出处。

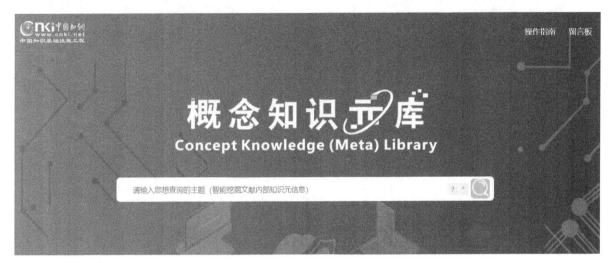

图 3 - 1 - 38　CNKI 概念知识元数据库搜索页面(选自 2022 年 6 月 13 日)

5. CNKI 表格大数据(https://ctbd.cnki.net/)

CNKI 表格(图 3 - 1 - 39)搜索旨在提供各个行业的专业表格数据，不同于一般意义的文字、网页或是图表搜索，所有的表格数据都出自 CNKI 全文库收录的优秀的期刊、论文、报纸等，所以搜索结果更加专业、权威。

CNKI 表格查询库内容涵盖了文、史、哲、经济、数理科学、航天、建筑、工业技术、计算机等所有学科和行业。只需在检索框中输入检索词，就可以得到想要查询的相关表格，并且可直接查询表格出处(图 3 - 1 - 40)。

6. CNKI 图片搜索(http://image.cnki.net/)

CNKI 学术图片搜索库内容涵盖了文、史、哲、经济、数理科学、航天、建筑、工业技术、计算机等所有学科和行业。只需简单的输入和点击操作，即可得到所需查询的相关图片，并且可直接查询图片出处。例如，在检索框中输入"细胞"，即可获得超 388 万张相关图片，如将光标放置图片上，即显示该图片的标题和文献来源出处，可以点击相关文献进一步查询(图 3 - 1 - 41)。

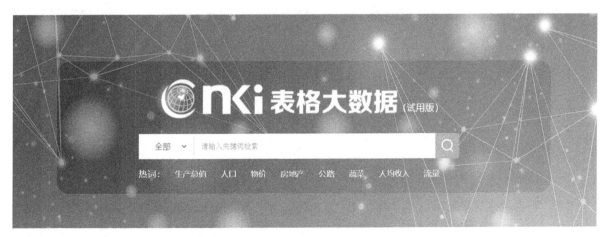

图 3 - 1 - 39　CNKI 表格搜索(选自 2022 年 6 月 11 日)

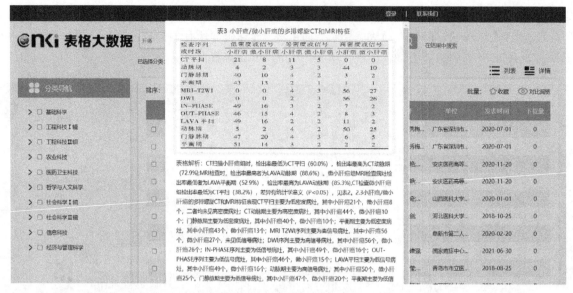

图 3 - 1 - 40　CNKI 表格搜索结果页面(选自 2022 年 6 月 11 日)

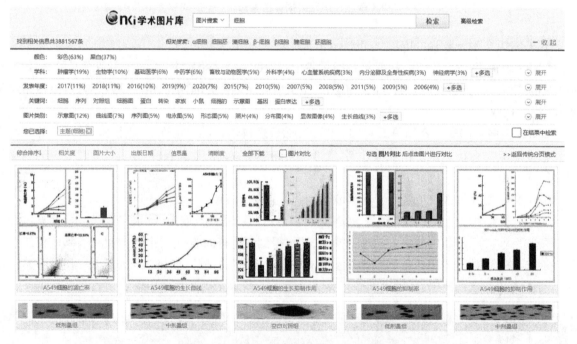

图 3 - 1 - 41　CNKI 学术图片搜索结果页面(选自 2022 年 6 月 11 日)

第二节　万方数据知识服务平台

一、平台概述

万方数据股份有限公司是国内第一家以信息服务为核心的股份制高新技术企业,由中国科技信息所控股,在互联网领域提供集信息资源产品、信息增值服务和信息处理方案为一体的综合信息服务。万方数据知识服务平台(Wanfang Data Knowledge Service Platform)由万方数据股份有限公司研制开发,它集品质知识资源、先进的发现技术、人性化设计于一身,是国内一流的品质知识资源出版、增值服务平台。目前平台出版的资源总量超过2亿条,集纳了理、工、农、医、人文五大类70多个类目共7 600种科技类期刊全文,全面覆盖各学科、各行业,基于海量高品质的知识资源,运用科学的方法和先进的信息技术,构建了多种增值服务。

万方数据知识服务平台访问方式包括远程包库访问、本地镜像方式和检索卡三种。机构用户一般使用本地镜像或远程包库方式访问,采用IP控制方式登录检索、浏览和下载全文。个人用户登录后可免费阅读数据库的题录及部分摘要,如要阅览全文,则需购买检索卡。

二、平台首页

通过网址 http://www.wanfangdata.com.cn 进入万方数据知识服务平台首页(图3-2-1)。平台首页由快速检索区、创研平台、数字图书馆、科研诚信、科研赋能等几个部分组成。

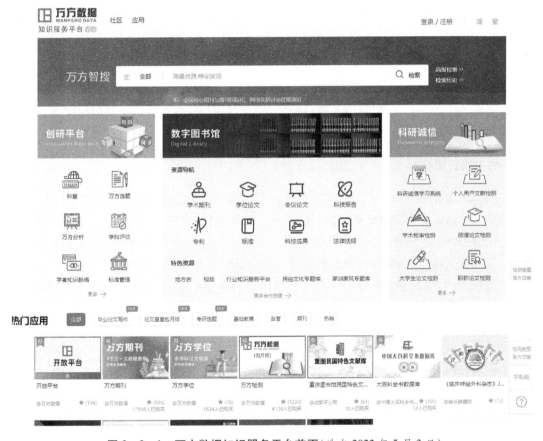

图3-2-1　万方数据知识服务平台首页(选自2022年5月3日)

1. 快速检索区

快速检索区位于平台首页上端显著位置,提供检索词(检索式)输入框,系统默认在学术论文(包括期刊、学位、会议、外文文献等)范围内快速检索文献(图3-2-2)。

图3-2-2　快速检索区(选自2022年5月3日)

2. 创研平台

创研平台板块位于平台上部左侧,包括了研习支持服务、决策支持服务和其他服务。其中研习支持服务包括科慧、万方选题、关键词知识脉络等功能。决策支持服务包括万方分析、学科评估系统、机构知识脉络、标准管理服务系统等功能。

3. 数字图书馆

数字图书馆位于平台上部中间位置,包括资源导航和特色资源两部分。"资源导航"提供了对万方不同类型文献数据库进行单库检索和导航浏览的功能,如点击"学术期刊"可进入期刊导航,提供了按刊名首字母和学科分类浏览期刊的功能;点击"学位论文"则可以分别按学科、专业和授予单位检索学位论文;点击"会议论文"则可以按学科、会议名称首字母、单位类型、主办地和会议级别等检索会议论文信息;另外也提供了对科技报告、专利、标准、科技成果和法律法规等数据库进行浏览的不同方式。"特色资源"包括地方志、行业知识服务平台、民俗文化专题库、家训家风专题库等特色数据库。

4. 科研诚信

科研诚信板块位于平台上部右侧,包括论文检测、查重等学术诚信相关功能。

5. 科研赋能

科研赋能板块位于平台中部,提供各类科研场景的信息服务,打造科研全流程解决方案。该板块具有科研选题、脉络分析、诚信规范、投稿推荐、学术交流、成果跟踪等功能。

三、平台主要资源介绍

万方数据知识服务平台的数据资源建立在万方数据庞大的数据库群之上,是以中国科学技术信息研究所的全部信息服务资源为依托,以科技信息为主,集经济、金融、社会、人文信息为一体,汇集了包括学术论文、期刊论文、学位论文、会议论文、外文文献、学者、专利、中外标准、科技成果、政策法规、图书、机构、专家等文献信息,内容涉及自然科学和社会科学等各个专业领域。

期刊资源包括国内期刊和国外期刊,其中国内期刊共8 000余种,共1.4亿多篇文献,涵盖自然科学、工程技术、医药卫生、农业科学、哲学政法、社会科学、科教文艺等多个学科;国外期刊共包含40 000余种世界各国出版的重要学术期刊,主要来源于NSTL外文文献数据库以及数十家著名学术出版机构,以及DOAJ、PubMed等知名开放获取平台。

学位论文库,收录自1980年以来我国自然科学和社会科学领域各高等院校、研究生院以及研究所的硕士、博士以及博士后论文共计720多万篇,其中"211工程"高校论文收录量占总量的70%以上,年增30余万篇。

会议论文库收录了由中国科学技术信息研究所提供的,1985年至今由国际及国家级学会、协会、研究会组织召开的各类学术会议论文,以一级以上学会和协会主办的高质量会议论文为主。每年涉及近3 000个重要的学术会议,年增40万篇中外论文,总计1 500多万篇。

专利库收录了国内外的发明、实用新型及外观设计等专利1.4亿多件,内容涉及自然科学的各个学科领域。

标准库综合了由国家质量监督检验检疫总局、中国质检出版社、中国标准化研究所等单位提供的相关行业的各类标准题录。它们包括中国行业标准、中国国家标准、国际标准化组织标准、国际电工委员会标准、美国国家标准学会标准、美国材料试验协会标准、美国电气及电子工程师学会标准、美国保险商实验室标准、美国机械工程师协会标准、英国标准化学会标准、德国标准化学会标准、法国标准化学会标准、日本工业标准调查会标准等246万多条记录。

中国科技成果库是国家科技部指定的新技术、新成果查新数据库,其收录范围包括新技术、新产品、新工艺、新材料、新设计,主要收录了国内的科技成果及国家级科技计划项目,总计约95万余项,内容涉及自然科学的各个学科领域。

法规库收录自1949年中华人民共和国成立以来全国各种法律法规139万多条记录,内容不仅包括国家法律法规、行政法规、地方法规,还包括国际条约及惯例、司法解释、案例分析等。

四、检索方法

万方数据知识服务平台提供跨库检索和单库检索两种方式,这两种方式均提供简单检索、高级检索和专业检索三种方法。

(一)跨库检索

平台首页的快速检索区即提供跨库检索方式,系统默认在所有"学术论文"范围内进行检索,即自动在包括期刊论文、学位论文、会议论文和外文文献等数据库中进行跨库检索。也可在高级检索界面中进行跨库检索,并可选择在全部、标题、作者、单位、关键词或摘要、日期等字段中进行检索。点击"+"或"-"按钮,可增加或减少一个检索词输入行,以获得满意的检索结果。在检索结果页面可以进一步缩小检索范围。

(二)单库检索

本节以万方数据知识服务平台的期刊数据库为例介绍单库检索方法。在平台首页数字图书馆区,点击"学术期刊"(图3-2-3)。

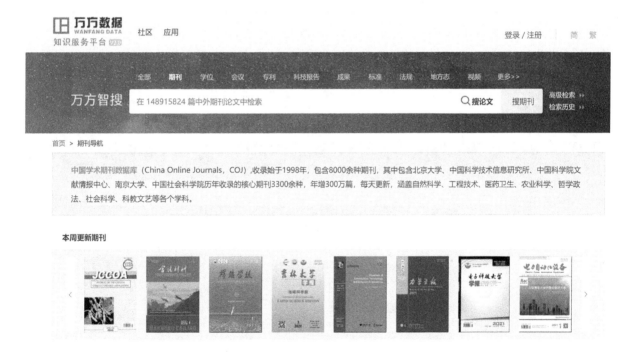

图3-2-3　万方期刊库首页(选自2022年6月10日)

1. 简单检索

简单检索是系统默认的检索方式,界面如图3-2-3,可进行"搜论文"和"搜期刊"的切换。

(1)论文检索

在期刊数据库检索界面的检索框中输入检索词,点击"搜论文"按钮,即出现检索结果。系统根据用户输入的检索词自动推荐相关词,如输入"糖尿病",系统自动提示"糖尿病足周围血管神经病变""糖尿病虹膜病变"等检索词供用户选择(图3-2-4)。

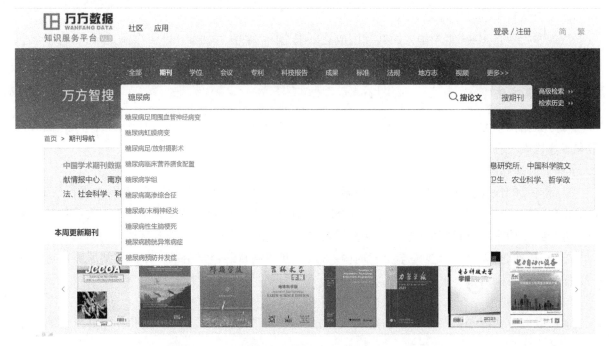

图 3 - 2 - 4　检索词自动提示(选自 2022 年 6 月 10 日)

在检索结果页面,系统提供了二次检索功能,可通过选择题名、作者、关键词,进一步缩小检索范围;检索结果上方的检索框中仍保留着上次使用的检索词,可以清空,重新输入新的检索词进行新的检索(图 3 - 2 - 5)。

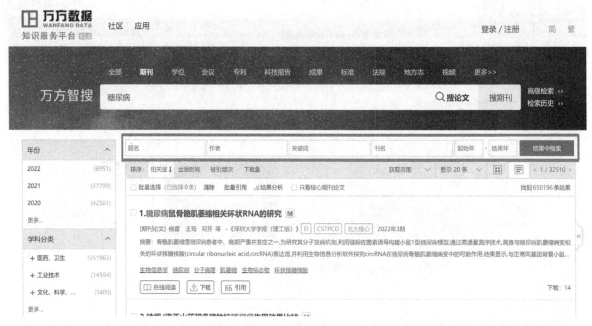

图 3 - 2 - 5　检索结果页面的二次检索功能(选自 2022 年 6 月 10 日)

例:在"简单检索"方式下查找二甲双胍治疗糖尿病方面的文献

第一步:在期刊数据库简单检索界面,在检索框中输入检索词"二甲双胍",点击"搜论文"。

第二步:在检索结果页面,在"关键词"字段输入"糖尿病",点击"结果中检索",即可获得所需文献。

(2)刊名检索

在检索词输入框中输入全部或部分期刊名称,点击"搜期刊"即可。

例:检索期刊"中华医学杂志"的相关信息

第一步:在检索框中输入"中华医学杂志",点击"搜期刊"。

第二步:在含有该检索词的刊名列表中,选择"中华医学杂志",点击刊名进入检索结果页面。该页面显示了期刊主要信息,包括文章浏览(最新一期目录及收录汇总)、特色栏目、征稿启事、统计分析(发文趋势、被引趋势、影响因子等)、期刊简介(主要栏目、获奖情况)、征稿启事、DOI服务。

2. 高级检索

高级检索的功能是在指定的范围内,通过增加检索条件满足用户更加复杂的需求,以检索到满意的结果。点击首页检索框右侧的"高级检索"进入高级检索、专业检索和作者发文检索页面(图3-2-6)。

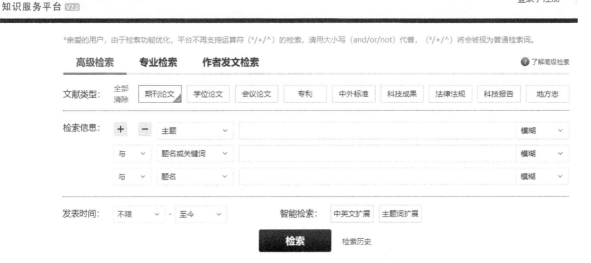

图3-2-6 万方期刊库高级检索(选自2022年6月11日)

高级检索提供了分栏式检索词、检索式输入方式,其输入框默认为三组,可以通过点击"+"或"-"添加或删除检索条件行,最多可增加到六组。而且还可选择检索字段(主题字段包含题名、关键词和摘要)、匹配条件(精确匹配表示输入的检索词与检索结果中的一致;模糊匹配表示检索结果中含有所输入检索词的词素)、逻辑运算(包括逻辑"与"、逻辑"或"、逻辑"非")、检索年度限定。另外还提供检索历史查看功能。

由于检索功能优化,平台现已不再支持运算符(＊/+/^)的检索,请用大小写(and/or/not)代替,(＊/+/^)将会被视为普通检索词。

例:在"高级检索"方式下查找二甲双胍治疗糖尿病方面的文献。

第一步:在高级检索界面第一行检索框中输入"二甲双胍",在第二行检索框中输入"糖尿病";系统默认字段为全部,可选择主题或题名字段,检索结果会更加切题;系统默认匹配条件为"模糊",模糊检索相比精确检索查全率更高。

第二步:选择逻辑运算"与"。

第三步:点击"检索"按钮,即可获得所需文献。

3. 专业检索

专业检索比高级检索功能更强大,但需要检索人员根据系统的检索语法编制检索式进行检索,适用于熟练掌握CQL(Common Query Language)检索技术的专业检索人员。专业检索与高级检索在同一页面,选择专业检索标签即进入专业检索界面(图3-2-7)。

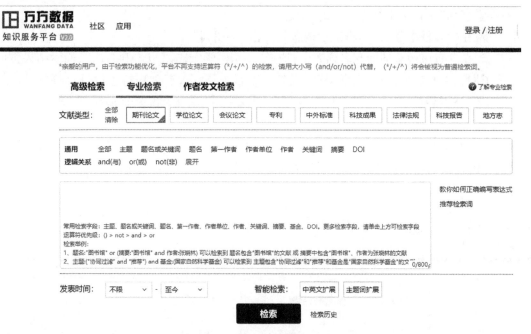

图 3-2-7　万方期刊库专业检索(选自 2022 年 6 月 11 日)

检索规则:在检索表达式框中直接输入检索式,点击"检索"按钮执行检索。构建检索表达式时,也可在工具框中选择相应的检索字段及逻辑关系,点击"展开"可查看更多检索字段(图 3-2-8)。逻辑运算按从左到右顺序进行。含有空格或其他特殊符号的单个检索词用引号表示不可拆分,精确匹配。常用检索字段有主题、题名或关键词、题名、第一作者、作者单位、作者、关键词、摘要、基金、DOI。运算符优先级为( )>not>and>or。

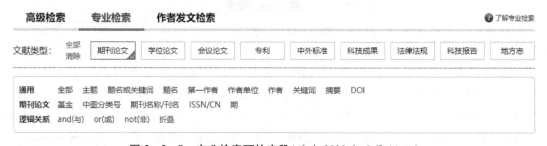

图 3-2-8　专业检索可检字段(选自 2022 年 6 月 11 日)

例:在"专业检索"方式下查找艾滋病的健康教育方面的文献。

第一步:在检索表达式框中输入检索式:(艾滋病 or aids)and 健康教育。

第二步:点击检索,即可获得所需文献。

系统默认在全部字段中对所输入的检索词进行检索,如果要将检索词限定在特定字段检索,可输入检索式"字段名:检索词"。例如,要检索标题中含有"艾滋病"的文献,则在检索框内输入检索式"题名:艾滋病"。如果需要对检索词进行精确检索,则在检索词上加上"",专业检索界面提供了日期范围的检索选项。

4. 学术期刊导航

在期刊单库检索页面,提供本周更新期刊列表和分类导航功能(点击"更多"选项可查看所有分类类别)。万方数据期刊论文数据库将所有期刊按照刊首字母、核心收录、收录地区、出版周期、优先出版、学科(位于界面左侧)六种方式进行分类导航,以实现期刊快速浏览和查找(图 3-2-9)。单击分类下的类目名称,即显示该分类下的期刊列表,如图 3-2-10 所示即为"医药卫生"类目下的

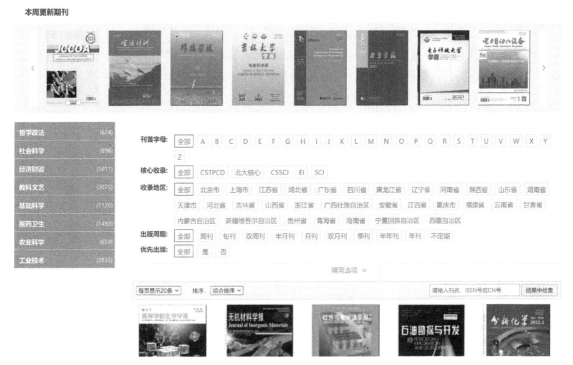

图 3 - 2 - 9　学术期刊分类导航界面(选自 2022 年 6 月 11 日)

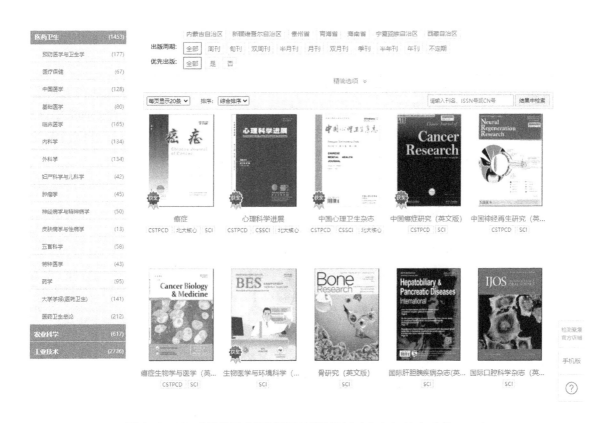

图 3 - 2 - 10　"医药卫生"类目下的期刊列表(选自 2022 年 6 月 11 日)

期刊共计 1 453 种。可根据需求选择相应的分类。如:单击"北大核心","江苏省",优先出版选"是"按钮,即可获得"医药卫生"类目下属于北大核心、收录地区为江苏省且优先出版的期刊。单击刊名进入该刊详细信息页面。万方数据系统将收录的全部期刊分为哲学政法、社会科学、经济财政、教科文艺、基础科学、医药卫生、农业科学、工业技术 8 个大类,各大类下又分为若干个二级类目,医药卫生大类下分有 16 个二级类目:预防医学与卫生学、医疗保健、中国医学、基础医学、临床医学、内科学、外科学、妇产科学与儿科学、肿瘤学、神经病学与精神病学、皮肤病学与性病学、五官科学、特种医学、药学、大学学报(医药卫生)、医药卫生总论。通过点击列表中的各级类目可列出该类目下的全部期刊,点击刊名即可查看某一期刊的各年、期目录及全文。

五、检索结果处理

1. 检索结果排序显示

在简单检索和高级检索状态下,检索结果可以按相关度、出版时间、被引频次进行排序。相关度优先是指与检索词最相关的文献优先排在最前面。出版时间是指出版时间最近的文献优先排在前面。被引频次是指被引用次数最多的排在最前面。均可选择每页按 20 篇或 30 篇或 50 篇文献显示检索结果。

2. 检索结果筛选

在简单检索和高级检索状态下,检索结果的界面左侧可按资源类型(期刊论文、会议论文、学位论文等)、年份、学科分类、语种、来源数据库、作者、机构等条件进行分组筛选,选择相应的分组,可达到限定检索、缩小范围的目的。

3. 查看期刊论文详细信息

在检索结果界面点击文献标题,进入期刊论文详细信息页面,可获得文献的详细内容和相关文献信息链接,包括文献的题名、作者、刊名、摘要和基金项目等,还有参考文献、相似文献、相关博文、引证分析、相关专家、相关机构等链接。

4. 检索结果输出

(1)题录下载　在高级检索和专业检索状态下,在检索结果页面全选或部分勾选所需文献题录,然后点击"批量引用",最多可导出 500 条记录。系统提供"参考文献""查新格式""NoteExpress""Refworks""NoteFirst""EndNote""Bibtex"和"自定义格式"保存题录(图 3 - 2 - 11)。根据实际需要选择导出方式及导出按钮,题录按照所选方式保存下来或导出。

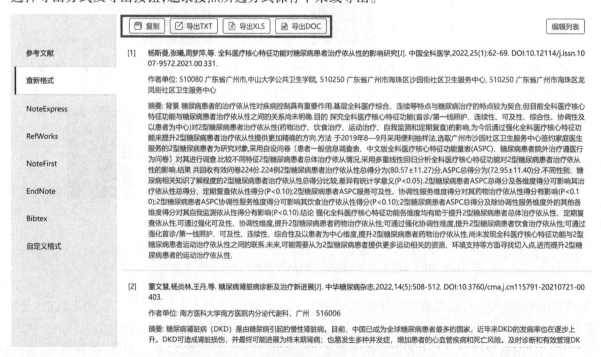

图 3 - 2 - 11　期刊论文数据库题录导出界面(选自 2022 年 6 月 11 日)

（2）全文下载　万方数据知识服务平台提供了全文浏览和下载功能,期刊论文采用 PDF 格式,查看和下载全文需要安装 Adobe Reader 软件。全文不能批量下载,每次只能下载一篇。在检索结果页面点击"下载",系统则开始下载期刊论文全文。对于万方数据的非正式用户,如需查看和下载全文,可通过购买万方充值卡或手机支付等方式获取全文。

（3）引用通知　万方数据知识服务平台为用户提供指定论文的引用通知服务。每当订阅的论文被其他论文引用时,系统就以 E-mail 或 RSS 订阅的方式及时通知用户,有利于用户了解指定论文的权威性和受欢迎程度。目前,该项服务仅向注册用户开放。

第三节　维普中文期刊服务平台

一、数据库概述

维普中文期刊服务平台源于重庆维普资讯有限公司 1989 年创建的中文科技期刊篇名数据库,其全文和题录文摘版一一对应,中文科技期刊数据库(全文版)是重庆维普公司出版的国内较大的期刊全文数据库,截至 2022 年 6 月,收录自 1989 年以来 15 000 多种期刊发表的 7 000 多万篇文献,其中医药卫生类期刊 1 800 多种,文献 1 200 万多篇。数据库提供期刊论文的题录、文摘和全文。该平台是维普公司集合所有期刊资源从一次文献到二次文献分析再到三次文献情报加工的专业化信息服务整合平台,致力于为用户提供深层次、纵深度的期刊文献集成服务。

数据库访问方式包括远程包库、本地镜像和检索卡 3 种,个人用户可使用检索卡方式访问,机构用户一般使用本地镜像或远程包库方式,采用 IP 控制方式登录,在本单位局域网范围内共享使用。

二、检索方法

通过维普中文期刊服务平台官网(http://qikan.cqvip.com)或单位提供的链接登录维普中文期刊服务平台(图 3-3-1),系统默认为简单检索界面,另外还提供了高级检索、期刊导航和期刊评价报告的链接。

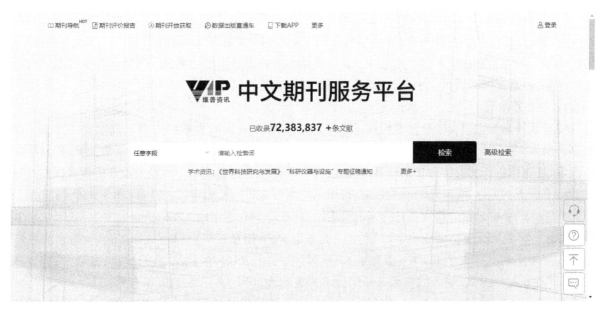

图 3-3-1　维普中文期刊服务平台首页(选自 2022 年 9 月 5 日)

（一）简单检索

简单检索方便快捷,使用下拉菜单可以对检索字段进行限定。可以选择的检索字段包括:任意字段、题名或关键词、题名、关键词、摘要、作者、第一作者、机构、刊名、分类号、参考文献、作者简介、基金资助、栏目信息,共14个检索字段。

在检索结果界面可以进行重新检索,也可在前一次检索结果基础上进行二次检索,包括"在结果中搜索""在结果中去除"两种方式(图3-3-2)。用户可以根据需要缩小检索范围,精炼检索结果。

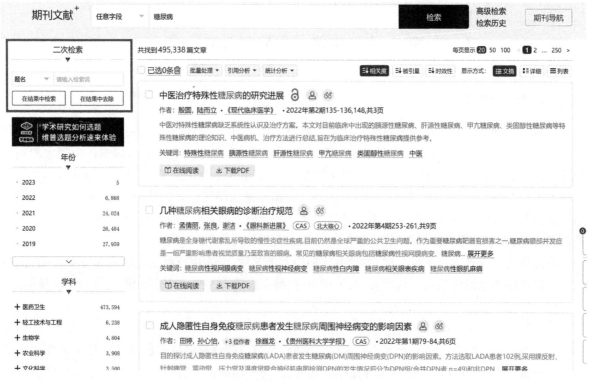

图3-3-2 检索结果界面(选自2022年6月11日)

（二）高级检索

在首页点击"检索"按钮右侧的"高级检索"标签,即进入高级检索界面(图3-3-3)。高级检索提供向导式检索和直接输入检索式两种方式。支持多条件逻辑组配检索及一次输入复杂检索式查看命中结果,可查询同时满足几个检索条件的文献,使检索更加精准快捷。

1. 向导式检索

向导式检索为用户提供分栏式检索词输入方法,是布尔逻辑式检索的直观表现形式。界面上提供多个检索词输入框,可输入检索词并做检索限定和布尔逻辑组配。用户可选择逻辑运算、检索项和匹配度,还可以进行相应字段扩展信息的限定,最大限度地提高查准率。向导式检索的检索操作严格按照由上到下的顺序进行,用户在检索时,可根据检索需求进行检索字段的选择(图3-3-4)。

图3-3-4中显示的检索条件得到的检索结果(U即为任意字段)为:[(U=大学生 * U=信息素养)+U=大学生] * U=检索能力,而不是(U=大学生 * U=信息素养)+(U=大学生 * U=检索能力)。

如果要实现(U=大学生 * U=信息素养)+(U=大学生 * U=检索能力)的检索,方法一:按如图3-3-5中的输入方式,输入的检索条件用检索式表达为:U=(大学生 * 信息素养)+U=(大学生 * 检索能力);方法二:如图3-3-6中的输入方式,输入的检索条件用检索式表达为:(U=信息素养+U=检索能力) * U=大学生。

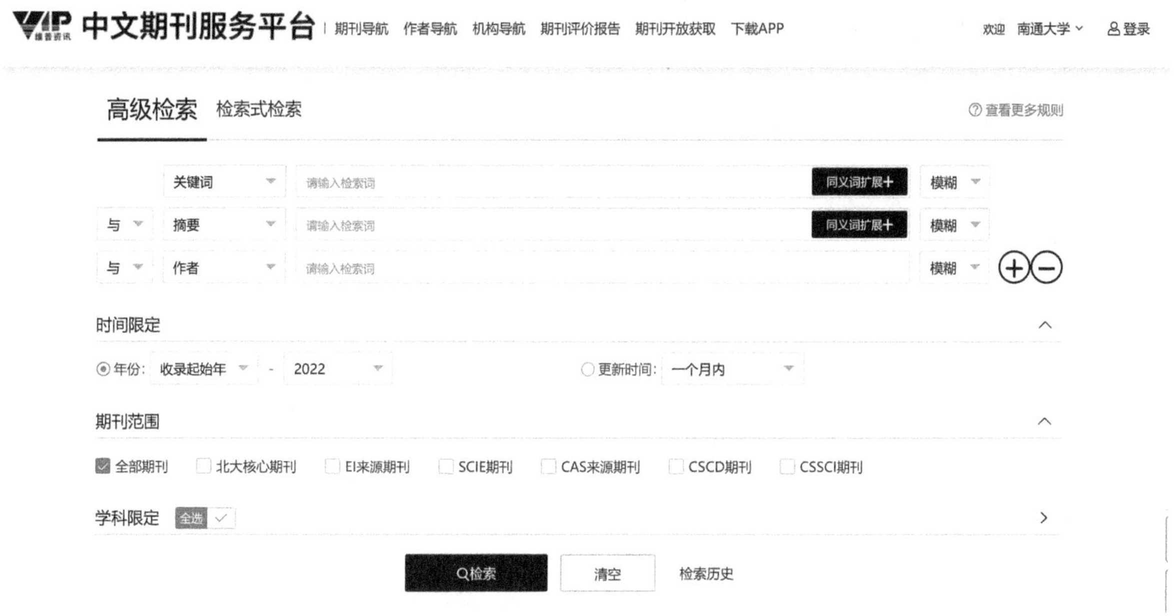

图 3 - 3 - 3　高级检索界面(选自 2022 年 6 月 11 日)

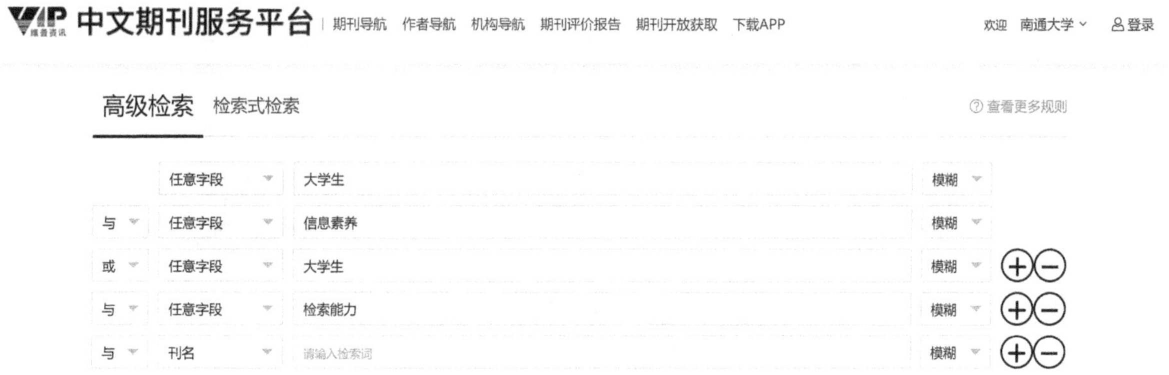

图 3 - 3 - 4　向导式检索举例 1(高级检索)(选自 2022 年 6 月 11 日)

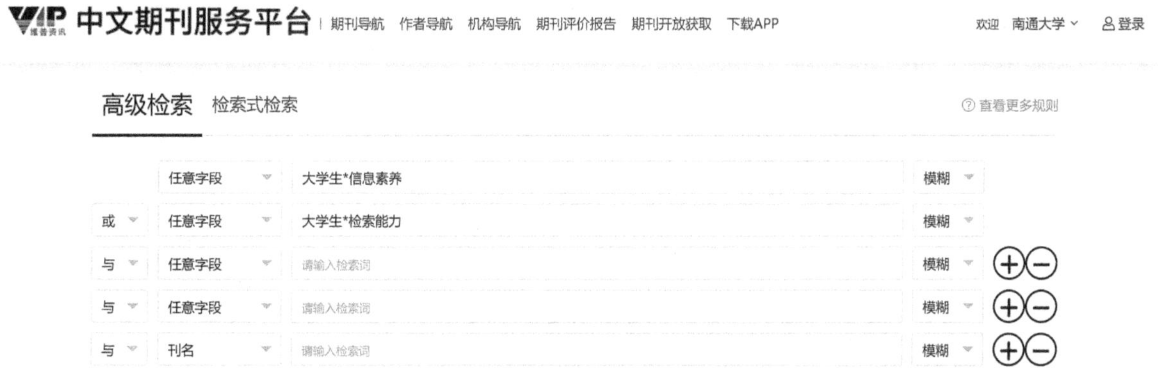

图 3 - 3 - 5　向导式检索举例 2(高级检索)(选自 2022 年 6 月 11 日)

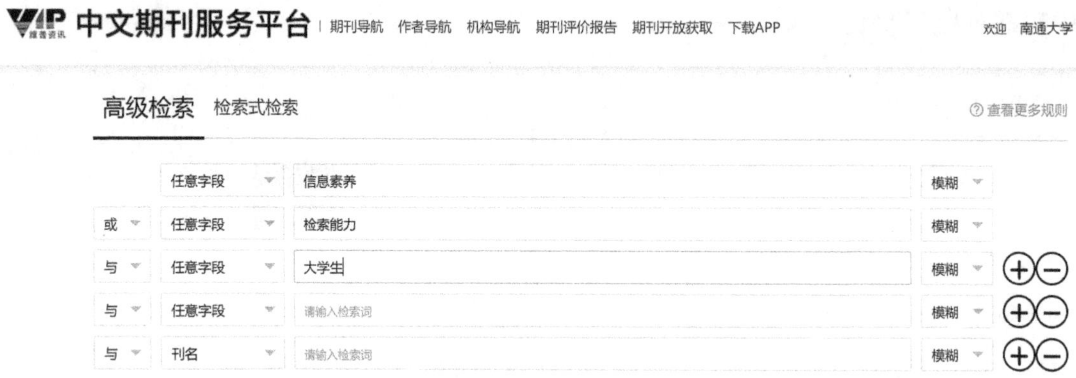

VIP 维普资讯 **中文期刊服务平台** | 期刊导航　作者导航　机构导航　期刊评价报告　期刊开放获取　下载APP　　　　　欢迎　南通大学 ∨　　👤登录

高级检索　检索式检索　　　　　　　　　　　　　　　　　　　　　　　　　　　　　⑦查看更多规则

	任意字段 ∨	信息素养	模糊 ∨
或 ∨	任意字段 ∨	检索能力	模糊 ∨
与 ∨	任意字段 ∨	大学生	模糊 ∨ ⊕⊖
与 ∨	任意字段 ∨	请输入检索词	模糊 ∨ ⊕⊖
与 ∨	刊名 ∨	请输入检索词	模糊 ∨ ⊕⊖

图 3-3-6　向导式检索举例 3（高级检索）（选自 2022 年 6 月 11 日）

2. 扩展检索功能

在向导式检索方式中，当选择检索入口为题名或关键词、题名、关键词、摘要时，检索框右侧显示"同义词扩展"（图 3-3-7），当选择检索入口为分类号时，检索框右侧显示"查看分类号"。

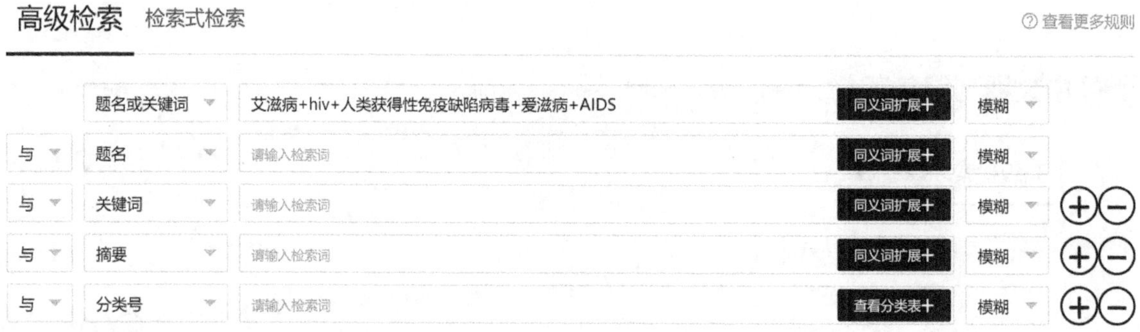

高级检索　检索式检索　　　　　　　　　　　　　　　　　　　　　　　　　　　　　⑦查看更多规则

	题名或关键词 ∨	艾滋病+hiv+人类获得性免疫缺陷病毒+爱滋病+AIDS	同义词扩展＋	模糊 ∨
与 ∨	题名 ∨	请输入检索词	同义词扩展＋	模糊 ∨
与 ∨	关键词 ∨	请输入检索词	同义词扩展＋	模糊 ∨ ⊕⊖
与 ∨	摘要 ∨	请输入检索词	同义词扩展＋	模糊 ∨ ⊕⊖
与 ∨	分类号 ∨	请输入检索词	查看分类表＋	模糊 ∨ ⊕⊖

图 3-3-7　高级检索的扩展功能（选自 2022 年 6 月 11 日）

（1）同义词扩展　维普期刊数据库以《汉语主题词表》为基础，参考各个学科的主题词表，通过多年的标引实践，编制了规范的关键词作代词表（同义词库），实现高质量的同义词检索，提高查全率。高级检索支持同义词扩展及同义词反馈功能，选择检索字段后输入检索词，点击右侧"同义词扩展"即可查看该关键词的同义词，如选择题名或关键词字段，输入"艾滋病"，系统则检出其同义词"人类免疫缺陷病毒""hiv"等（图 3-3-8），将这些同义词同时勾选一并检索可提高查全率。同义词检索只适用于题名和关键词、题名、关键词、摘要四个检索字段。此外，可通过同义词反馈功能标记疑似错误的同义词和补充相关同义词。

（2）查看分类表　点击"查看分类表"按钮，会弹出分类表页，操作方法同分类检索。

3. 更多检索条件

在向导式检索页面检索条件输入框下面，系统提供更多检索条件限制，用户可以根据需要以时间条件、期刊范围、学科限定进一步限制检索范围（图 3-3-9）。

（三）检索式检索

点击"高级检索"右侧的"检索式检索"（图 3-3-10）。用户在检索框中直接输入由字段标识符、检索词和逻辑运算符构成的检索式，并可使用检索框下方的更多检索条件进行限制。逻辑运算符的优先级：无括号时逻辑与"＊"优先，有括号时先括号内后括号外。括号不能作为检索词进行检索。

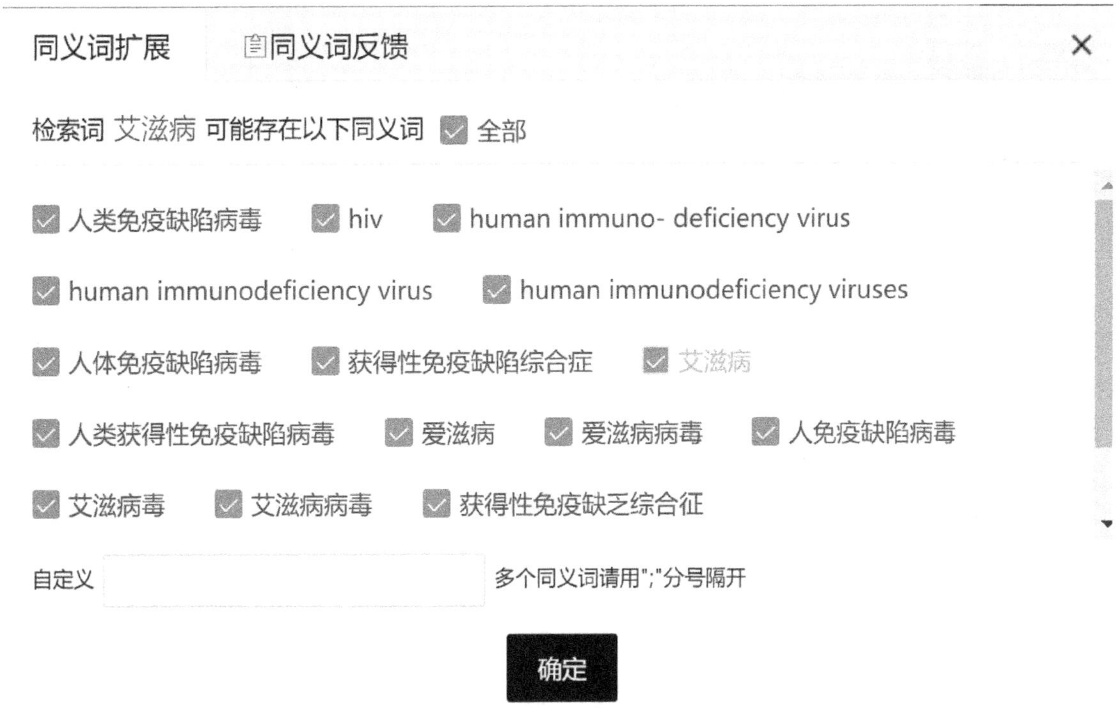

同义词扩展　　🔲同义词反馈　　　　　　　　　　　　　　　　✕

检索词 艾滋病 可能存在以下同义词 ☑ 全部

☑ 人类免疫缺陷病毒　　☑ hiv　　☑ human immuno- deficiency virus

☑ human immunodeficiency virus　　☑ human immunodeficiency viruses

☑ 人体免疫缺陷病毒　　☑ 获得性免疫缺陷综合症　　☑ 艾滋病

☑ 人类获得性免疫缺陷病毒　　☑ 爱滋病　　☑ 爱滋病病毒　　☑ 人免疫缺陷病毒

☑ 艾滋病毒　　☑ 艾滋病病毒　　☑ 获得性免疫缺乏综合征

自定义　[　　　　　　　　　]　　　多个同义词请用";"分号隔开

确定

图 3 - 3 - 8　同义词扩展界面(选自 2022 年 6 月 11 日)

高级检索　检索式检索　　　　　　　　　　　　　　　　　⑦ 查看更多规则

	题名或关键词 ▾	艾滋病+hiv+人类获得性免疫缺陷病毒+爱滋病+AIDS	**同义词扩展+**	模糊 ▾	
与 ▾	题名 ▾	请输入检索词	**同义词扩展+**	模糊 ▾	
与 ▾	关键词 ▾	请输入检索词	**同义词扩展+**	模糊 ▾	⊕⊖
与 ▾	摘要 ▾	请输入检索词	**同义词扩展+**	模糊 ▾	⊕⊖
与 ▾	分类号 ▾	请输入检索词	**查看分类表+**	模糊 ▾	⊕⊖

时间限定　　　　　　　　　　　　　　　　　　　　　　　　　∧

◉ 年份: 1989 ▾ - 2022 ▾　　　　　　○ 更新时间: 一个月内 ▾

期刊范围　　　　　　　　　　　　　　　　　　　　　　　　　∧

☑ 全部期刊　☐ 北大核心期刊　☐ EI来源期刊　☐ SCIE期刊　☐ CAS来源期刊　☐ CSCD期刊　☐ CSSCI期刊

学科限定 全选 ☑　　　　　　　　　　　　　　　　　　　　　∧

☑ 医药卫生　　＞　　☑ 农业科学　　＞　　☑ 一般工业技术　＞　　☑ 矿业工程　＞

☑ 石油与天然气工程　＞　　☑ 冶金工程　　＞　　☑ 金属学及工艺　＞　　☑ 机械工程　＞

☑ 兵器科学与技术　＞　　☑ 动力工程及工程热物理　＞　　☑ 核科学技术　＞　　☑ 电气工程　＞

🔍检索　　清空　　检索历史

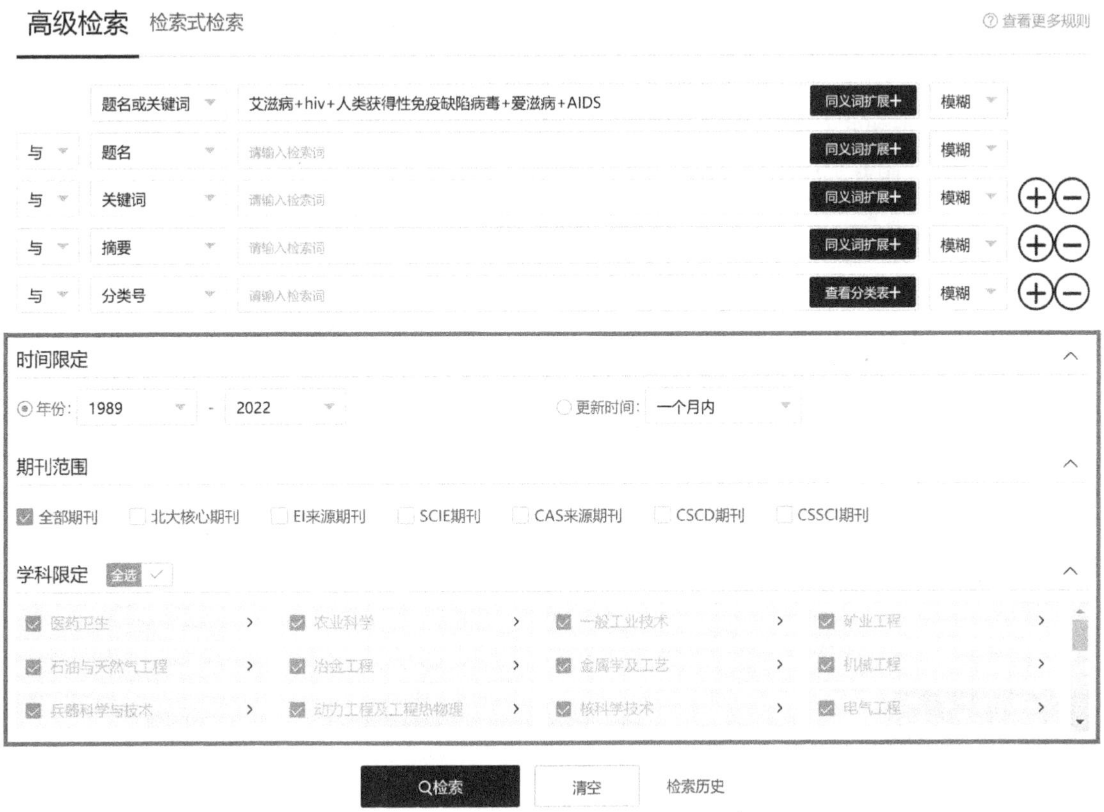

图 3 - 3 - 9　更多检索条件限制(选自 2022 年 6 月 11 日)

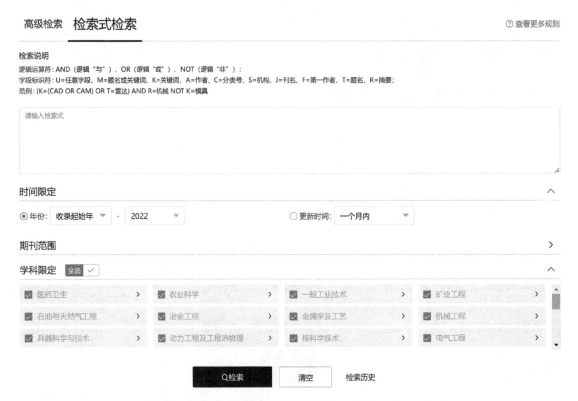

图 3 - 3 - 10 检索式检索界面(选自 2022 年 6 月 11 日)

(四)期刊导航

在期刊服务平台首页点击"期刊导航"标签,即进入期刊导航界面,期刊导航提供检索和浏览两种方式。界面上部为简单检索,检索字段与上文介绍的简单检索部分一致。界面左侧为期刊检索,利用检索字段检索特定期刊。导航方式提供按首字母查找、学科分类导航、核心期刊、国内外数据库收录、地区、主题导航(图 3 - 3 - 11)。

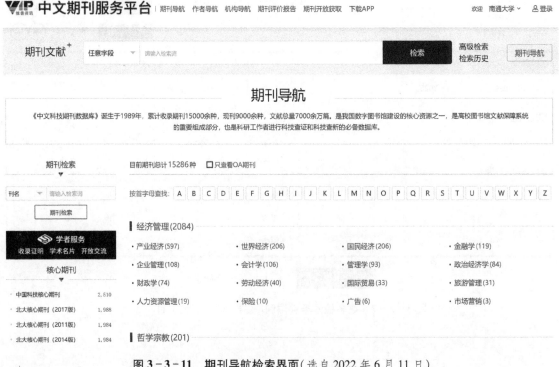

图 3 - 3 - 11 期刊导航检索界面(选自 2022 年 6 月 11 日)

1. 期刊检索

在检索字段下拉列表中选择刊名、任意字段、issn、cn、主办单位、主编或邮发代号,在输入框内输入对应的检索词查找特定期刊。

2. 按刊名首字母查找

在期刊导航页面通过刊名拼音字顺查找期刊。单击刊名首字母,系统即显示以该字母开头的刊名列表,包括刊名和核心期刊的标志。图3-3-12是刊名首字母为F的期刊。

3. 按学科分类浏览期刊

维普期刊库将15 000多种期刊分成经济管理、生物学、天文地球、医药卫生、军事、艺术、文学、理学等共35个大类,每个大类再细分二级类目,图3-3-13为医药卫生二级类目及每类期刊数。点击某个二级类目名称,就可打开该类期刊列表,图3-3-14是内分泌类的12种期刊。

4. 其他浏览方式

① 按不同核心期刊工具浏览,如北大核心、中国科技核心期刊、CSCD核心。② 按不同省市浏览其出版的期刊。③ 按不同的主题名词浏览相关的期刊,如在图3-3-14内分泌类的期刊界面中,主题名词有脂蛋白、糖尿病、肥胖、饮食、营养等等。

5. 期刊导航检索结果

在期刊导航界面,使用检索功能或浏览功能找到所需期刊后,可查看该期刊详情、收录汇总、发表论文(可在此进行刊内检索)、发文分析、评价报告(图3-3-15)。先点击评价报告页面,再点击"查看期刊引证报告"按钮,即可获得期刊评价报告(图3-3-16)。维普期刊评价报告通过定量分析综合评价期刊的质量和影响力,是客观评价中文科技期刊的重要评价工具。

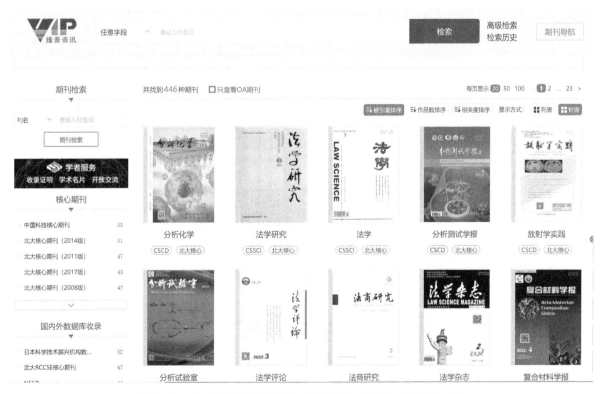

图3-3-12 刊名首字母为F的期刊(选自2022年6月11日)

医药卫生(1858)

- 临床医学(300)
- 公共卫生与预防医学(205)
- 中医学(116)
- 药学(105)
- 外科学(94)
- 肿瘤(75)
- 内科学(64)
- 神经病学与精神病学(54)
- 基础医学(43)
- 护理学(43)
- 卫生事业管理(40)
- 心血管疾病(37)
- 消化系统(34)
- 生物医学工程(33)
- 妇产科学(33)
- 儿科(30)
- 口腔医学(28)
- 影像医学与核医学(27)
- 眼科(27)
- 中药学(24)
- 中西医结合(24)
- 骨科学(22)
- 泌尿科学(21)
- 诊断学(19)
- 康复医学(18)
- 耳鼻咽喉科(18)
- 放射医学(17)
- 皮肤病学与性病学(16)
- 免疫学(13)
- 药理学(13)
- 内分泌(12)
- 整形外科(12)
- 中医临床基础(11)
- 针灸推拿学(11)
- 病原生物学(10)
- 人体解剖和组织胚胎学(9)
- 医学心理学(9)
- 治疗学(9)
- 呼吸系统(9)
- 老年医学(9)
- 麻醉学(9)
- 病理学(8)
- 急诊医学(7)
- 营养与食品卫生学(6)
- 航空、航天与航海医学(6)
- 妇幼卫生保健(5)
- 民族医学(5)
- 人体生理学(5)
- 血液循环系统疾病(5)
- 环境卫生学(4)
- 流行病学(4)
- 中医骨伤科学(4)
- 医学遗传学(4)
- 药品(4)
- 药物化学(3)
- 药剂学(3)
- 毒理学(3)
- 劳动卫生(2)
- 卫生统计学(2)
- 中医五官科学(2)
- 法医学(2)
- 药物分析学(2)
- 中医儿科学(1)
- 中医肿瘤科(1)
- 方剂学(1)
- 医学寄生虫学(1)
- 运动医学(1)

图 3－3－13　医药卫生二级类目及每类期刊数(选自 2022 年 6 月 11 日)

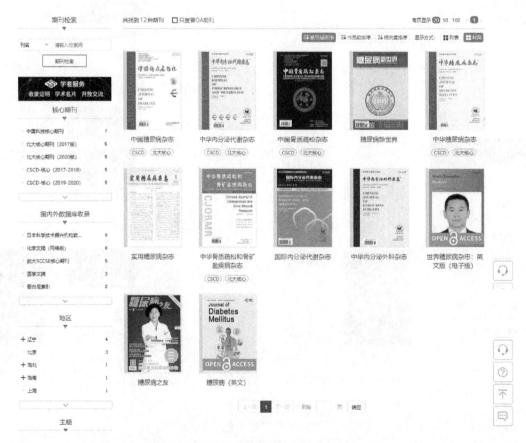

图 3－3－14　内分泌类的 12 种期刊(选自 2022 年 6 月 11 日)

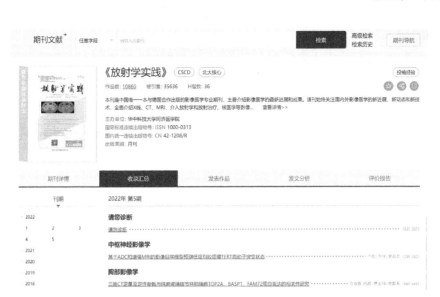

图 3-3-15　期刊详细信息页面(选自 2022 年 6 月 11 日)

《放射学实践》期刊评价报告

| 2010 年 | 2011 年 | 2012 年 | 2013 年 | 2014 年 | 2015 年 | 2016 年 | 2017 年 | 2018 年 | 2019 年 | 2020 年 |

期刊名	ISSN	被引次数	影响因子	立即指数	发文量	被引半衰期	引用半衰期	期刊他引率	平均引文率
放射学实践	1000-0313	3298	1.654	1.181	343	2.57	2.89	0.854	18.2

影响因子走势

影响因子 ① 指该期刊近两年文献的平均被引用率。即该期刊前两年发表的论文在评价当年每篇论文被引用的平均次数

本刊2019 年的文章在2020年的被引次数：	424	本刊2019 年的发文量：	299
本刊2018 年的文章在2020年的被引次数：	550	本刊2018 年的发文量：	290
总计	974	总计	589

本刊2020年的影响因子：**1.654** = $\dfrac{974}{589}$

立即指数 ① 表征期刊即时反应速度的指标。即该期刊在评价当年发表的论文，每篇被引用的平均次数

| 本刊2020年的文章在2020年的被引次数：| 405 |
| 本刊2020年的发文量：| 343 |

本刊2020年的立即指数：**1.181** = $\dfrac{405}{343}$

被引半衰期 ① 衡量期刊老化速度的一种指标。指某一期刊论文在某年被引用的全部次数中，较新的一半被引论文发表的时间跨度

被引半衰期：**2.57** = 2 + $\dfrac{(0.5-0.4181322013341419)}{(0.5609480278956944-0.4181322013341419)}$

本刊文章发表的年份	2020	2019	2018	2017	2016	2015	2014	2013	2012	2011
在2020年的被引次数	405	424	550	471	377	217	224	118	118	79
被本刊自己引用的次数	73	76	78	62	43	31	44	18	11	13
被引次数的累积百分比	0.1228	0.2514	0.4181	0.5609	0.6753	0.7411	0.809	0.8446	0.8805	0.9045

期刊他引率 ① 期刊被他刊引用的次数占该刊总被引次数的比例用以衡量某期刊学术交流的广度、专业圈的竞争以及学科的交叉程度

期刊他引率 = $\dfrac{被他刊引用次数}{被引用总次数}$ = $\dfrac{2818}{3298}$ = **0.854**

引用半衰期 ① 指某种期刊在某年中所引用的全部 参考文献中较新的一半是在最近多少年时间内发表的

引用半衰期：**2.89** = 2 + $\dfrac{(0.5-0.38085434894493053)}{(0.51466803911477-0.38085434894493053)}$

2020年本刊引用参考文献出版年	2020	2019	2018	2017	2016	2015	2014	2013	2012	2011
对应的参考文献数	177	206	357	260	222	154	143	82	63	65
累积百分比	0.0911	0.1971	0.3809	0.5147	0.6289	0.7082	0.7818	0.824	0.8564	0.8899

平均引文率 ① 在给定的时间内，期刊所拥有参考文献的数量。用以衡量期刊平均引文水平，考察期刊吸收信息的能力以及科学交流程度的高低

平均引文率 = $\dfrac{期刊参考文献总数}{期刊论文总数}$ = $\dfrac{6245}{343}$ = **18.2**

图 3-3-16　《放射学实践》期刊评价报告(选自 2022 年 6 月 11 日)

（五）检索历史

在高级检索页面点击"检索历史"，即进入检索历史界面(图3-3-17)。系统对用户的检索历史做自动保存，最多允许保存20条检索式。界面显示检索结果及其检索表达式。无意义的检索表达式选中后，点击"删除"即可进行删除。系统退出后，检索历史自动清除。

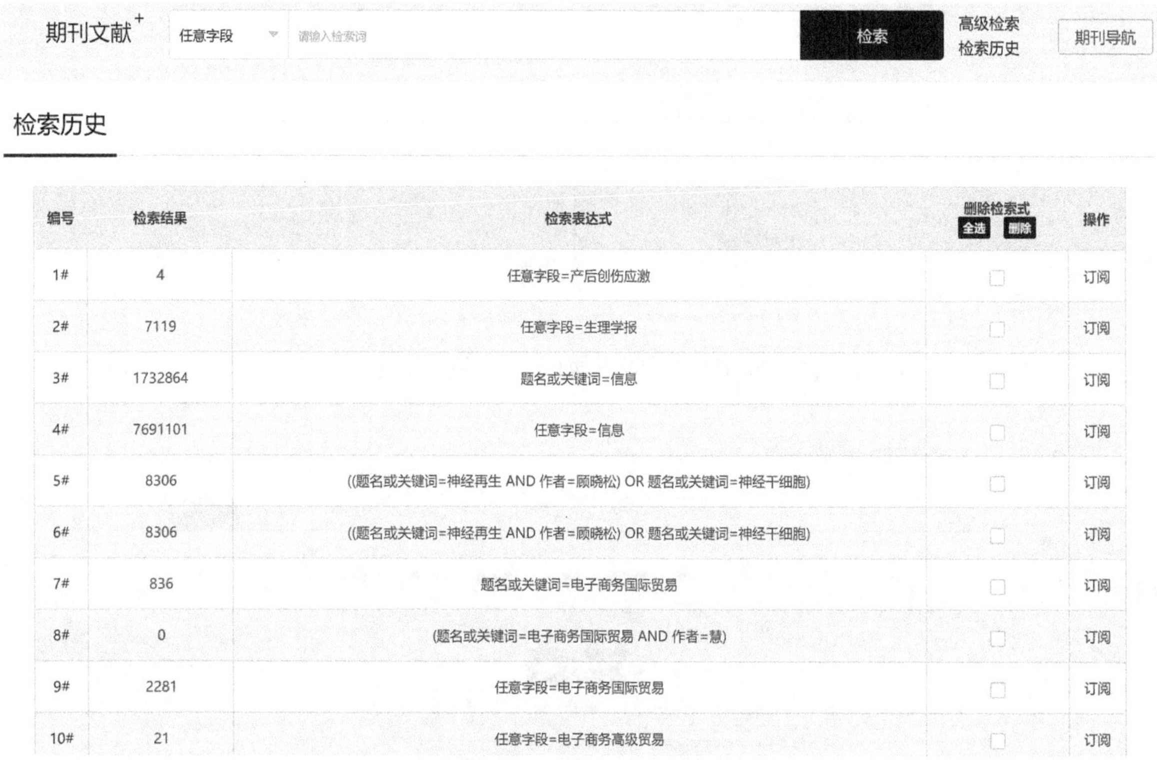

| 期刊文献+ | 任意字段 ▼ | 请输入检索词 | | 检索 | 高级检索 检索历史 | 期刊导航 |

检索历史

编号	检索结果	检索表达式	删除检索式 全选 删除	操作
1#	4	任意字段=产后创伤应激	☐	订阅
2#	7119	任意字段=生理学报	☐	订阅
3#	1732864	题名或关键词=信息	☐	订阅
4#	7691101	任意字段=信息	☐	订阅
5#	8306	(题名或关键词=神经再生 AND 作者=顾晓松) OR 题名或关键词=神经干细胞)	☐	订阅
6#	8306	(题名或关键词=神经再生 AND 作者=顾晓松) OR 题名或关键词=神经干细胞)	☐	订阅
7#	836	题名或关键词=电子商务国际贸易	☐	订阅
8#	0	(题名或关键词=电子商务国际贸易 AND 作者=慧)	☐	订阅
9#	2281	任意字段=电子商务国际贸易	☐	订阅
10#	21	任意字段=电子商务高级贸易	☐	订阅

图3-3-17 检索历史界面(选自2022年6月11日)

三、检索结果显示及处理

（一）检索结果显示和筛选

1. 检索结果显示和排序

在检索结果页面(图3-3-2)显示的信息包括检索式、检索结果记录条数、题录信息(包括题名、作者、出处)、摘要、关键词、在线阅读和全文下载按钮、被引次数等。在来源出处字段增加了期刊被国内外知名数据库收录最新情况的提示标识。结果排序选项包括：相关度、被引量和时效性。

2. 检索结果筛选

在结果显示页面左侧，提供了按年份、学科、期刊收录工具、主题、期刊、作者或机构对结果进行进一步筛选的功能。

（二）查看细览

在检索结果页面，点击文献题名进入查看单篇文献的详细信息和知识节点链接。文献细览页，除检索结果页面的信息外，还提供作者所在的机构地区、关键词、分类号、参考文献和相关文献等等。在文献出处，不仅显示该篇文献的刊期，还定位到文献所在的页码。通过著者、机构地区、出处、关键词、分类号、参考文献、相似文献提供的链接可检索相关知识点信息。此外还可将文献进行分享(图3-3-18)。分享的平台有微信、新浪微博、QQ好友、QQ空间。

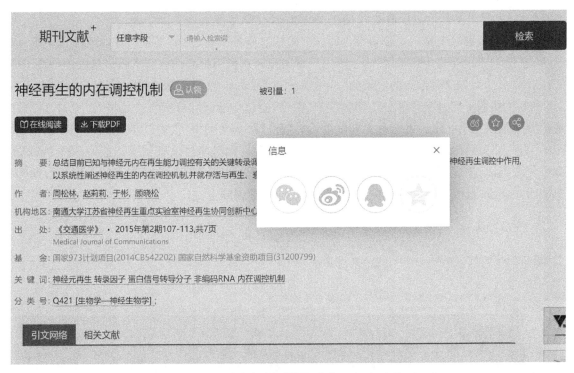

图 3-3-18 文献分享选择页面(选自 2022 年 6 月 11 日)

(三)检索结果输出

全选或勾选检索结果题录列表前的多选框后,点击"导出题录"按钮可将选中的文献题录以参考文献、文本、查新格式、XML、NoteExpress、Refworks、EndNote、NoteFirst、自定义格式和 Excel 等格式导出。

(四)浏览器下载

维普期刊库提供国际通用的 PDF 格式全文。在阅读全文前,用户需下载安装"Adobe Reader 浏览器"。维普主页或各镜像站点主页均提供浏览器下载,下载后按照提示的步骤安装,安装完成后即可阅读 PDF 格式全文。

第四节　国家科技图书文献中心(NSTL)

一、概述

国家科技图书文献中心(National Science and Technology Library,NSTL)是根据国务院领导的批示于 2000 年 6 月 12 日组建的一个虚拟的科技文献信息服务机构,成员单位包括中国科学院文献情报中心、中国科学技术信息研究所、机械工业信息研究院、冶金工业信息标准研究院、中国化工信息中心、中国农业科学院农业信息研究所、中国医学科学院医学信息研究所、中国标准化研究院国家标准馆和中国计量科学研究院文献馆 9 个文献信息机构。2000 年 12 月 26 日开通的中心网络服务系统,依托丰富的资源面向全国用户提供网络化、集成化的科技文献信息服务,是中心对外服务的重要窗口。多年来,根据用户需求的变化,不断进行优化升级,目前已发展成为国内最大的公益性的科技文献信息服务平台。

NSTL 以构建数字时代的国家科技文献资源战略保障服务体系为宗旨,按照"统一采购、规范加工、联合上网、资源共享"的原则,采集、收藏和开发理、工、农、医各学科领域的科技文献资源,面向全国提供公益的、普惠的科技文献信息服务。其发展目标是建设成数字时代的国家科技文献信息资源保障基地、国家科技文献信息服务集成枢纽、国家科技文献事业发展支持中心。

NSTL 网络服务系统是一个公益性的科技文献信息服务平台,目前在全国各地已经建成了 44 个服务站,覆盖全国 29 个省市自治区,为全国用户更加充分地利用中心的科技文献信息资源创造了便利条件,提升了地方科技文献信息的保障能力和服务水平,推动了全国范围的科技文献信息共建共享。

NSTL 网络服务平台集中了外文科技期刊、图书、会议文献、学位论文、科技报告、专利、标准和计量规程等文献信息于一体。目前系统提供包括文献检索、全文提供、代查代借、全文文献、参考咨询、预印本服务、外文回溯期刊全文数据库、国际科学引文数据库等多种文献服务。任何一个 Internet 用户都可免费查询 NSTL 网络服务系统的各类文献信息资源,浏览 NSTL 向全国开通的网络版期刊,合理下载所需文献,也可以根据需要在网上请求所需印本文献的全文。

二、检索方法

通过网址 http://www.nstl.gov.cn 即可进入 NSTL 平台主页(图 3 - 4 - 1)。平台提供了文献检

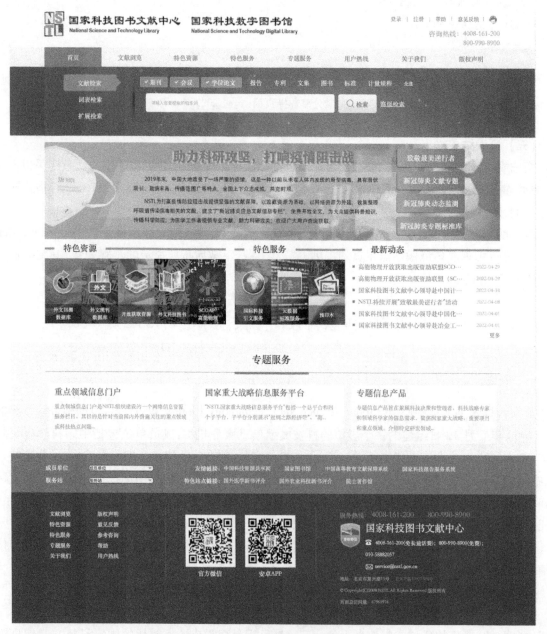

图 3 - 4 - 1 NSTL 主页(选自 2022 年 6 月 9 日)

索、词表检索、扩展检索、文献浏览、特色资源、特色服务和专题服务等功能。用户注册登录后,可向系统发送全文订购请求,支付相应的费用后可获取全文复印件,并可使用"我的 NSTL"进行个人信息管理。

NSTL 系统提供简单检索、高级检索、专业检索、词表检索、拓展检索和文献浏览等多种检索方法。

1. 简单检索

NSTL 主页的显著位置提供了简单检索输入框,只需输入检索词,选择文献类型,点击"检索"按钮即可获得一批相关文献。通常检索的结果比较宽泛,一些不太相关的文献也会被检索出来,这种方式较适合于一般性的文献浏览。对于更加有针对性的文献需求来说,建议使用高级检索方式。

在简单检索中,检索词出现的位置是文献记录的所有字段,即在全部字段中查询。例如:检索"肝癌手术治疗"方面的中文文献,默认选择"期刊、会议、学位论文",在检索框中输入"肝癌",点击"检索"按钮,在检索结果页面检索框中输入"手术治疗",点击"二次检索",即可得到所需文献题录(图 3-4-2)。检索结果页面不仅显示文献题录列表,还显示此次检索的逻辑检索式"肝癌 AND 手术治疗"。

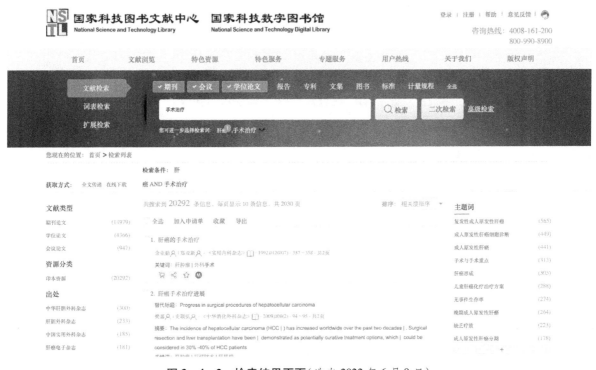

图 3-4-2　检索结果页面(选自 2022 年 6 月 9 日)

2. 高级检索

点击首页简单检索框右侧的"高级检索"按钮,可进入高级检索界面,NSTL 默认对文献进行高级检索,可以根据需要设置其他数据库类型(图 3-4-3)。高级检索界面最基本的检索过程包括三个步骤:

(1)选择数据库　NSTL 高级检索提供了 9 个数据库供选择,包含期刊、会议、学位论文、报告、专利、文集、图书、标准、计量规程。用户可选择单个数据库进行检索,也可以选择多个数据库进行检索。

（2）设置检索条件　除了设置基本的检索条件外,为了提高检索结果的相关性,系统还提供了其他检索限定条件,包括语种、年份、文献馆藏单位,查询结果是否含有文摘、引文或全文记录,获取方式是否有全文订购或者在线下载的要求。用户完成所需的检索条件设置,便可执行检索任务,以获取所需的检索结果。期刊、会议、学位论文、报告、文集汇编、图书、标准文献和计量规程还提供了 21 种学科分类。而对专利进行高级检索时,检索条件即为相关申请号、申请日期、公开号、公开日期、申请人等。

（3）选择检索字段并输入检索词或检索式

在题名下拉列表中选择检索字段,包括题目、作者、机构、关键词、主题词、摘要,系统默认为"题名"。在检索框中输入检索词。可通过"+"或"-"增加或减少检索条件行,检索行之间可选择"AND""OR""NOT"三种逻辑关系。

需要注意的是,可供选择的检索字段是随所选数据库的不同而变化,当选择多库检索时,系统提供所选数据库的共有字段。如仅选择"学位论文"库时,出现的可选字段有题名、作者、关键词、导师、学位、培养单位、研究方向、授予年和文摘;如选择"期刊、会议、学位论文"三个数据库时,出现的可选字段为题名、作者、关键词。

基本检索过程完成后,进入检索结果页面,用户可以浏览检索结果或进行二次检索。

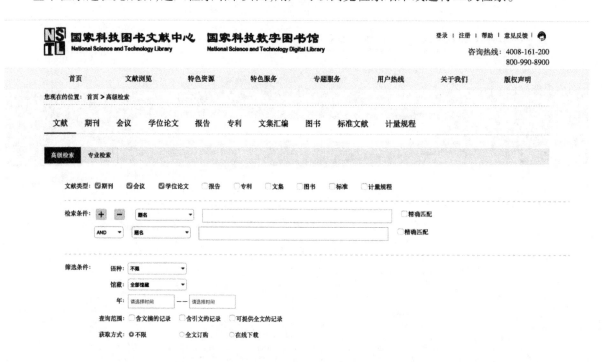

图 3-4-3　高级检索页面(选自 2022 年 6 月 9 日)

3. 专业检索

在高级检索页面,点击高级检索右侧的"专业检索"按钮即进入专业检索界面(图 3-4-4)。专业检索是为熟悉检索技术的专业人员执行更为复杂的检索而设计的。

在专业检索中,用户可根据自己的检索需求编辑检索式进行文献检索,检索式的语法规则在检索框下方的说明中有详细解释,点击检索框右侧的"可检索字段"按钮,可以浏览所有的可检索字段(进行专业检索时,可直接使用的字段名称列表)。例如,查找题名中含有"糖尿病"、关键词是"诊断"或"治疗"的中文文献,步骤如下:

① 选择文献类型设置与简单检索方式相同,默认选择"期刊、会议、学位论文"。

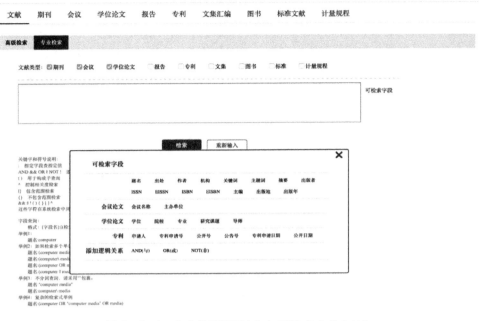

图 3-4-4　专业检索页面(选自 2022 年 6 月 9 日)

② 打开可检索字段,点击"题名",在检索框中即出现"题名:( )"在括号中输入"糖尿病",在括号后面输入"AND"逻辑符,再点击可检索字段中的"关键词",同样在检索框中新括号中输入"诊断",在括号后面输入"OR"逻辑符,再点击可检索字段中的"关键词",在括号中输入"治疗",最终显示"题名:(糖尿病)AND 关键词:(治疗) OR 关键词:(诊断)"的检索式,点击"检索"按钮出现检索结果。

4. 词表检索

在检索首页的"文献检索"下方,有"词表检索"按钮,点击切换到词表检索状态,就可以进行科技词汇检索(图 3-4-5)。词表检索对文献标引人员和情报检索人员查找所需检索词起方便作用,能准确、全面地标引和检索文献。如检索"腹痛",系统会将所有含有腹痛的专业科技词汇在检索结果中列出,以供参考。在检索结果页面的左侧,显示词汇分类限制,可根据需要来限制显示相关领域的专业科技词汇,NSTL 提供专业科技词汇的查询功能,提供相关专业词汇的中英文对照翻译。

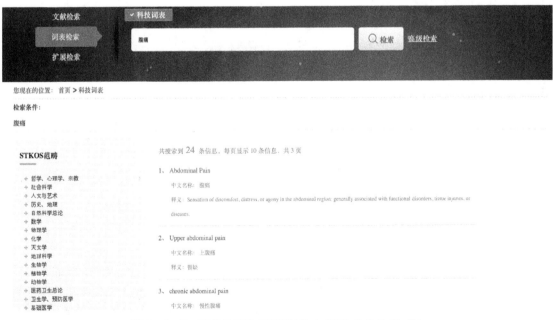

图 3-4-5　词表检索结果页面(选自 2022 年 6 月 11 日)

5. 拓展检索

在检索首页的"词表检索"下方,有"拓展检索"按钮,点击可以切换到拓展检索状态,就可以进行拓展检索,具体可以选择作者检索(图3-4-6)和图片检索(图3-4-7)。拓展检索是针对用户对于作者和图片的特殊需求所提供的一种检索方法,提供作者的机构名称、国家、领域分类等信息,同时可以将相同姓名不同机构的作者进行比较选择。而图片检索可以显示检索词所指的图表或图片。

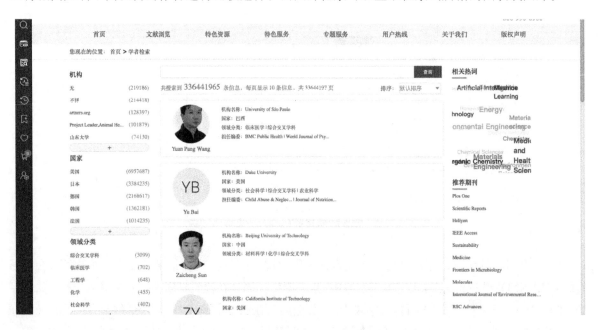

图3-4-6　作者检索页面(选自2022年6月12日)

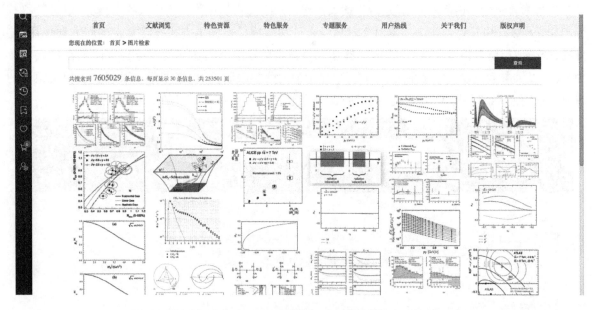

图3-4-7　图片检索页面(选自2022年6月12日)

6. 文献浏览

在平台首页上方工具栏里点击"文献浏览"进入分别浏览期刊、会议、报告等9种文献的页面(图3-4-8)。如点击"期刊"进入浏览期刊的页面(图3-4-9),页面左侧提供了按字母顺序和学科分类浏览期刊的方式。页面右侧提供了出版者、语种、出版国、主编、出版地、关键词和馆藏单位等筛选条件。

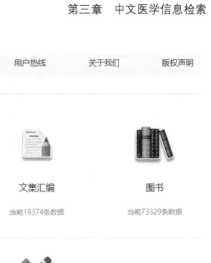

图 3-4-8 文献浏览页面(选自 2022 年 6 月 12 日)

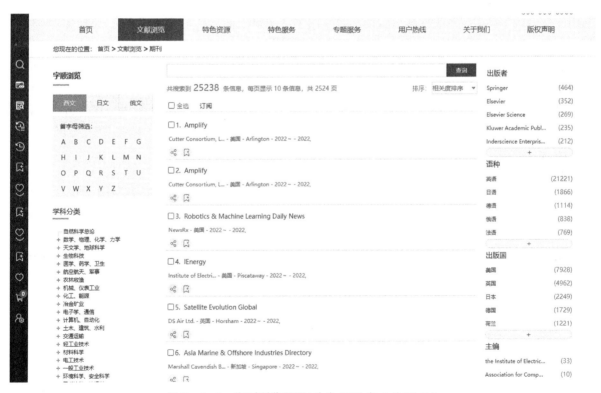

图 3-4-9 期刊浏览页面(选自 2022 年 6 月 12 日)

三、检索结果

在 NSTL 提供的六种检索方式中,简单检索、高级检索和专业检索完成后均可进入检索结果页面,可以浏览检索结果或进行二次检索。而词表检索即显示相关中文名称和释义,拓展检索中作者检索显示作者机构名称、国家、领域分类等,图片检索显示图片。

1. 浏览检索结果

在检索结果页面上(图3-4-2),显示检索条件(检索式)、共搜索到的信息条数、每页显示信息数、总页数。页面正中是检索结果的题录信息,包括标题、作者、文献出版、年卷期页码等,按照文献相关度排列。系统默认每页显示10条记录。点击页面底端的页次序号可以逐页浏览全部检索结果。在题录信息的下方有4个图标,分别是"申请单""分享""收藏"和"NSTL Metric"按钮。

在题录信息中,点击文章标题,可浏览该文章的详细信息。点击作者链接,可继续查询该作者发表的其他文章。文章标题列表前有复选框,一次可以选择多篇文章,进而"查看详细内容"。

2. 二次检索

如果检索到的文献过多,还可以在检索结果页面进行二次检索,以便缩小检索范围,获得更加精确的检索结果。用户只需在检索框内选择检索字段并输入检索词,点击"二次检索",系统即在前次检索的结果中进行检索。也可点击"重新检索",放弃前次检索结果,进行新的检索。

第五节　超星数字图书馆

一、概述

超星数字图书馆是目前全球非常大的中文在线数字图书馆。超星数字图书馆成立于1993年,是国内专业的数字图书馆解决方案提供商和数字图书资源供应商。超星数字图书馆,是国家"863"计划中国数字图书馆示范工程项目,2000年1月,在互联网上正式开通。它由北京世纪超星信息技术发展有限责任公司投资兴建,提供中文电子图书的在线阅读和下载服务,内容涉及哲学、宗教、文学、历史、军事、法律、数理科学、医药、生物、工程、交通和环境等各个领域。

超星数字图书馆给机构用户设计了个性化的主页面,在机构用户IP范围内登录http://www.sslibrary.com进入该单位的超星数字图书馆检索界面(图3-5-1)。

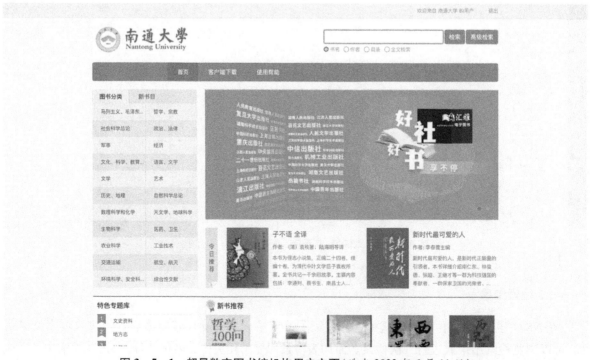

图3-5-1　超星数字图书馆机构用户主页(选自2022年6月11日)

二、超星阅读器介绍

超星数字图书馆的图书全文采用 PDG 格式,系统提供超星阅读器阅读和网页阅读的两种在线阅读方式,用户如果选择"超星阅读器阅读"方式,需要下载安装专用阅读器——超星阅读器(SSReader)。超星阅读器是超星公司拥有自主知识产权的电子图书阅读及下载管理的客户端软件,通过软件可以方便地阅读超星网的图书,并可以下载到本地阅读,软件集成书签、标记、资源采集、文字识别等功能。当前最新版本是 SSReader4.1.6,在超星数字图书馆网站主页或本地镜像站主页均可下载。

1. 超星阅读器界面分布说明(图 3-5-2)

页面上方是主菜单栏和工具栏,左侧是资源列表区,右侧是阅读区。

主菜单包括超星阅读器所有功能命令,其中,"注册"菜单是提供用户注册使用的,"设置"菜单是给用户提供相关功能的设置选项。

工具栏包括快捷功能按钮采集图标,用户可以拖动文字图片到采集图标,方便收集资源。

翻页工具:右侧阅读窗口中的黄色上下箭头即为翻页工具,阅读书籍时,点击箭头即可前后翻页。

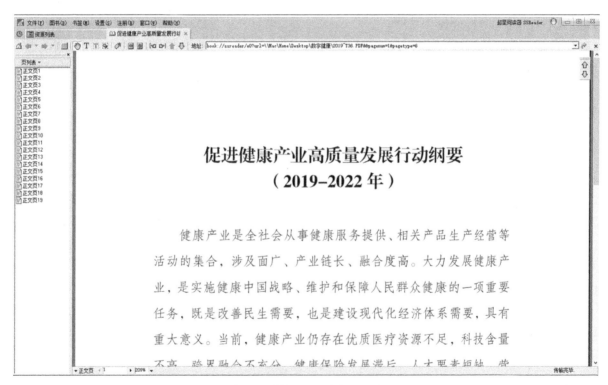

图 3-5-2　超星阅读器界面(选自 2022 年 6 月 11 日)

2. 使用技巧

(1) 文字识别(OCR)　在图书阅读正文窗口点击鼠标右键,在右键菜单栏中选择"文字识别",或单击工具栏上的图标 T ,将所要识别的文字选入矩形框,其中的文字即会被识别成文本显示在弹出的面板中,识别结果可以直接进行编辑、导入采集窗口或保存为 TXT 文本文件。通过采集窗口可以编辑制作超星 PDG 格式的电子图书。

(2) 保存图像　在图书阅读正文窗口单击鼠标右键选择"区域选择工具",或单击工具栏上的图标 ,将所要保存的图像选入矩形框,页面即自动弹出菜单,选择"复制图像到剪贴板"或"图像另存为"可将图像保存下来,通过"剪贴图像到采集窗口"可将图像保存到采集窗口。

（3）书签　书签可以为读者提供很大便利,利用书签可以方便地管理图书、网页。书签中包括网页链接和书籍链接。

① 添加书籍书签:在书籍阅读窗口菜单栏"书签"下点击 ✐ 进行添加,或在阅读正文窗口点击鼠标右键后,在 ✐ "书签"后点击"添加书签",或直接点击工具栏中的图标 ✐ ,然后根据提示完成操作,书籍书签记录书籍的书名、作者、当前阅读页数及添加时间,点击该书签即可直接进入此书的阅读状态。

② 书签管理:点击书签菜单,选择"书签管理",在弹出的提示框中,对已经添加的书签进行修改或删除。

（4）标注　在图书阅读正文窗口单击鼠标右键选择"标注"→"显示标注工具",或点击工具栏上的图标 ✎ ,页面弹出标注工具栏,选择标注工具可对文中内容进行标注。标注工具栏上共有6种标注工具供选择(批注、铅笔、直线、圈、高亮、超链接)。所做的标注均可进行编辑、修改和删除等操作。

① 批注:在阅读图书时,点击浮动工具栏中的批注工具,然后在页面中将所要批注的地方选入矩形框,在弹出的面板中填写批注内容,点击"确定"即可。

② 铅笔、直线、圈和高亮:在阅读书籍时,点击工具栏中相应工具,按住鼠标左键画直线、圆、高亮。

③ 超链接:在阅读书籍时,点击工具栏中的超链接工具,使用鼠标左键在书籍阅读页面画框,在弹出的窗口中填写链接地址。

（5）自动滚屏　阅读书籍时可以使用自动滚屏功能。在书籍阅读窗口,双击鼠标左键开始滚屏,再单击左键即停止滚屏。或者点击菜单栏的"图书"→"自动滚屏(停止滚屏)",也可在阅读窗口单击鼠标右键,选择"自动滚屏(停止滚屏)"进行设置。如果需要调整滚屏的速度,可以"设置"菜单中的"书籍阅读"选项进行设置。

3. 保存和打印

欲保存某册图书或章节,点开"图书"菜单下的"下载",或在阅读窗口单击右键选择"下载",显示"下载选项",选定分类后,点击选项,设定下载要求,最后点击"确定"按钮下载图书。

匿名下载的图书只能在本机阅读,若要将下载的图书复制到其他电脑上阅读,需在超星阅读器中进行用户注册。注册登录后再进行图书下载,并在"注册"栏选择"离线登录",通过帮助获取离线证书。当复制的图书在可以上网的电脑上阅读时,只要输入用户名和密码即可阅读;若复制的图书在没有联网的电脑上阅读时,除输入用户名和密码外,还需导入离线证书方可阅读。所下载的图书一段时间后会自动失效,需要重新下载。

欲打印某册图书或章节,点开菜单栏"图书"下的"打印",在"打印设置"页面设定打印要求,点击"确定"按钮。

三、检索方法

超星数字图书馆为机构用户提供了远程包库和本地镜像两种服务模式,提供普通检索、高级检索和分类检索三种检索方式。

1. 普通检索

超星数字图书馆远程包库首页即为普通检索页面,如图3-5-1所示。检索步骤如下:

① 在首页检索框下方选择检索字段,系统提供书名、作者、目录和全文检索四个选择。

② 在检索框内输入检索词,如"黄家驷""小儿腹痛",多个检索词之间要以一个空格隔开。检索词越短,检索结果越丰富。

③ 点击检索框右侧的搜索图标 🔍 ,或者直接按回车键,获得检索结果列表。为了便于查阅,所输入的检索词在检索结果列表中以红色显示。检索结果还可按书名、出版日期进行排序(图3-5-3)。

④ 在检索结果页面,还可以输入检索词进行"二次检索",以获取更加精确的检索结果。

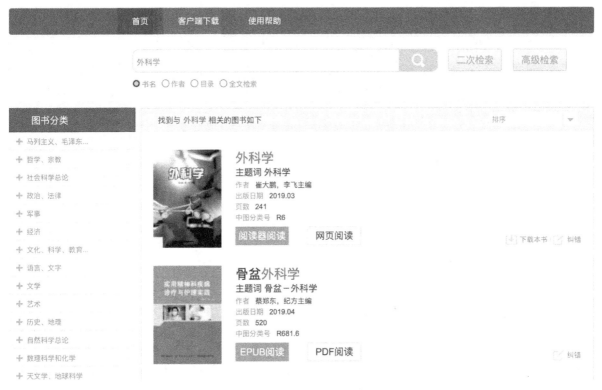

图 3 - 5 - 3 检索结果页面(选自 2022 年 6 月 11 日)

2. 高级检索

如果用户需要精确地搜索某一种图书时,可以进行高级检索。点击首页检索框架右侧的"高级检索"按钮,进入高级检索页面(图 3 - 5 - 4)。高级检索是对书名、作者、主题词等条件的组合检索,同时还可对图书的出版时间进行限定。例如,检索"陈莉主编的病理学"方面的图书,在高级检索界面"书名"字段后输入"病理学","作者"字段后输入"陈莉",点击"检索"按钮即可获得所需图书。

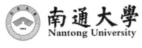

图 3 - 5 - 4 高级检索界面(选自 2022 年 6 月 11 日)

3. 分类检索

超星数字图书馆的图书按照《中国图书馆分类法》进行分类,首页左侧即为图书的分类目录(图3 - 6 - 1)。点击一级分类即进入二级分类,在分类浏览页面逐级单击打开下级子类目,同时在页面右侧显示所打开类目下的图书信息。如要阅读有关"消化系统肿瘤"方面的图书,点击图书分类中的医药卫生→肿瘤学→消化系肿瘤,结果显示该分类下的所有图书信息,浏览选择所需图书。

四、检索结果

超星数字图书馆的检索结果页面主要显示找到与检索词相关的图书种数、当前页数等信息。图书题录信息包括书名、主题词、作者、出版日期、页数、中图分类号等信息,每种图书还显示图书封面原样(图3-5-5)。在此页面,还可选择检索结果排序方式,主要有按出版日期降序、按出版日期升序、按书名降序、按书名升序。

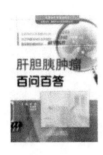

肝胆胰肿瘤百问百答
主题词 肝脏肿瘤－诊疗－问题解答;胆囊－肿瘤－诊疗－问题解答;胰腺肿瘤－诊疗－问题解答
作者 李强,宋天强,崔云龙主编
出版日期 2017.06
页数 114
中图分类号 R735-44

阅读器阅读　网页阅读　　　　　　　下载本书　纠错

图3-5-5　检索结果图书信息(选自2022年6月11日)

超星数字图书馆提供超星阅读器阅读和网页阅读两种在线阅读方式,可供用户自由选择。点击"阅读器阅读"按钮,即进入超星阅读器阅读图书模式,点击"网页阅读"即进入网页阅读图书模式。点击"下载图书",即将该图内容下载到本地机器。

为了更好地为读者服务,超星数字图书馆还提供了纠错反馈功能。如果用户在阅读图书过程中发现有错,可点击检索结果图书信息下面的"纠错"按钮,在弹出的表单中填写相关内容并提交。

(钱旦敏　张志美)

第四章　外文医学信息检索

因特网不仅使我们能够方便地获取各种中文信息,而且将更为丰富的外文信息资源呈现在我们面前。以 MEDLINE 为代表的国外著名医学文献检索工具以信息技术为依托焕发出了新的活力,提供给用户巨大的信息量和极为灵活的使用手段。然而医学信息并不仅仅存在于医学专业数据库中,SCIE、Ovid、Elsevier Science 等综合性文献数据库同样是我们获取医学信息的重要手段。

第一节　MEDLINE 和 PubMed

一、MEDLINE 数据库

MEDLINE 数据库是美国国立医学图书馆(National Library of Medicine,NLM)编辑建立的、世界公认最权威的大型生物医学文献数据库,涵盖了美国《医学索引》(Index Medicus)、《牙科文献索引》(Index to Dental Literature)和《国际护理索引》(International Nursing Index)印刷本的全部数据。据美国国立医学图书馆网站提供的信息显示,截至 2022 年 8 月,MEDLINE 收录了 1946 年以来世界范围内约 40 个语种 5 200 多种期刊发表的生命科学领域文献 2 900 多万篇。MEDLINE 依据美国国立卫生研究院(National Institutes of Health, NIH)文献选择技术评估委员会(Literature Selection Technical Review Committee, LSTRC)推荐选择所收录的期刊,另外,也基于 NIH 主持的综述选择一些期刊等。这类综述涉及医学史、健康服务研究、艾滋病、毒理学和环境卫生、分子生物学及补充医学等。在 MEDLINE 收录的 2010 年及以后出版的文献中,有超过 40% 的出版于美国,93% 左右的为英文文献,约 84% 有作者写的英文摘要。

目前,MEDLINE 数据库主要通过两种方式供用户使用。一是美国国立医学图书馆通过开发的 PubMed 检索系统面向全球用户提供免费检索 MEDLINE 数据库的服务;二是世界上多家出版机构获准转换 MEDLINE 数据库,在他们的检索平台中提供对 MEDLINE 的检索服务,此类检索平台包括 Ovid、Web of Science 等。这些检索平台为 MEDLINE 数据库的使用提供了风格迥异的检索界面,下面为大家做简单的介绍。

1. Ovid 平台中的 MEDLINE 检索

Ovid Technologies 是全球著名的数据库提供商,在国际医学界具有很大的影响。其 Databases@ Ovid 包括了 300 多种数据库,并可直接链接全文期刊和馆藏。Journals@ Ovid 收录了 60 多个出版商所出版的 1 000 多种科技及医学期刊的全文。其中 Lippincott, Williams & Wilkins(LWW)是世界第二大医学出版社,擅长临床医学及护理学文献的出版;BMA & OUP 系列全文数据库共 70 多种。BMA 即英国医学学会系列电子全文资料(BMA Journals Fulltext),OUP 即牛津大学出版社医学电子全文数据库(OUP Journals Fulltext)。通过 Ovid 平台可访问 LWW 医学电子书、Ovid 电子期刊全文数据库、循证医学数据库、美国《生物学文摘》、荷兰《医学文摘》及 MEDLINE 数据库等。Ovid 平台对付费用户开放。图 4－1－1 为 Ovid 平台中的 MEDLINE 数据库检索界面,详细检索方法参见本章第二节。

2. Web of Science 平台中的 MEDLINE 检索

Web of Science(原 Web of Knowledge)是由世界著名专业智能信息提供商汤森路透公司(Thomson Reuters)开发的信息检索平台,整合了学术期刊、发明专利、会议录文献、化学反应和化合

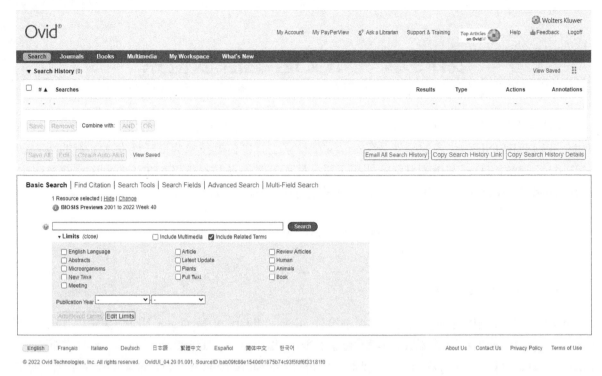

图 4-1-1 Ovid 中 MEDLINE 基本检索(选自 2022 年 7 月 30 日)

物、学术专著、研究基金、免费网络资源、学术分析与评价工具、学术社区及其他信息机构出版的重要学术信息资源等,提供了自然科学、工程技术、生物医学、社会科学、艺术与人文等多个领域的学术信息,具有跨库检索该平台上多个数据库的功能。该平台对付费用户开放。图 4-1-2 为 Web of Science 平台中 MEDLINE 数据库的基本检索界面,详细检索方法参见本章第四节。

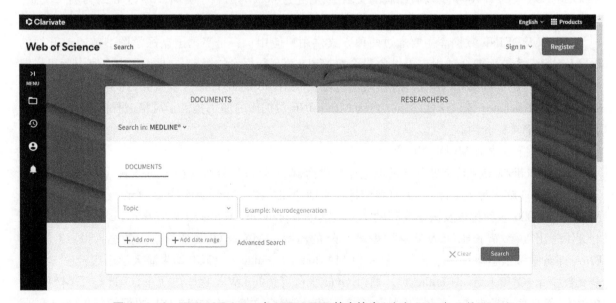

图 4-1-2 Web of Science 中 MEDLINE 基本检索(选自 2022 年 7 月 30 日)

二、PubMed 检索系统

PubMed 是美国国立医学图书馆附属国立生物技术信息中心(National Center for Biotechnology Information,NCBI)开发建立的生物医学文献检索系统,从 1997 年开始通过网络向用户提供免费检索服务。PubMed 是 NCBI 开发的 Entrez 检索系统的重要组成部分之一。Entrez 是一个用以整合 NCBI 系列数据库中信息的搜寻和检索工具,这些数据库包括核酸序列、蛋白序列、大分子结构、基因组序列以及 MEDLINE 等。PubMed 主要用于检索包括 MEDLINE 数据在内的期刊文献,其页面也提供了对 Nucleotide(核酸序列)、Protein(蛋白序列)、Genome(基因组序列)、Structure(分子结构)、OMIM(孟德尔遗传在线)等数据库的链接。

开发 PubMed 的初衷是面向大众提供免费的 MEDLINE 检索服务,但计算机技术和网络技术的飞速发展促使 PubMed 带给用户的信息已远远超出 MEDLINE 的范畴。截至 2022 年 7 月底,PubMed 已收录 3 400 多万篇来自 MEDLINE、生命科学类期刊和在线图书的文献,并提供来自 PubMed Central(PMC)和出版机构网站可用的全文链接。PMC 是美国国立卫生研究院平台中的免费全文数据库,其使用方法详见本章第九节。

1. PubMed 检索范围

(1)MEDLINE 是全球最具影响力的覆盖生物医学、卫生及其相关领域的文献摘要数据库,涉及的学科包括生命科学、行为科学、化学、生物工程。2000 年起,扩大了生命科学领域的收录范围,涵盖生物学、环境科学、海洋生物学、植物和动物学、生物物理学和生物化学等。MEDLINE 是 PubMed 检索系统的核心,收录的文献均经过 MeSH 主题词标引。

(2)PubMed not MEDLINE 收录的引文信息来自非 MEDLINE 收录期刊,或者是 MEDLINE 收录期刊,但该文献不属于 MEDLINE 收录范围,或者是文献出版时间早于期刊被 MEDLINE 收录的时间。

(3)PreMedline 是一个临时性数据库,收录准备进行标引的文献信息,每天都在接受新数据,进行标引和加工,每周把加工好的数据加入 MEDLINE 中,同时从 PreMedline 中删除。此临时数据库中的记录没有主题词等深度标引信息。

(4)Publisher Supplied Citations 出版商上传的电子引文信息,并将很快进入下一个处理阶段,也包括 2003 年末之前收到的引文信息。这些数据一部分来自未被 MEDLINE 收录的期刊,另一部分来自文献出版后才被 MEDLINE 收录的期刊。该库中的数据尚未审查。

2. PubMed 检索机制与规则

(1)词汇自动转换(Automatic Term Mapping) 在 PubMed 主页的检索提问框中输入检索词进行检索时,系统会按顺序自动使用如下 6 个表,对检索词进行转换后再执行检索,一旦找到匹配的检索词则停止继续到下一个表中寻找。通过点击特征栏的"Details"按钮,可查看系统进行词汇转换后的详细检索策略。

① 主题词转换表(MeSH Translation Table):该表包含 7 个部分内容:MeSH 词、MeSH 参见词、副主题词、出版类型、药理作用词、来源于统一医学语言系统(Unified Medical Language System,UMLS)的英文同义词和异体词、补充概念(物质)名称及其异体词。

系统在该表找到了与输入的检索词相匹配的词后,就会自动转换为相应的 MeSH 词,同时保留原输入词执行检索。例如输入 ache,系统将其转换为" pain"[MeSH Terms] OR " pain"[All Fields] OR " ache"[All Fields]进行检索。如果输入的为词组,系统除了进行主题词转换外,还会自动将词组拆分为单词进行检索,并以" AND"逻辑关系连接。例如输入 liver cancer,系统转换为" liver neoplasms"[MeSH Terms] OR (" liver"[All Fields] AND " neoplasms"[All Fields]) OR " liver neoplasms"[All Fields] OR (" liver"[All Fields] AND " cancer"[All Fields]) OR " liver cancer"[All Fields]进行检索。

② 刊名转换表(Journals Translation Table):该表包含刊名全称、缩写、ISSN。输入期刊全称时,系统将其转换为刊名缩写形式进行检索,同时将输入的词组在所有字段中检索,并将词组拆分为单词用" AND"连接进行检索,例如输入 Journal of medical systems,系统转换为" J Med Syst"[Journal] OR ("journal"[All Fields] AND "of"[All Fields] AND "medical"[All Fields] AND "systems"[All Fields]) OR "journal of medical systems"[All Fields]。如果输入的为刊名缩写形式或 ISSN,系统则不会在所有字段中检索,只检索此期刊中发表的文献记录。例如输入 J Med Syst 或 0148—5598,系统执行的检索均为"J Med Syst"[Journal]。

③ 著者全名转换表(Full Author Translation Table):该表包含了已标引的著者完整名,输入时词序不限,可使用逗号隔开(也可不用),一旦使用逗号则表示逗号前一定为姓氏。例如输入 zhang yang 与输入 zhang, yang 得到的结果并不相同,输入 zhang yang 时,系统执行的检索为"Zhang, Yang"[Full Author Name] OR "Yang, Zhang"[Full Author Name],输入 zhang, yang 时系统执行的检索为"Zhang, Yang"[Full Author Name]。

④ 著者索引(Author Index):如果输入的检索词在以上的转换表中未找到匹配的词(Full Author Translation Table 除外),且输入的并非单个单词,PubMed 就会在著者索引进行查找。也就是说,系统即使在 Full Author Translation Table 找到了匹配的词,仍会在 Author Index 中查找。例如输入 john smith,系统执行的检索为"Smith, John"[Full Author Name] OR "john smith"[Author]。

⑤ 调研者或合作者全名转换表[Full Investigator(Collaborator)Translation Table]:该表包含了已标引可用的全名,输入时不限姓与名的词序。

⑥ 调研者或合作者索引[Investigator(Collaborator)Index]:如果输入的检索词在以上的转换表中未找到匹配的词(Full Author Translation Table 除外),且输入的并非单个单词,PubMed 会在此索引进行查找。

若输入的检索词在上述各个表或索引中均未找到匹配的词,PubMed 会把检索词组(短语)进行拆分后再重复以上查找过程,直到找到匹配的词。若输入的为 PubMed 中的禁用词(Stopwords),系统会在检索时忽略。

(2)截词检索 PubMed 允许使用"*"号作为通配符进行截词检索。例如输入 compute*,系统会找到那些前一部分是 compute 的单词(如 compute、computes、computed、computer、computers、computerize、computerized 等),并对其分别进行检索。如果这类词少于 600 个,PubMed 会全部检索,若超过 600 个(例如输入 com*),PubMed 将显示提示信息,只对前 600 个进行检索,并要求增加词根部分的字母数量。截词功能只限于单词,对词组无效。使用截词检索功能时,PubMed 会关闭词汇转换功能。

(3)强制检索 在介绍词汇自动转换功能时已提到,输入检索词后,系统会自动进行转换,并会将短语拆分成单词以 AND 连接进行检索,如果用户想要将输入的检索词以不被分割的短语形式来执行检索,就可使用强制检索功能,采用双引号("")将检索词引起来,系统就会将其作为不可拆分的短语形式在所有字段中执行检索。例如输入带有双引号的检索词" single cell",系统执行的检索为"single cell"[All Fields],短语未被拆分。使用双引号强制检索时,PubMed 关闭词汇转换功能。

(4)布尔逻辑检索 在 PubMed 检索输入框中,可直接使用布尔逻辑运算符 AND、OR、NOT 进行组合检索,可使用小括号改变运算顺序。例如可直接输入检索式 allergen AND(asthma OR rhinitis)进行检索。

3. PubMed 检索字段

PubMed 数据字段较多,各条记录的字段数会因实际情况有所不同。在这些字段中,有些是不能进行检索的,只能显示浏览。可以检索的字段称为检索字段(Search Field)。常用的检索字段见表 4-1-1。

表 4-1-1 PubMed 常用检索字段(即检索途径)

字段名	中文说明
Affiliation	第一著者单位地址
All Fields	任意字段
Author	作者
Author-First	第一作者
Author-Last	末位作者
Author-Corporate	团体作者
Book	书或书的章节
Date-Create	文献记录创建日期
Date-Entry	文献被 PubMed 收录日期
Date-Publication	文献出版日期
EC/RN Number	酶号或化学登记号
Editor	编者
Grant Number	基金号
ISBN	国际标准书号
Journal	期刊名称
Language	文献语种
Location ID	在线论文定位标识
MeSH Major Topic	主要主题词
MeSH Subheadings	副主题词
MeSH Terms	主题词
Other Term	其他非主题词术语(如关键词),只能显示,不能检索,可用[TW]检索
Pagination	文献首页码
Publication Type	文献出版类型
Publisher	出版者
Supplementary Concept	补充概念,包括化学、疾病等术语
Text Words	文本词(覆盖题名、摘要、主题词、副主题词、出版类型、物质名称、人名主题词、合著者、第二来源标识、评论或修改注释、其他术语等字段)
Title	篇名
Title/Abstract	篇名或摘要
Transliterated Title	非英文的原始篇名
Volume	期刊卷号

4. PubMed 主界面介绍

通过输入网址 http://www.ncbi.nlm.nih.gov/pubmed 进入 PubMed 检索系统的首页(图 4-1-3)。PubMed 主界面提供的功能包括:检索提问区、使用帮助(Learn)、其他检索功能(Find)、数据下载(Download)、主题词和期刊专项检索(Explore)、推荐热点文献和最新文献。

(1)检索提问区 即基本检索界面,位于首页上端,可在检索框内输入一个或多个检索词,点击

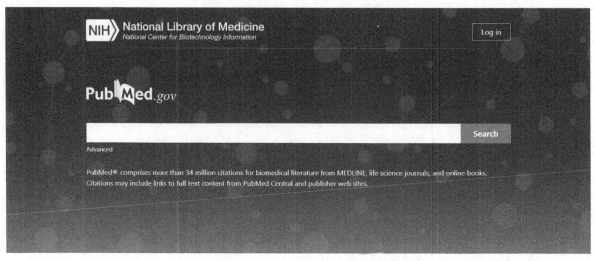

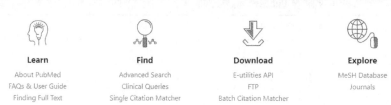

图4-1-3 PubMed主界面(选自2022年7月30日)

"Search"或回车即可进行检索(详见下面的基本检索介绍)。

(2)Learn 提供 PubMed 检索系统使用指导。

(3)Find 可进入高级检索、临床咨询和单篇引文匹配检索。

(4)Download 打算发送频繁查询或从 NCBI 数据库检索大量记录的用户应使用 E-Utilities;从 FTP 服务器下载 PubMed 引文记录;批量引文匹配检索。

(5)Explore 提供了主题词数据库、期刊数据库。

5. PubMed 检索方法

(1)基本检索 在如图4-1-4的 PubMed 主页基本检索区域的输入框中可输入自由词、主题词、著者、刊名等各种检索词进行检索,也可输入逻辑运算符连接的检索式进行检索,还可输入检索字段标识进行检索。点击输入框下方的"Advanced"按钮,可进入高级检索界面。

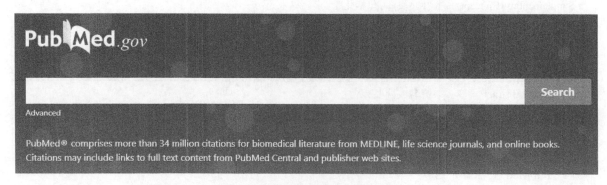

图4-1-4 PubMed基本检索区域(选自2022年7月30日)

① 自由词(关键词)检索:在 PubMed 主页面的检索框中输入单词或短语,大小写均可,然后点击 "Search"或回车,系统即自动使用词汇自动转换功能执行检索。用户还可根据需要使用 * 或""进行

截词检索或强制检索,此时系统会关闭词汇自动转换功能。

② 著者检索:输入著者姓名的姓氏全称加名的缩写进行检索。如"zhang s""smith j"。2002 年起,如果论文中提供了姓名全称,用户可以用全称进行检索,如"zhang san""vollmer charles"。

③ 刊名检索:输入刊名全称、刊名缩写或者 ISSN 均可。例如输入 Journal of medical systems 或 J Med Syst 或 0148—5598,均可进行检索。

④ 组配式检索:使用逻辑算符 AND、OR、NOT 将多个检索词进行组配检索,并可使用小括号改变运算顺序。例如输入 allergen AND(asthma OR rhinitis)进行检索。

⑤ 字段标识检索:在 PubMed 主页面的检索框中可以直接在检索词后用方括号添加检索字段名称进行限定检索(字段名称参见表 4-1-1)。例如输入 hypertension[Title],表示检索篇名中含有 hypertension 的文献。

(2)高级检索(Advanced) 在 PubMed 主界面基本检索输入框的下方点击"Advanced"按钮即可进入 PubMed 高级检索界面(图 4-1-5),该界面主要由检索式构建区和检索历史两部分组成。

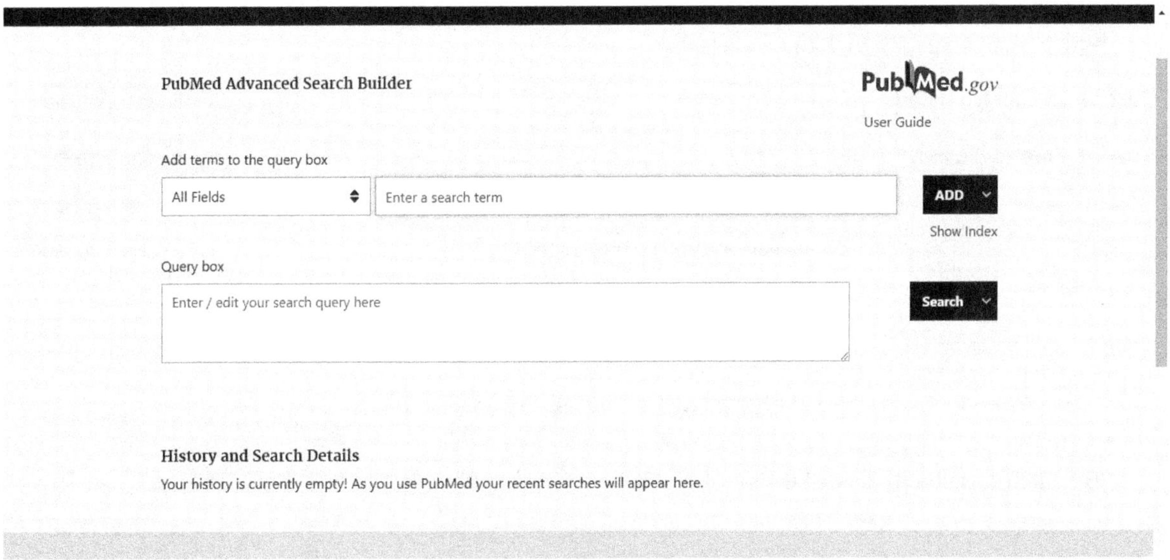

图 4-1-5 PubMed 高级检索(选自 2022 年 7 月 30 日)

① 检索式构建区:位于页面上方的"PubMed Advanced Search Builder"区域,提供了下列功能:

逻辑运算符下拉列表:有 ADD with AND、ADD with OR、ADD with NOT 三个选项。

检索字段下拉列表:下拉列表中的检索字段请参见表 4-1-1 中的中文说明。

检索词输入框:请在输入框中输入与所选检索字段匹配的准确表达检索要求的词或词组。

查看索引词列表:选择检索字段,并将检索词输入后,点击输入框右侧的"Show Index",即可查看特定字段中含有该检索词的索引词列表(图 4-1-6),供选择更恰当的检索词。

检索框(Query Box):在 Builder 区域输入第一个检索词,选择检索字段,点击"ADD"添加到 Query Box;若有其他检索条件,则逐个进行后续检索词的输入、检索字段的选择,并根据逻辑关系需求选择 ADD 下拉列表中 ADD with AND、ADD with OR、ADD with NOT 三个选项中的一个添加到 Query Box。完成构造检索式后,点击"Search"按钮,获取检索结果,或点击"Add to History",可预览检索结果数等。如果需要修改该检索式,有两种方法:一是在 Builder 区域重新设置;二是直接在检索框中进行修改。

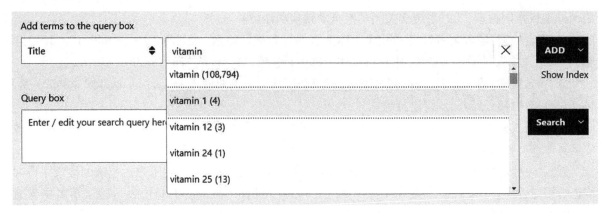

图 4-1-6　PubMed 高级检索"Show Index"(选自 2022 年 12 月 14 日)

② 检索历史:用于查看检索历史(图 4-1-7),包括每次检索的顺序号、用户检索式、系统检索式(Details)、检索结果数和检索时间(是美国时间)。点击检索结果数,可直接打开该次检索的所有结果。并可下载和删除检索历史窗口中的信息。

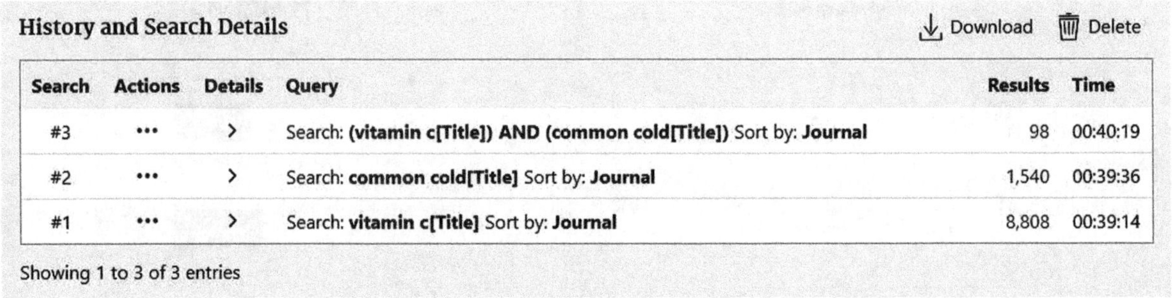

History and Search Details ↓ Download 🗑 Delete

Search	Actions	Details	Query	Results	Time
#3	•••	>	Search: **(vitamin c[Title]) AND (common cold[Title])** Sort by: **Journal**	98	00:40:19
#2	•••	>	Search: **common cold[Title]** Sort by: **Journal**	1,540	00:39:36
#1	•••	>	Search: **vitamin c[Title]** Sort by: **Journal**	8,808	00:39:14

Showing 1 to 3 of 3 entries

图 4-1-7　PubMed 高级检索"History and Search Details"(选自 2022 年 12 月 14 日)

③ Search Details:由于 MEDLINE 数据库中一些字段的特殊要求(如主题词、刊名缩写、人名表达方式等),加之考虑查全率的因素,PubMed 检索系统会将用户输入的检索式进行自动转换,Details 栏目下显示的就是 PubMed 实际执行的详细检索式,用户可了解所输入的检索词被 PubMed 自动转换成哪些词、使用了什么样的检索规则和语法。例如在 Search Builder 区域选择检索字段为 All Fields,输入检索词为 vitamin c,添加到检索框后点击"Add to History",我们在检索历史窗口查看到的 Details 栏目下的内容如图 4-1-8 所示。

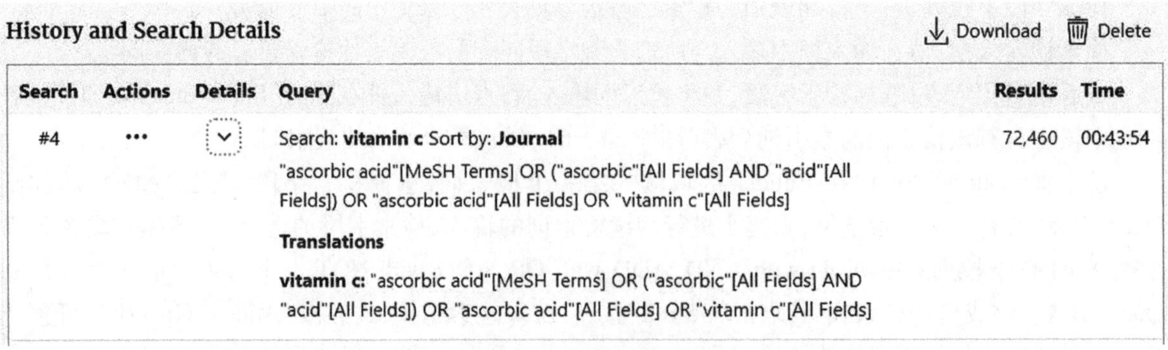

History and Search Details ↓ Download 🗑 Delete

Search	Actions	Details	Query	Results	Time
#4	•••	⌄	Search: **vitamin c** Sort by: **Journal**	72,460	00:43:54

"ascorbic acid"[MeSH Terms] OR ("ascorbic"[All Fields] AND "acid"[All Fields]) OR "ascorbic acid"[All Fields] OR "vitamin c"[All Fields]

Translations

vitamin c: "ascorbic acid"[MeSH Terms] OR ("ascorbic"[All Fields] AND "acid"[All Fields]) OR "ascorbic acid"[All Fields] OR "vitamin c"[All Fields]

图 4-1-8　PubMed 高级检索"Search Details"(选自 2022 年 7 月 30 日)

但在三种情况下,系统的自动转换功能关闭,它们是:A. 检索词加强制符双引号,如"vitamin c";B. 给检索词限定检索字段,如"vitamin c〔TI〕";C. 检索词词尾加截词符 * ,如"vitamin * "。图4 - 1 - 9为分别输入这三个检索式后Details所显示的系统检索式。

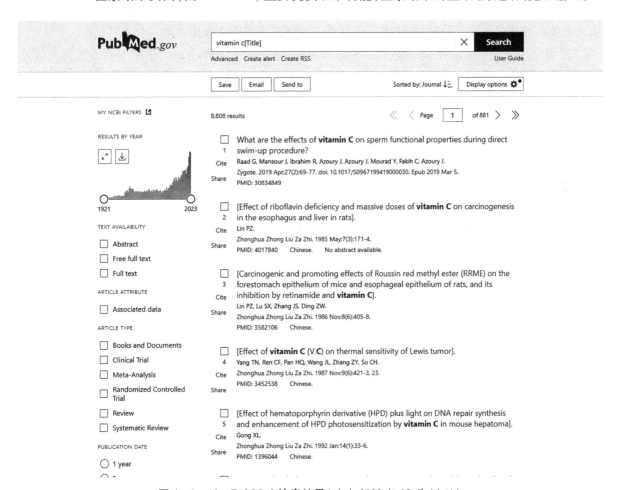

Search	Actions	Details	Query	Results	Time
#7	•••	⌄	Search: **vitamin c[Title/Abstract]** Sort by: **Journal** "vitamin c"[Title/Abstract]	27,086	00:47:16
#6	•••	⌄	Search: **vitamin*** Sort by: **Journal** "vitamin*"[All Fields]	460,506	00:46:58
#5	•••	⌄	Search: **"vitamin c"** Sort by: **Journal** "vitamin c"[All Fields]	27,164	00:46:35

图4 - 1 - 9　**PubMed 三种词汇自动转换功能关闭的情况**(选自2022 年12 月14 日)

6. PubMed 检索结果

PubMed 检索结果页面(图4 - 1 - 10)主要提供以下功能:检索结果的显示、筛选、浏览和输出。

图4 - 1 - 10　**PubMed 检索结果**(选自2022 年12 月14 日)

(1)检索结果显示　检索结果显示区域位于检索结果页面的中间,是主体部分,主要包括检索结果、检索结果总数、前后翻页的按钮,以及记录显示格式、记录排序和每页显示记录数等的设置。

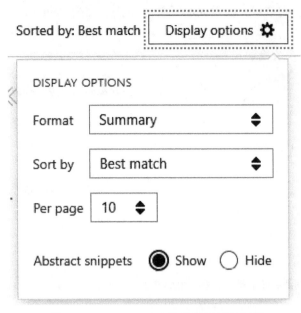

图 4 - 1 - 11　PubMed 检索结果显示设置
(选自 2022 年 7 月 30 日)

① 设置记录显示格式:系统默认记录显示格式为简要格式(Summary),包括文献的题名、作者、出处、PMID、全文链接等(图 4 - 1 - 10)。打开检索结果显示区域右上端的"Display options"界面(图 4 - 1 - 11),Format 下拉列表中可供选择的格式有 4 个:Summary、Abstract、PubMed 和 PMID。其中 PubMed 格式最详细,包括文献被标引的主题词和当前所处的数据库等信息。PMID 格式只显示每条记录的 PMID 号。

② 设置记录排序:系统默认按文献的相关度排序。点击"Sort by"下拉列表设置记录排序顺序(图 4 - 1 - 11),可选项有:Best match(相关度)、Most recent(最新文献)、Publication date(出版日期)、First author(第一作者)、Journal(期刊)。这里所说的文献新旧不是根据文献正式出版时间的先后来判断,而是根据文献能让读者阅读到的先后来定。目前,有很多文献的电子版都是先于印刷版面世的。

③ 设置每页显示记录数:系统默认每页显示 10 条记录,点击"Per page"下拉列表设置每页显示的记录数。可选项有:10、20、50、100、200。

(2) 检索结果筛选　PubMed 检索结果页面中提供了强大的对文献进行筛选的功能,并针对生物医学领域文献的内容特点,设计了一些极具特色的筛选条件,从而使 PubMed 检索系统具有其他综合性数据库所无法比拟的强大优势。对记录进行筛选的功能分布在检索结果显示区域的左侧,使用这些功能可以缩小查询范围,提高检索的查准率。可供选择的筛选条件包括:时间、文档可提供情况、关联数据、文献类型、期刊范围、语种、性别、年龄段、物种等。

① 时间条件的设置:采用两种方法(图 4 - 1 - 12)。一是年份柱状图,可以通过拖动横轴上的两个圈设置所需的起止年份。二是通过 Publication date 栏目设置文献出版时间范围,可选项有 1 年、5 年、10 年和用户自己设置时间范围,输入的年月日必须符合系统的要求,月和日必须用两位数字表示。

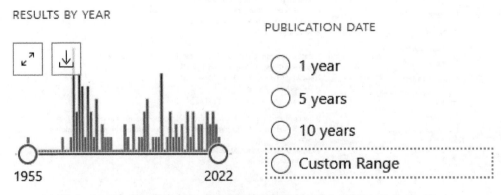

图 4 - 1 - 12　PubMed 结果显示页面的时间筛选(选自 2022 年 7 月 30 日)

② 文档可提供情况(Text Availability):分别可以筛选有摘要的文献、有免费全文的文献或者有

全文的文献。图 4-1-13 是一个免费全文的筛选结果,其中带有"**Free article**"标记的免费全文来自出版商的网站;带有"**Free PMC article**"标记的免费全文来自 PMC 数据库。

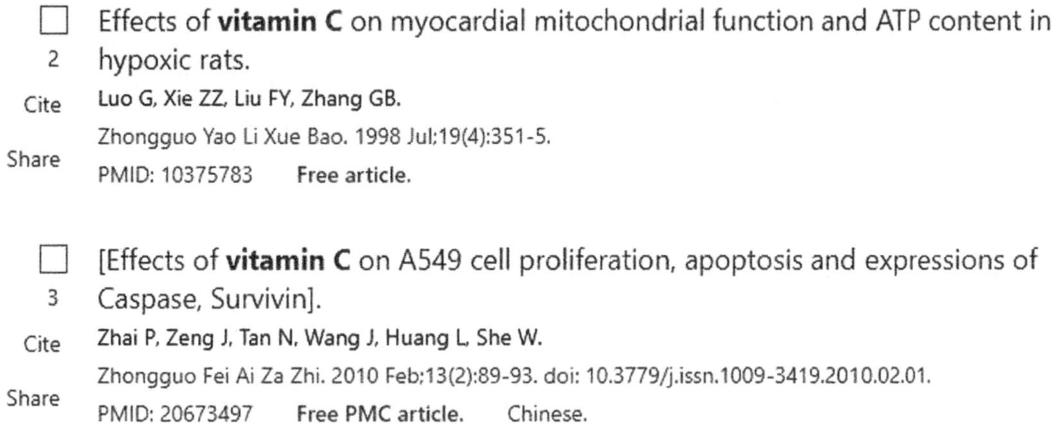

2 ☐ Effects of **vitamin C** on myocardial mitochondrial function and ATP content in hypoxic rats.

Cite

Share

Luo G, Xie ZZ, Liu FY, Zhang GB.

Zhongguo Yao Li Xue Bao. 1998 Jul;19(4):351-5.

PMID: 10375783   Free article.

3 ☐ [Effects of **vitamin C** on A549 cell proliferation, apoptosis and expressions of Caspase, Survivin].

Cite

Share

Zhai P, Zeng J, Tan N, Wang J, Huang L, She W.

Zhongguo Fei Ai Za Zhi. 2010 Feb;13(2):89-93. doi: 10.3779/j.issn.1009-3419.2010.02.01.

PMID: 20673497   Free PMC article.   Chinese.

图 4-1-13 PubMed 免费全文筛选(选自 2022 年 7 月 30 日)

③ 文献类型(Article Types):可从检索结果筛选出特定类型的文献。可选项包括:临床试验(Clinical Trial)、综述(Review)、系统评价(Systematic Reviews)、Meta 分析、临床指南(Guideline)、政府出版物(Govenrment Publications)等共 70 多种类型。

④ 物种(Species):选择人类或其他动物,可用于区分临床研究和基础医学研究。

(3) 检索结果浏览 如前所述,系统默认以 Summary 格式显示检索结果,每条记录包括文献题目、作者、出处、PMID 等信息。其中,文献题目提供超链接,点击进入单篇文献详细信息的界面(图4-1-14)。

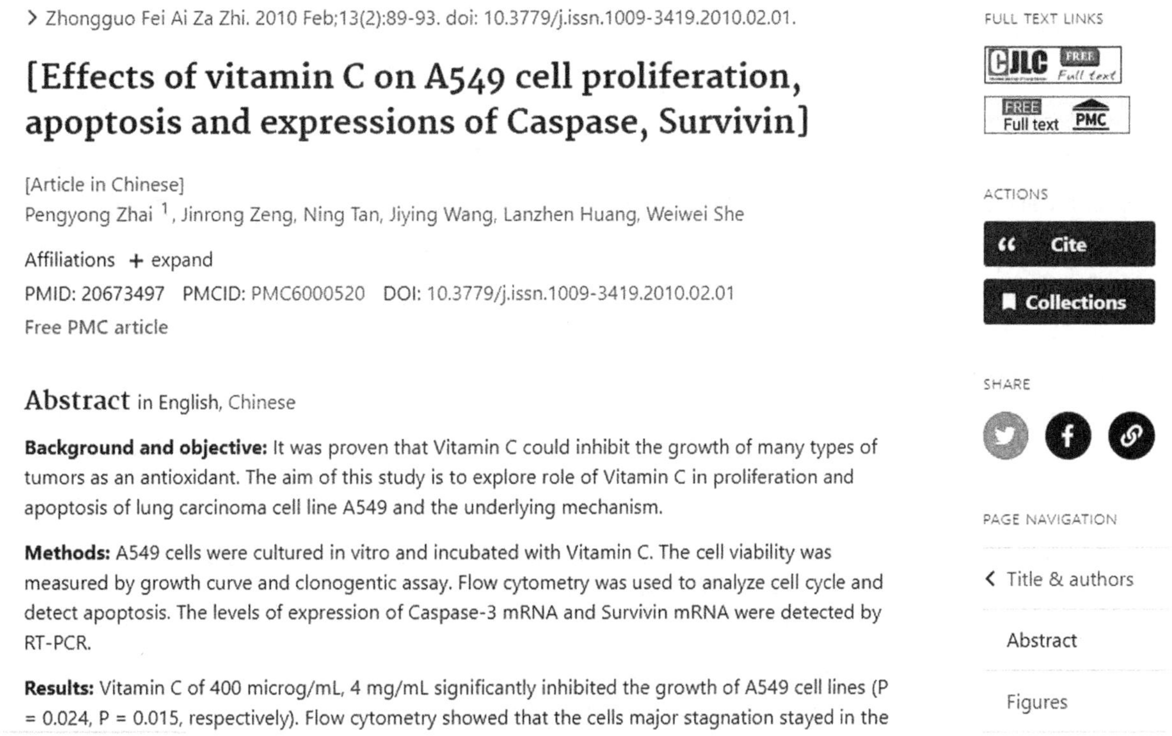

> Zhongguo Fei Ai Za Zhi. 2010 Feb;13(2):89-93. doi: 10.3779/j.issn.1009-3419.2010.02.01.

FULL TEXT LINKS

CJLC FREE Full text

FREE Full text PMC

[Effects of vitamin C on A549 cell proliferation, apoptosis and expressions of Caspase, Survivin]

[Article in Chinese]

Pengyong Zhai [1], Jinrong Zeng, Ning Tan, Jiying Wang, Lanzhen Huang, Weiwei She

Affiliations + expand

PMID: 20673497   PMCID: PMC6000520   DOI: 10.3779/j.issn.1009-3419.2010.02.01

Free PMC article

ACTIONS

❝ Cite

▤ Collections

SHARE

PAGE NAVIGATION

< Title & authors

Abstract

Figures

Abstract in English, Chinese

Background and objective: It was proven that Vitamin C could inhibit the growth of many types of tumors as an antioxidant. The aim of this study is to explore role of Vitamin C in proliferation and apoptosis of lung carcinoma cell line A549 and the underlying mechanism.

Methods: A549 cells were cultured in vitro and incubated with Vitamin C. The cell viability was measured by growth curve and clonogentic assay. Flow cytometry was used to analyze cell cycle and detect apoptosis. The levels of expression of Caspase-3 mRNA and Survivin mRNA were detected by RT-PCR.

Results: Vitamin C of 400 microg/mL, 4 mg/mL significantly inhibited the growth of A549 cell lines (P = 0.024, P = 0.015, respectively). Flow cytometry showed that the cells major stagnation stayed in the

图 4-1-14 单篇文献详细信息(选自 2022 年 7 月 30 日)

单篇文献详细信息界面包括以下信息:① 文献出处(一般指论文发表的期刊名、年、卷、期、页码等信息,还包括论文电子版的出版时间)。② 题目。③ 作者姓名及单位信息。④ 摘要(Abstract)。⑤ 关键词(Keywords)。⑥ PMID。⑦ 全文链接(在页面的右上方,如 [FULL TEXT OPEN ACCESS] [MDPI], [FREE Full text] [PMC])。⑧ 在 PubMed 中的相关文献(Related Citations in PubMed)。⑨ 数据库标识符。

(4) 检索结果输出　检索结果输出按钮在结果显示页面的上端,输出方式包括 Save、E-mail 和"Send to"下拉列表中的其他选项(图 4 - 1 - 15)。

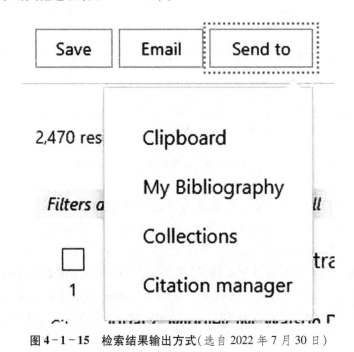

图 4 - 1 - 15　检索结果输出方式(选自 2022 年 7 月 30 日)

① Save:将选中的记录以文本格式存盘,可进行显示格式和排序方式的设置。

② E-mail:将选中的记录发送到指定的邮箱,可以进行显示格式和排序方式的设置。

③ Clipboard:用于临时存放所选的记录,主要为了集中阅读、存盘、打印或订购原文。使用时将所需记录进行勾选,然后选择"Clipboard",即可将所选记录存入 Clipboard。存放结束后,在检索结果显示页面的检索式输入框下方可以看到 Clipboard 所存记录数的提示(图 4 - 1 - 16),并可点击进入Clipboard 界面进行操作。Clipboard 中最多只能存放 500 条记录,若超过 8 h 无任何操作,粘贴板中的记录会清除。

④ My Bibliography:将选中的记录添加到"我的参考书目"。

⑤ Collections:将选中的记录添加到"My NCBI"。"My NCBI"是系统为用户提供的个性化服务功能,首次使用时需要进行简单注册,以后使用只需输入用户名、密码登录即可。登录后的用户可进行检索史保存、检索记录收藏、设置定期 E-mail 接收特定检索策略的最新检索记录、过滤设置、个性化显示设置等。

⑥ Citation manager:将选中的记录添加到你的文献管理软件,如 EndNote、Reference Manager、ProCite 等。

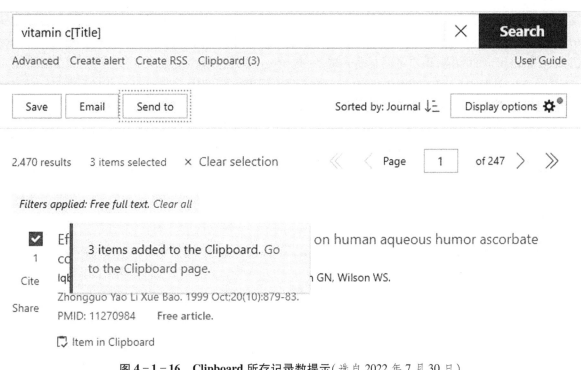

图 4 - 1 - 16　Clipboard 所存记录数提示(选自 2022 年 7 月 30 日)

7. PubMed 提供的特色检索服务和其他数据库链接

为了让用户能提高检索效率,除了常用的基本检索和高级检索外,PubMed 还提供了临床咨询、单篇或批量引文匹配检索等特色服务,并提供了 NLM 主题词数据库和期刊数据库的链接。

(1) Clinical Queries(临床咨询)　临床咨询是为临床医生快速优化临床或疾病特定主题的检索工具(图 4 - 1 - 17)。在搜索框中输入检索词,并在"Filter"下拉列表中选择筛选条件,包括治疗、诊断、病因、预后、临床预测指南。同时可以在"Scope"下拉列表中选择"Narrow"或"Broad",前者表示检索时强调查准,即检出的文献相对较少但更确切,后者表示检索时主要强调查全,即查出文献多但有些可能不太相关。

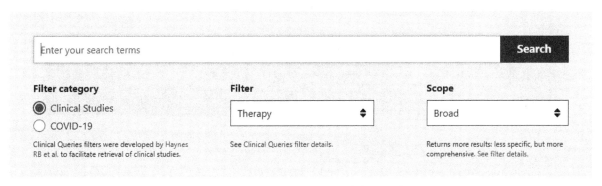

图 4 - 1 - 17　PubMed Clinical Queries(选自 2022 年 7 月 30 日)

(2) Single Citation Matcher(单篇引文匹配检索)　有些情况下,用户想通过引文格式的信息查找文献,例如已知某文献的作者、篇名(或篇名中的短语)、刊名、卷、期、首页页码等信息,可通过此项功能进行检索(图4-1-18)。PubMed除了单篇引文匹配检索外,还提供批量引文匹配检索(Batch Citation Matcher)的功能,用户可同时输入多条(批量)检索式进行检索。

(3) MeSH Database(主题词数据库) 主题词数据库可帮助用户选择规范化的主题词、组配相关副主题词、查看词义注释、浏览主题词树状结构等,从而确定更加精准的检索策略。

① 登录方式:点击PubMed主页面中的"Explore"栏内的"MeSH Database"链接,进入主题词数据库检索界面(图4-1-19)。

② 检索方式:主题词数据库的检索方式与PubMed相似,也分为基本检索和高级检索,而且检索界面的使用方法也一致,故在此不再重复。两者不同之处就是主题词数据库基本检索界面多了一个"Limits"功能,用于进行检索字段的限定设置。点击"Limits",打开如图4-1-20所示的界面。

PubMed Single Citation Matcher

Use this tool to find PubMed citations. You may omit any field.

Journal
Journal may consist of the full title or the title abbreviation.

Date
Month and day are optional.

Year	Month	Day
YYYY	MM	DD

Details

Volume	Issue	First page

Author
Use format lastname initials for the most comprehensive results, e.g., Ostell J. See also: Searching by author.

Limit authors ☐ Only as first author ☐ Only as last author

Title words

[Search]   [Clear]

图4-1-18 PubMed Single Citation Matcher(选自2022年7月30日)

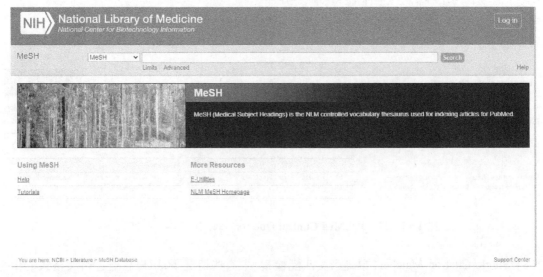

图4-1-19 MeSH Database 首页(选自2022年7月30日)

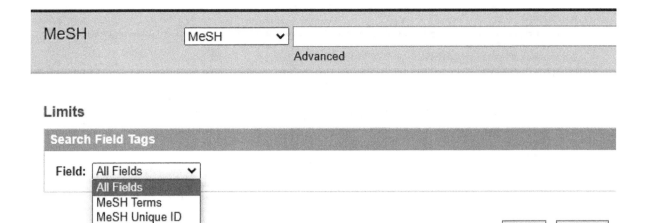

图 4 - 1 - 20　MeSH Database 的 Limits 界面(选自 2022 年 7 月 30 日)

③ 检索结果:如在检索框中输入 cancer,点击"Search"按钮,进入如图 4 - 1 - 21 所示的主题词列表界面。该界面包括与 cancer 相关的主题词及其注释,供选择。点击"Neoplasms",进入单个主题词及副主题词界面(图 4 - 1 - 22),进一步缩小查询范围,选择副主题"药物治疗"和"护理"。在图 4 - 1 - 23 的界面中,点击"Add to search builder",生成由主题词及副主题词构成的检索式,点击"Search PubMed"即可获得来自 PubMed 的检索结果。

MeSH	MeSH ⌄	cancer
		Create alert　Limits　Advanced

Summary ▾　20 per page ▾　　　　　　　　　　　　　　　　　　　　　　　　　　　Send to: ▾

Search results

Items: 1 to 20 of 402　　　　　　　　　　　　　<< First　< Prev　Page [1] of 21　Next >　Last >>

☐ **Neoplasms**
1. New abnormal growth of tissue. Malignant **neoplasms** show a greater degree of anaplasia and have the properties of invasion and metastasis, compared to benign **neoplasms**.
Year introduced: /diagnosis was NEOPLASM DIAGNOSIS 1964-1965

☐ Hereditary Breast and Ovarian **Cancer** Syndrome
2. Autosomal dominant HEREDITARY **CANCER** SYNDROME in which a mutation most often in either BRCA1 or BRCA2 is associated with a significantly increased risk for breast and ovarian cancers.
Year introduced: 2012

☐ Early Detection of **Cancer**
3. Methods to identify and characterize **cancer** in the early stages of disease and predict tumor behavior.
Year introduced: 2009

☐ National **Cancer** Institute (U.S.)
4. Component of the NATIONAL INSTITUTES OF HEALTH. Through basic and clinical biomedical research and training, it conducts and supports research with the objective of **cancer** prevention, early stage identification and elimination. This Institute was established in 1937.

图 4 - 1 - 21　与检索词相关的部分主题词列表界面(选自 2022 年 7 月 30 日)

Neoplasms

New abnormal growth of tissue. Malignant neoplasms show a greater degree of anaplasia and have the properties of invasion and metastasis, compared to benign neoplasms.

Year introduced: /diagnosis was NEOPLASM DIAGNOSIS 1964-1965

PubMed search builder options
Subheadings:

- [ ] abnormalities
- [ ] administration and dosage
- [ ] analysis
- [ ] anatomy and histology
- [ ] antagonists and inhibitors
- [ ] biosynthesis
- [ ] blood
- [ ] blood supply
- [ ] cerebrospinal fluid
- [ ] chemical synthesis
- [ ] chemically induced
- [ ] chemistry
- [ ] classification
- [ ] complications
- [ ] congenital
- [ ] cytology
- [ ] diagnosis
- [ ] diagnostic imaging
- [ ] diet therapy
- [ ] drug effects
- [ ] drug therapy

- [ ] education
- [ ] embryology
- [ ] enzymology
- [ ] epidemiology
- [ ] ethnology
- [ ] etiology
- [ ] genetics
- [ ] growth and development
- [ ] history
- [ ] immunology
- [ ] injuries
- [ ] innervation
- [ ] isolation and purification
- [ ] legislation and jurisprudence
- [ ] metabolism
- [ ] microbiology
- [ ] mortality
- [ ] nursing
- [ ] organization and administration
- [ ] parasitology
- [ ] pathogenicity

- [ ] pathology
- [ ] pharmacology
- [ ] physiology
- [ ] physiopathology
- [ ] prevention and control
- [ ] psychology
- [ ] radiation effects
- [ ] radiotherapy
- [ ] rehabilitation
- [ ] secondary
- [ ] statistics and numerical data
- [ ] supply and distribution
- [ ] surgery
- [ ] therapeutic use
- [ ] therapy
- [ ] transmission
- [ ] transplantation
- [ ] ultrastructure
- [ ] urine
- [ ] veterinary
- [ ] virology

图 4-1-22 单个主题词及副主题词界面(选自 2022 年 7 月 30 日)

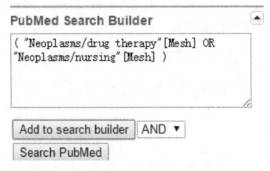

图 4-1-23 主题词检索式界面(选自 2022 年 7 月 30 日)

(4) Journals(期刊数据库) 点击 PubMed 主页面中的"Explore"栏内的"Journals"链接,进入期刊数据库基本检索界面(图 4-1-24)。可输入刊名全称、缩写、ISSN 进行检索,也可输入关键词检

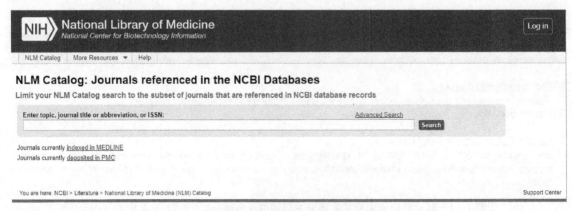

图 4-1-24 Journals 基本检索界面(选自 2022 年 7 月 30 日)

索,检索刊名中包含有该检索词的期刊。出现检索结果后,可点击列出的期刊条目,浏览更详细的期刊信息,包括期刊的印刷版 ISSN、电子版 ISSN、刊名缩写、ISO 缩写、创刊时间、出版者、语种、出版国、涉及主题、NLM 标识号等。该界面提供了浏览 MEDLINE 收录期刊和 PMC 收录期刊的功能。期刊库高级检索界面的使用方法类似于 PubMed 检索系统,故不再重复。

第二节　BIOSIS Previews

一、概述

BIOSIS Previews,简称 BP,是目前世界上非常全面的生命科学研究文献数据库,由《生物学文摘》(Biological Abstracts,BA)、《生物学文摘/综述、报告和会议》(Biological Abstracts/RRM)以及《生物研究索引》(Bio Research Index)三部分组合而成。它收录来自世界上 100 多个国家的 5 000 多种期刊刊载的论文和国际会议论文、综述性文章、书籍、专利信息,以及来自生物文摘和生物文摘评论的独特的参考文献,最早可回溯至 1969 年。它覆盖了生命科学领域的各个主题,包括生物学、生物化学、生物技术、植物学、生态与环境科学、临床医学、药理学、动物学、农业科学、兽医学、营养学及公共卫生学等。

BIOSIS Previews 可以通过 Dialog、DataStar、DIMDI、Ovid、STN、Web of Science,EBSCOhost 等不同的检索平台来访问。现在国内各个单位主要用的是 Ovid 和 Web of Science 这两个检索平台。

二、Ovid-BIOSIS Previews 登录方式

在如图 4－2－1 的 Ovid 平台数据库选择页面中勾选"BIOSIS Previews",进入 Ovid-BIOSIS Previews 检索页面(图 4－2－2)。

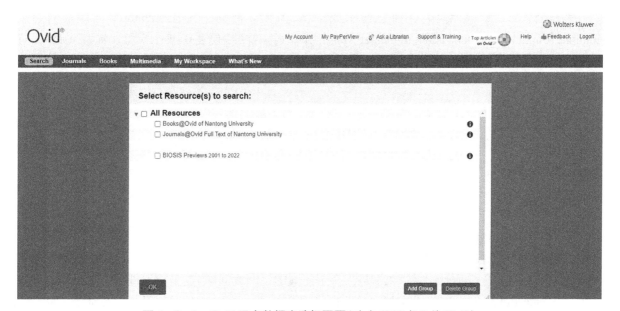

图 4－2－1　Ovid 平台数据库选择页面(选自 2022 年 7 月 31 日)

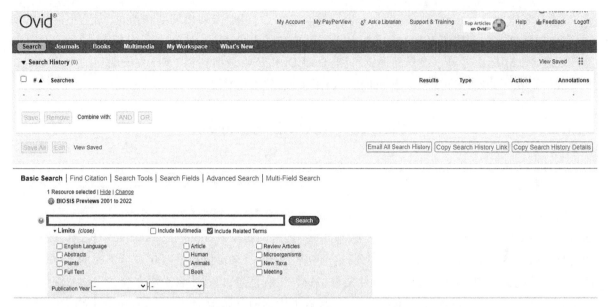

图4-2-2　Ovid-BIOSIS Previews 检索主页(选自2022年7月31日)

三、检索规则

1. 布尔逻辑运算

布尔逻辑运算"与""或"和"非"分别用"AND""OR"和"NOT"表示。

2. 字段限定检索

字段限定检索表示方法为检索词+英文状态下的句号(.)+字段标识符。例如检索标题字段中出现 endocrinology 的文献记录,则表示为 endocrinology. ti,检索期刊名称中含有 blood 的文献记录,则表示为 blood. jn。

3. 截词检索

截词符"＄"或"＊"代表任何字符串或空格,为无限截词。例如,immun ＊ 可检索到含有 immune、immunity、immunization、immunize 等的记录。通配符"？"代表0~1个字符。例如,colo？r 可检索到含有 colour 和 color 的记录。通配符"#"代表1个字符。例如,wom#n 可检索到含有 woman 和 women 的记录。

4. 位置算符

位置算符 ADJ(adjacency)表示2个检索词之间的间隔。ADJ*n* 表示2个检索词之间最多允许插入 *n*-1个单词。例如,"tongue ADJ3 base"可以检索到含有 tongue base,base of tongue,base of the tongue 等的记录。

四、检索方法

1. 基本检索(Basic Search)

基本检索是数据库默认的检索界面(图4-2-2)。点击输入框下方的"Limits"按钮,完整的基本检索界面如图4-2-3所示。在输入框输入一个完整的主题或问题,点击检索即可。选择检索框下方的"Include Related Terms",系统将同时检索所输检索词的同义词、复数以及拼写变体等不同形式来扩大检索范围。选择"Include Multimedia"则包含多媒体的检索。"Limits"栏目用于设置检索的限制条件,参见后面关于该项功能的详细介绍。该界面提供了对出版年范围进行设置的功能。

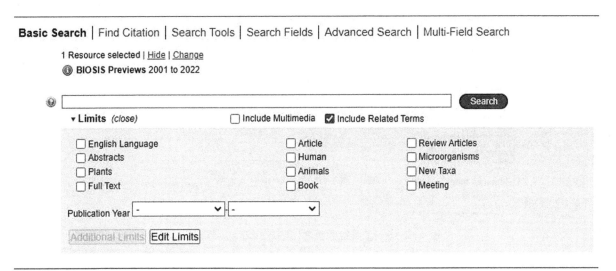

图 4 - 2 - 3　基本检索页面(选自 2022 年 7 月 31 日)

2. 引文检索(Find Citation)

引文检索可查找除图书以外的文献,并获取文献全文。输入所需文献的某个或某些文献特征,如文献题名,作者姓,发表的期刊名称、卷、期、页,出版年,出版商,DOI 号等进行检索(图 4 - 2 - 4)。

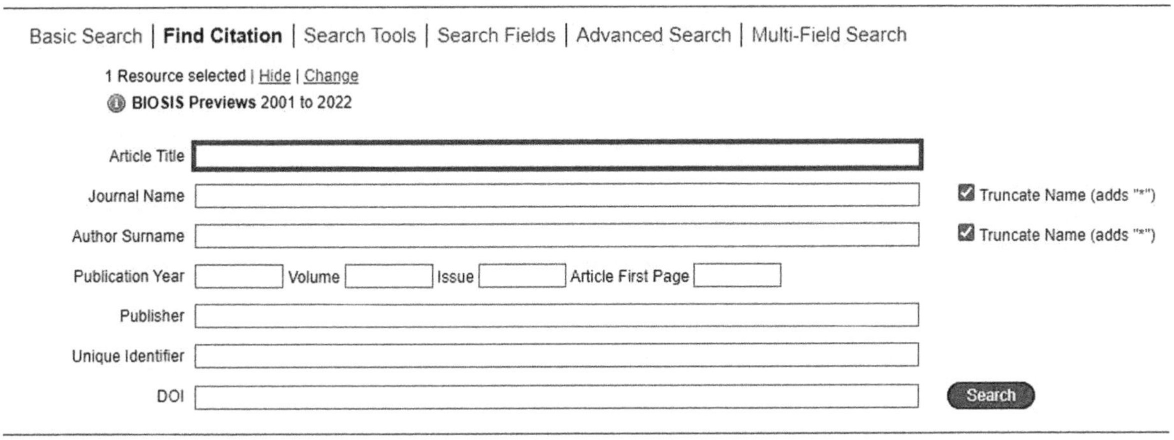

图 4 - 2 - 4　引文检索页面(选自 2022 年 7 月 31 日)

3. 工具检索(Search Tools)

工具检索是利用主题词表的辅助检索。在主页面点击"Search Tools"进入工具检索页面(图 4 - 2 - 5),系统提供五个选项。

(1) Map Term(主题匹配)　输入检索词后即查找主题词表中检索词对应的主题词。例如,在检索框内输入"cancer",Map Term 状态下系统提供 cancer 可能对应的"Subject Heading(主题词)"列表(图 4 - 2 - 6),在列表中勾选相应主题词。如无合适的词,系统提供将输入的词作为关键词进行检索(cancer. mp. search as Keyword)。可勾选多个主题词通过"Subject Heading"上方的"Combine selections with"右侧的"OR"进行布尔逻辑"或"的检索,"AND"进行布尔逻辑"与"的检索。

(2) Tree(树状结构)　在输入框输入主题词,检索结果显示主题词的上位词、下位词、记录数,可进行下位词的扩展检索(图 4 - 2 - 7)。

(3) Permuted Index(轮排索引)　显示轮排索引中包含输入词的主题词。输入的检索词必须是单词而不能是词组。

（4）Scope Note（范畴注释）　查询主题词的定义、注释、历史变更、适用范围等。

（5）Explode（扩展检索）　对输入的主题词直接进行下位词的扩展检索。

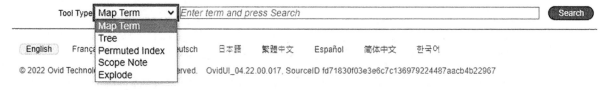

图 4-2-5　工具检索页面(选自 2022 年 7 月 31 日)

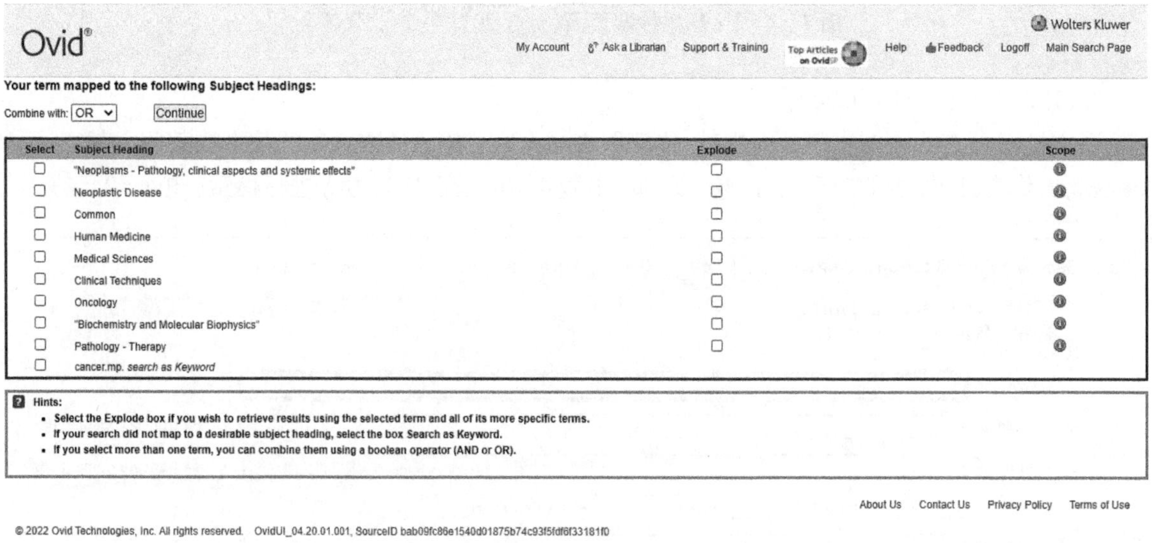

图 4-2-6　"cancer"对应的主题词列表(选自 2022 年 7 月 31 日)

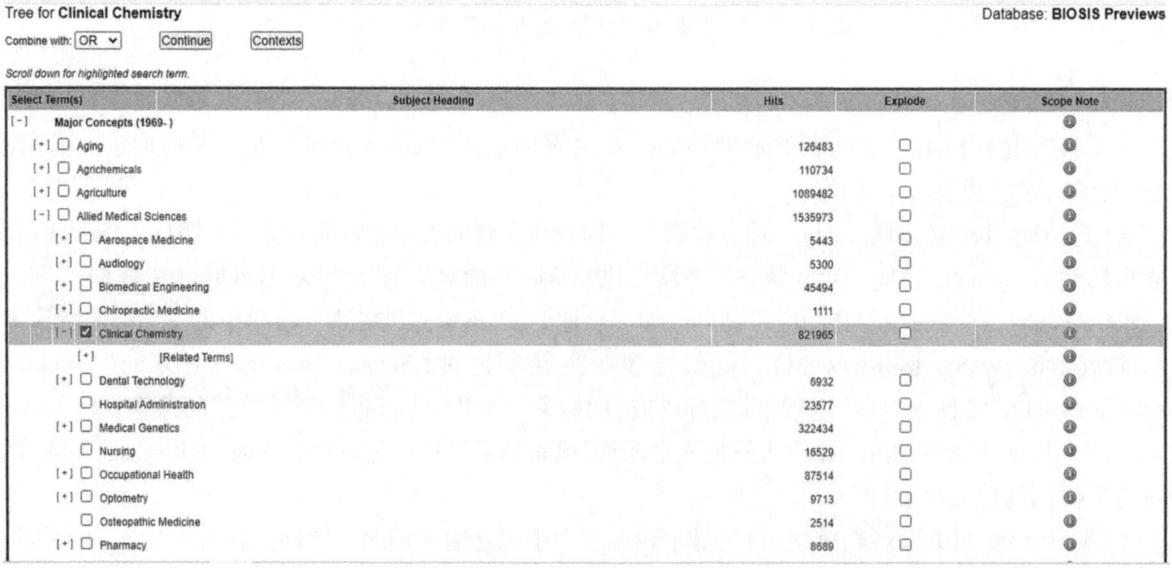

图 4-2-7　"Clinical Chemistry"的树状结构图(选自 2022 年 7 月 31 日)

4. 字段检索(Search Fields)

字段检索可根据数据库字段项的内容进行有针对性的检索,可选择一项进行检索也可以选择多项进行组合检索(图4-2-8)。输入一个词或短语,选择一个或多个字段,然后点击检索(Search)或显示索引(Display Indexes)。浏览索引时,显示检索词及所选择字段的字段代码,并显示数据库中收录的记录数,系统同时提供相关的检索词条目。

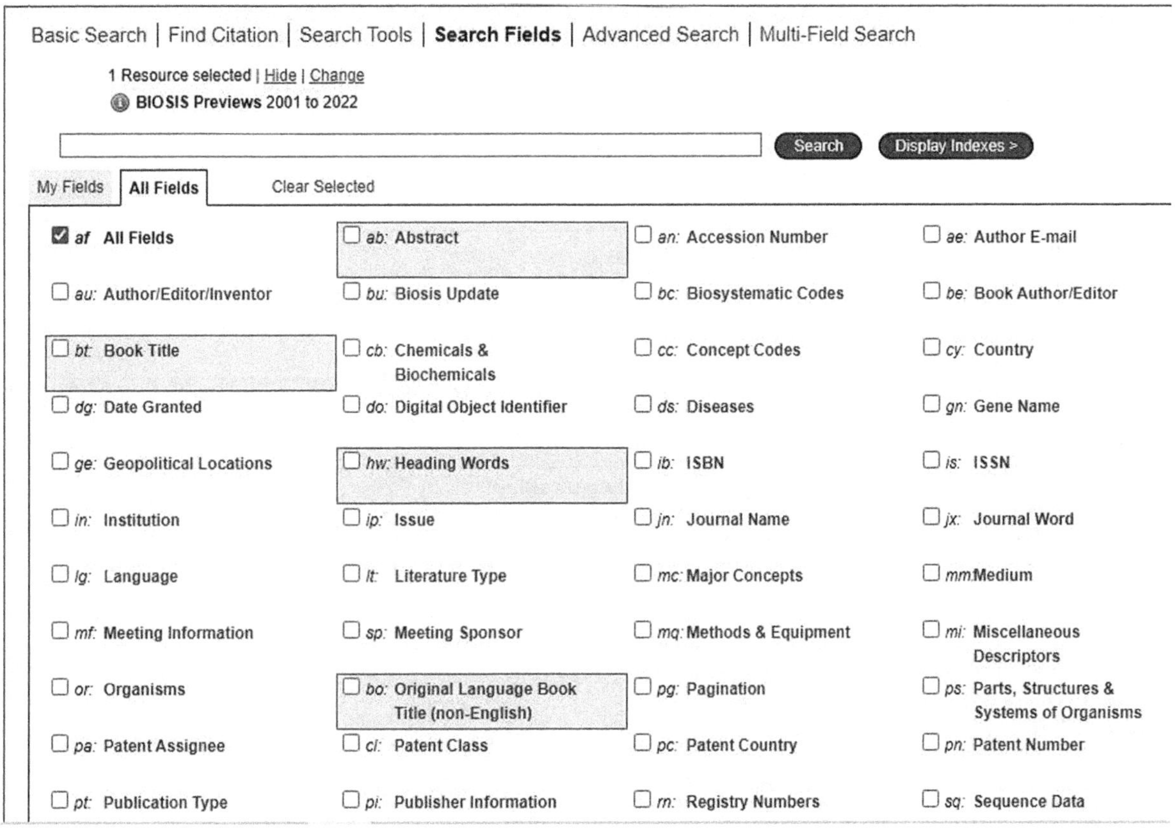

Basic Search | Find Citation | Search Tools | **Search Fields** | Advanced Search | Multi-Field Search

1 Resource selected | Hide | Change
BIOSIS Previews 2001 to 2022

[Search] [Display Indexes >]

My Fields | **All Fields** | Clear Selected

☑ *af* All Fields
☐ *ab*: Abstract
☐ *an*: Accession Number
☐ *ae*: Author E-mail
☐ *au*: Author/Editor/Inventor
☐ *bu*: Biosis Update
☐ *bc*: Biosystematic Codes
☐ *be*: Book Author/Editor
☐ *bt*: Book Title
☐ *cb*: Chemicals & Biochemicals
☐ *cc*: Concept Codes
☐ *cy*: Country
☐ *dg*: Date Granted
☐ *do*: Digital Object Identifier
☐ *ds*: Diseases
☐ *gn*: Gene Name
☐ *ge*: Geopolitical Locations
☐ *hw*: Heading Words
☐ *ib*: ISBN
☐ *is*: ISSN
☐ *in*: Institution
☐ *ip*: Issue
☐ *jn*: Journal Name
☐ *jx*: Journal Word
☐ *lg*: Language
☐ *lt*: Literature Type
☐ *mc*: Major Concepts
☐ *mm*:Medium
☐ *mf*: Meeting Information
☐ *sp*: Meeting Sponsor
☐ *mq*:Methods & Equipment
☐ *mi*: Miscellaneous Descriptors
☐ *or*: Organisms
☐ *bo*: Original Language Book Title (non-English)
☐ *pg*: Pagination
☐ *ps*: Parts, Structures & Systems of Organisms
☐ *pa*: Patent Assignee
☐ *cl*: Patent Class
☐ *pc*: Patent Country
☐ *pn*: Patent Number
☐ *pt*: Publication Type
☐ *pi*: Publisher Information
☐ *rn*: Registry Numbers
☐ *sq*: Sequence Data

图4-2-8 字段检索页面(选自2022年7月31日)

5. 高级检索(Advanced Search)

高级检索提供四种检索途径,分别为关键词途径(Keyword)、著者途径(Author)、题名途径(Title)、刊名途径(Journal)(图4-2-9)。

(1)关键词检索 关键词途径的默认字段为题名、文摘、化学物质登记号及主题词等。可输入单个词或短语进行检索,需要时可直接使用布尔逻辑运算符、通配符和截词符进行检索。可指定字段检索,如用"Aspirin. ab"或"Aspirin. ti"表示Aspirin出现在摘要或题名中。选择检索框下方的"Map Term to Subject Heading(主题词自动匹配)",系统会从数据库词表中推荐标准的主题词/术语用于检索。

(2)著者检索 该途径是通过已知著者查找文献的一个途径。输入著者姓名时姓在前,名在后(如已知缩写可用缩写),点击"Search",系统显示著者的轮排索引及检索结果,选中著者后点击"Search for Selected Terms"显示该著者的文献。

(3)题名检索 题名检索是检索文献题名中含有检索词的文献。检索词可以是词也可以是词组。

(4)刊名检索 刊名检索时可以输入期刊全称,也可以输入刊名前半部分,但不宜用缩写(除非已知缩写)。输入刊名后点击"Search",系统显示刊名的轮排索引及检索结果,选中刊名后点击"Search for Selected Terms"显示该刊收录的文献。

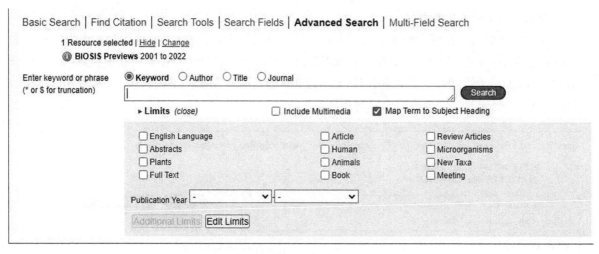

图 4 - 2 - 9　高级检索页面(选自 2022 年 7 月 31 日)

6. 多字段检索(Multi-Field Search)

多字段检索可限定检索词出现的字段,使用布尔逻辑运算"AND""OR""NOT"对多项检索条件进行组合检索。点击"Add New Row"添加更多检索行(图 4 - 2 - 10)。

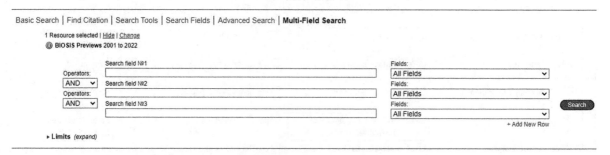

图 4 - 2 - 10　多字段检索页面(选自 2022 年 7 月 31 日)

7. Limits 检索

点击检索页面的"Limits"展开限定检索(图 4 - 2 - 11),通过"Additional Limits"展开更多限定检索(图 4 - 2 - 12)。限定检索可对检索结果进行各种限定。限定项除常规的出版国别、年限、文献语种、综述、文摘、全文、动物及人类等限定外,还有其他特殊的限定功能,如细菌、病毒、器官、系统、疾病、动物类型、植物类型等。

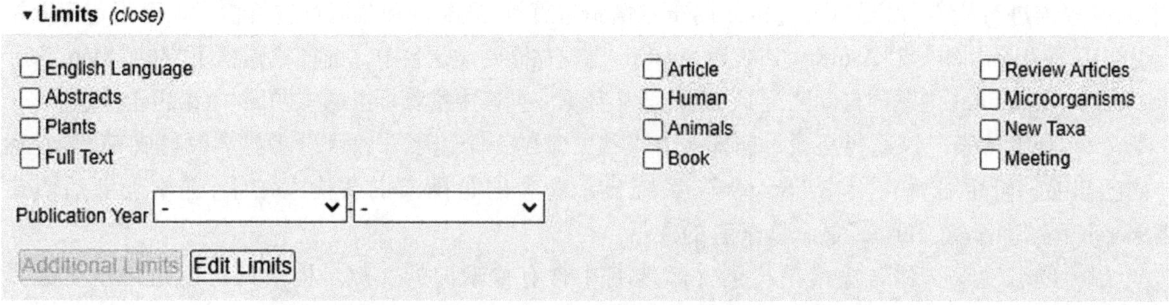

▾ **Limits** *(close)*

☐ English Language   ☐ Article   ☐ Review Articles
☐ Abstracts   ☐ Human   ☐ Microorganisms
☐ Plants   ☐ Animals   ☐ New Taxa
☐ Full Text   ☐ Book   ☐ Meeting

Publication Year [- ▾] [- ▾]

[Additional Limits] [Edit Limits]

图 4 - 2 - 11　展开"Limits"页面(选自 2022 年 7 月 31 日)

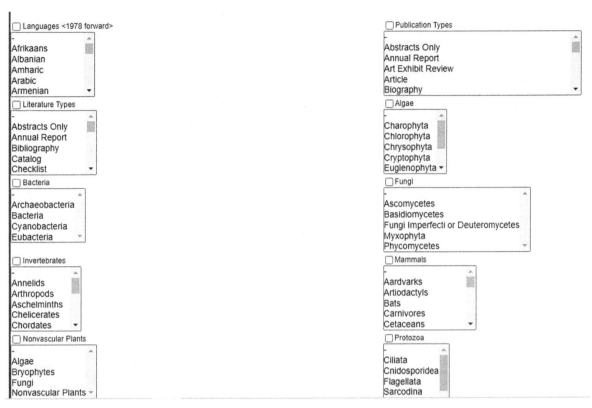

图4-2-12　展开"Additional Limits"页面(局部)(选自2022年7月31日)

五、检索结果显示及处理

1. 检索史

检索页面最上方的"Search History"下显示本次登录进行过的检索操作,即检索史,包括检索序号、检索策略、检索结果数、检索方式(图4-2-13),并可直接组合序号进行检索。

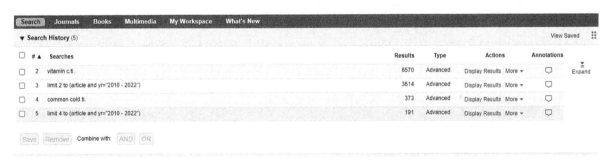

图4-2-13　显示检索史(选自2022年12月14日)

2. 检索结果的显示

系统默认显示最近一次检索操作的检索结果,若要显示之前的检索结果,点击检索史中对应检索操作后的"Display Results"显示该次检索的检索结果(图4-2-13)。

系统默认每页显示10条记录,通过下拉列表可更改每页显示的记录条数(图4-2-14)。默认显示引文格式(），包括著者、题名、文献出处和数据库记录号。点击" "或" "分别显示题名格式和文摘格式。点击每条记录右侧的"Complete Reference"可显示该条记录的全字段。有全文提示,如"Full Text"或"Ovid Full Text",点击后可直接链接全文进行打印或下载。"Find Similar"

和"Find Citing Articles"链接可实现类似文章和引用该文的文献的检索。"Library Holdings"为馆藏目录链接。"Internet Resources"可链接该文献的网络资源。

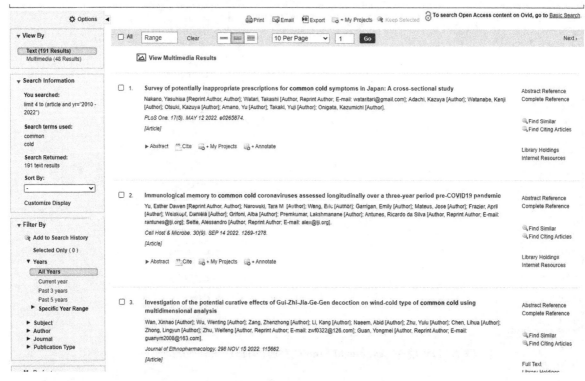

图 4-2-14　检索结果页面(选自 2022 年 12 月 14 日)

3. 检索结果的处理

输出：选择记录，点击"Print"可在本地或网络打印机打印。先按打印格式要求显示记录，然后通过浏览器中的打印功能完成打印。选择记录，点击"E-mail"可将检索结果通过电子邮件发送。选择记录，点击"Export"选择输出的格式，可按特定格式保存结果。注册用户点击"Add to My Projects"可添加到个人用户的个性化界面。

筛选：检索结果页面左侧的"Filter By"提供对检索结果的筛选，可按出版年（Year）、主题（Subject）、著者（Author）、期刊（Journal）、图书（Book）、出版类型（Publication Type）等进行筛选。

六、Ovid-BIOSIS Previews 数据库的期刊/图书浏览

除检索外，Ovid 平台提供期刊和图书的浏览功能帮助找到感兴趣的内容。在主检索页面点击"Journal"或"Books"即进入期刊或图书的浏览页面。

如图 4-2-15 所示，期刊浏览页面提供按订阅状态浏览（Ovid 所有期刊和机构所订购的全文期刊），按期刊名浏览（期刊名首字母字顺排列）或按学科主题浏览。该页面还提供期刊名检索。点击期刊名称，进入该期刊页面（图 4-2-16），页面左侧提供期刊信息和卷期列表。期刊信息包括出版社名称及链接，关于本刊的基本信息及链接。卷期列表列出该刊可获取的各卷期目录。页面右侧显示最新一期的内容，及 HTML 或 PDF 格式的全文。最上方的检索框，可针对该刊打开的卷期或所有卷期内容进行检索。

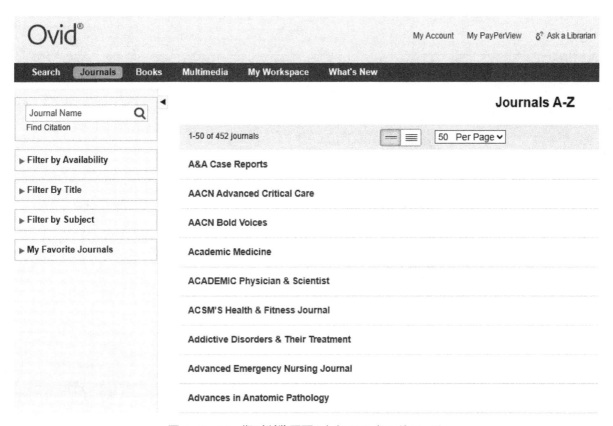

图 4 - 2 - 15 期刊浏览页面(选自 2022 年 7 月 31 日)

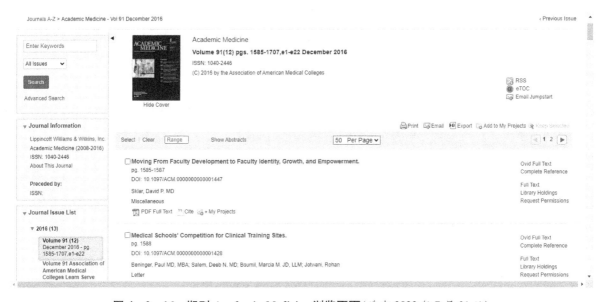

图 4 - 2 - 16 期刊 *Academic Medicine* 浏览页面(选自 2022 年 7 月 31 日)

　　如图 4 - 2 - 17 所示,图书浏览页面提供多种浏览方式,可按图书名首字母顺序进行浏览,也可按学科主题进行浏览,通过" Q "按钮还可以进行书内检索。点击" $\equiv$ "隐藏书籍封面,书籍封面图片不再显示,可以提高页面加载速度。点击书名或封面即可打开该书(图 4 - 2 - 18)。页面上方的检索框可检索该书或所有电子书。页面左侧的图书目录页面的功能包括前言(Front of Book)、目录(Table of Contents)、附录(Back of Book)。前言中提供作者与撰稿人的信息、出版信息、前言等。目录提供各卷册、各部分、各章节的全文链接。附录包含了书中关键词的索引、书中的图表及其他内容。

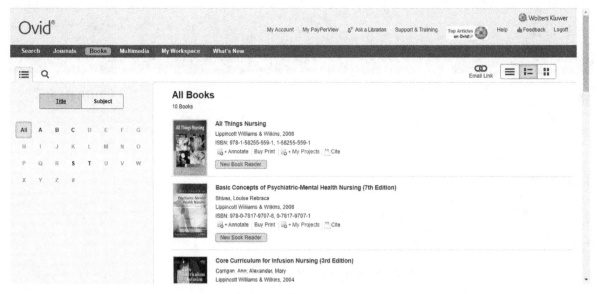

图 4 - 2 - 17　图书浏览页面(选自 2022 年 7 月 31 日)

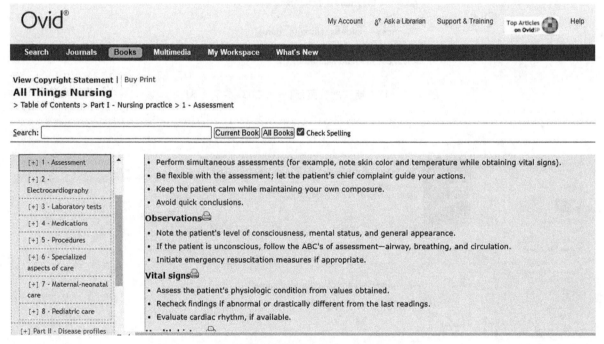

图 4 - 2 - 18　单种图书浏览页面(选自 2022 年 7 月 31 日)

第三节　EMBASE

一、概述

EMBASE 数据库全称 Excerpta Medica Database,是印刷型检索工具 Excerpta Medica(荷兰《医学文摘》)的电子版,是世界上最有影响的大型医学文摘数据库之一。现由荷兰爱思唯尔(Elsevier)科学出版社编辑出版,它收录 1974 年至今全球 70 多个国家和地区的 8 500 余种期刊、会议录刊载的 3 000 余万条的文摘和索引,其中 600 余万条记录和 2 900 种期刊不在 MEDLINE 的收录范围内,以上数据统计至 2022 年 6 月。EMBASE 数据库收录的文献涉及药物研究、药理学、制药学、药剂学、药物副作用、药物相互作用及毒性、临床及实验医学、基础生物医学和生物工程学、卫生政策和管理、药物经济学、公共、职业和环境卫生、污染、药物依赖和滥用、精神病学、传统医学、法医学、兽医学、口腔医学和护理学等学科。其中收录药物方面的文献量较大,约占40%。

EMBASE 数据库可通过不同的平台访问,国内各单位常用的是 Embase. com 平台、Ovid 平台和Web of Science 平台。以下以 Ovid 平台为例介绍 EMBASE 数据库的使用,检索首页如图 4-3-1所示。

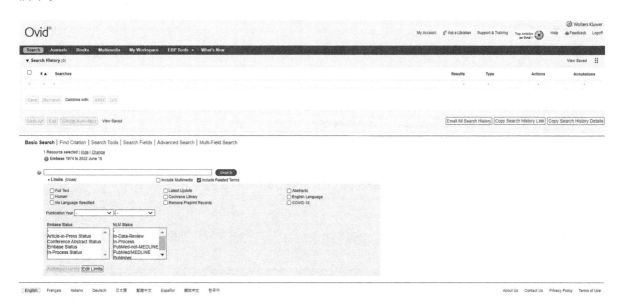

图 4-3-1 Ovid 平台 EMBASE 数据库检索首页(选自 2022 年 6 月 20 日)

二、Ovid-EMBASE 检索方法

本章第二节在介绍 BIOSIS Previews 使用方法的过程中对 Ovid 平台进行了详细全面的介绍。本节关于 Ovid-EMBASE 的介绍将省略与第二节内容相同部分,包括检索规则、基本检索、引文检索、字段检索、高级检索、多字段检索、限定检索功能以及检索结果的显示和处理等。

本节主要讲解 Ovid-EMBASE 的工具检索(Search Tools)。工具检索是利用主题词表的辅助检索。EMBASE 的主题词表不同于 BIOSIS Previews 的主题词表,因此检索选项与 Ovid-BIOSISPreviews 数据库的工具检索选项稍有区别(图 4-3-2),系统提供六个选项:

① Map Term(主题匹配):输入检索词后即查找主题词表中检索词对应的主题词。

② Thesaurus(主题词表):输入检索词,系统将显示该词所对应的主题词条目,包括 Used for(主题词的同义词),Broader Terms(上位词),Narrower Terms(下位词),Related Terms(相关词)等,同时按字母顺序列出该主题词相邻的主题词信息(图 4-3-3)。Hits 这列列出该主题词对应的文献数。Explode 和 Focus 选项分别对应于扩展检索和仅限该词检索。勾选主题词左侧的复选框(可多选),通过"Combine selections with"右侧的"OR"进行多个主题词之间的布尔逻辑"或"的检索,通过"AND"进行布尔逻辑"与"的检索。

③ Permuted Index(轮排索引):显示轮排索引中包含输入词的主题词。输入的检索词必须是单词而不能是词组。

④ Scope Note(范畴注释):查询主题词的定义、注释、历史变更、适用范围等。

⑤ Explode(扩展检索):对输入的主题词直接进行下位词的扩展检索。

⑥ Subheadings(副主题词):副主题词是对主题词的限定或修饰。输入检索词,选择

"Subheadings",系统显示与该主题词匹配的副主题词条目,并在副主题右侧括号内显示该副主题词与主题词组配检索的结果数(图4-3-4)。勾选副主题词左侧的复选框(可多选),通过"Combine selections with"右侧的"OR"进行多个组配间的布尔逻辑"或"的检索,通过"AND"进行布尔逻辑"与"的检索。

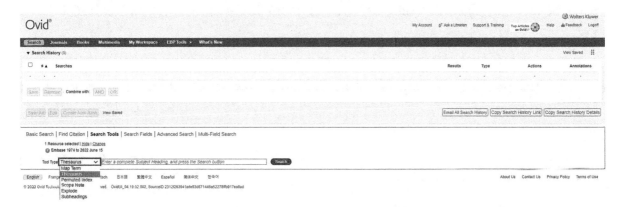

图 4 - 3 - 2 Ovid-EMBASE 的工具检索页面(选自 2022 年 6 月 20 日)

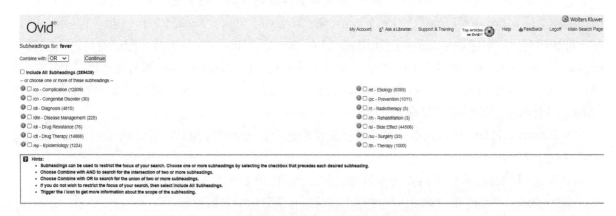

图 4 - 3 - 3 "coronary artery disease"对应的主题词页面(选自 2022 年 6 月 20 日)

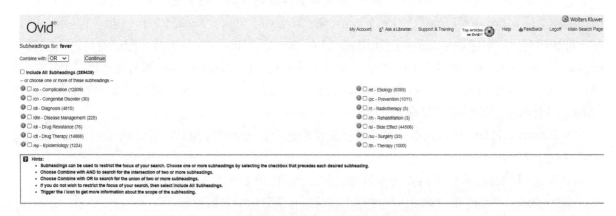

图 4 - 3 - 4 "fever"对应的副主题词页面(选自 2022 年 6 月 20 日)

第四节 美国的科学引文索引扩展数据库

一、数据库简介

美国的科学引文索引（Science Citation Index，SCI）由美国科学信息研究所（Institute for Scientific Information，ISI）于 1961 年创刊，最初为印刷版，1988 年 5 月推出光盘版，1997 年被纳入网络版 Web of Science（WOS）之中。WOS 还包括 ISI 的另两种引文索引：社会科学引文索引和艺术与人文引文索引。由于网络版 SCI 的来源刊数大于光盘版和印刷版，故称为 SCI 扩展版（Science Citation Index Expanded，SCIE）。

科学引文索引扩展数据库目前收录期刊 9 500 多种（统计到 2022 年 7 月底截止），最早回溯到 1945 年的文献。该库涵盖数理化、农林医、生命科学、天文地理、环境、材料、工程技术等自然科学各领域。SCIE 精心挑选有代表性的权威的科技期刊作为数据源，声称这些数据源包括了世界上 90% 以上的重要的科技文献，所以被它收录的论文具有较高的质量，代表了当时有关领域的先进水平。中国国家科技部批准，从 2000 年起，SCIE 用于统计 SCI 论文。

SCIE 数据库集成在 ISI 于 1997 年推出的"Web of Science"检索平台中，部分可提供免费全文链接。

二、数据库登录

"Web of Science"检索平台中的数据库只对有使用权限的用户开放，并开发了中文检索界面方便中国用户使用。我国的很多高校都购买了 SCIE 数据库的使用权。用户可从本单位提供的链接登录"Web of Science"检索平台（图 4-4-1）。在"所有数据库"下拉列表中选择"Web of Science 核心合集"，然后在引文索引中选择 Science Citation Index Expanded 数据库（图 4-4-2）。

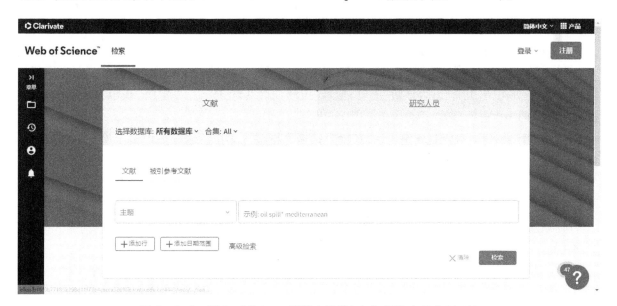

图 4-4-1 Web of Science 的基本检索（选自 2022 年 7 月 31 日）

Web of Science 核心合集包括五个引文数据库和两个化学数据库。五个引文数据库分别是 Science Citation Index Expanded（SCIE，科学引文索引及扩展版）、Social Sciences Citation Index（SSCI，社会科学引文索引）、Arts & Humanities Citation Index（A&HCI，艺术与人文科学引文索引）、

Conference Proceedings Citation Index-Science(CPCI-S,会议录引文索引自然科学版)、Conference Proceedings Citation Index-Social Science & Humanities(CPCI-SSH,会议录引文索引社会科学和人文科学版)。两个化学数据库分别是 Index Chemicals(IC)和 Current Chemical Reactions(CCR-EXPANDED)。

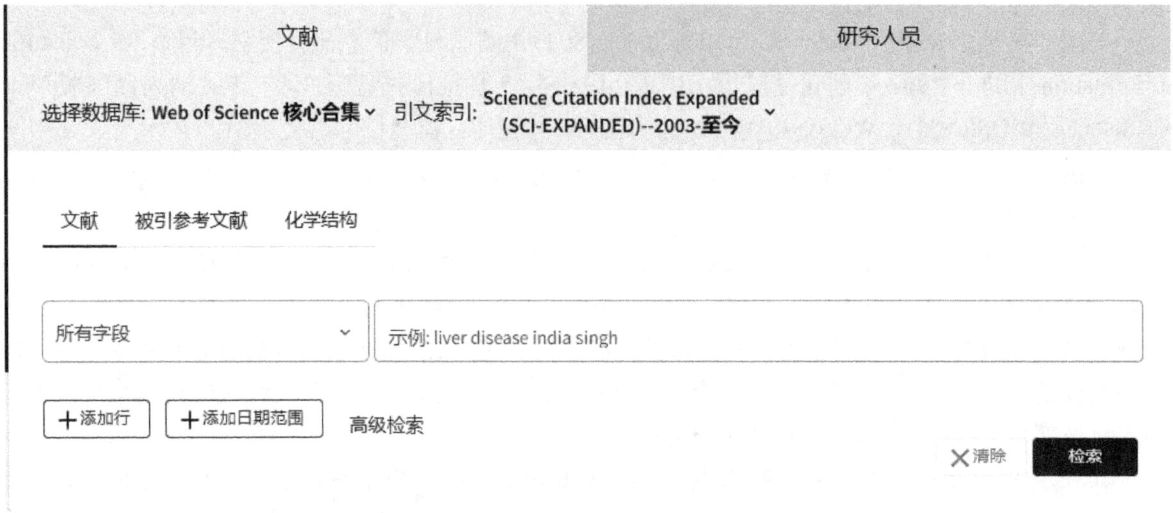

图 4 - 4 - 2 **Web of Science 数据库选择**(选自 2022 年 7 月 31 日)

三、检索方法

Web of Science 平台提供了文献检索和研究人员检索。文献检索包括基本检索、被引参考文献检索、化学结构检索和高级检索。除化学结构检索外,其他都是 SCIE 常用的检索方法。

1. 基本检索

基本检索为数据库的默认检索界面(图 4 - 4 - 2),用于检索被 SCIE 收录的论文。

(1) 检索条件输入

① 选择检索字段:可供选择的字段包括所有字段、主题、标题、作者、出版物标题、出版年、所属机构、基金资助机构、出版商、出版日期、摘要、地址、关键词等共计 25 个。"主题"表示在文献的题名、摘要和关键词字段进行检索。

② 检索词输入框:确定检索字段后,在检索词输入框输入单个检索词或由多个检索词构成的检索式。多个检索词由逻辑运算符连接。逻辑运算符必须大写:AND、NOT、OR。

③ 添加日期范围:分为出版日期和索引日期。出版日期的选项包括所有年份、最近 5 年和自定义。索引日期的选项包括本周、最近 2 周、最近 4 周、本年迄今和自定义。

④ 添加检索词输入框:点击输入框下方的"添加行"按钮一次,即可增加一行检索词输入框(图 4 - 4 - 3)。

(2) 检索结果 基本检索结果页面提供了结果显示、结果精炼和结果输出三大项功能(图 4 - 4 - 4)。

① 结果显示:显示内容包括结果总数和默认按相关性排序的检索结果,每页显示 50 条记录。每条记录包括题名、作者、刊名、年卷期、页码、被引频次、参考文献、出版商处全文按钮和查看完整摘要按钮。其中点击被引频次,即可查看引用当前文献的所有文献。

排序可选项有相关性、最近添加、引文类别、日期、被引频次、使用次数、会议标题、第一作者姓名和出版物标题。

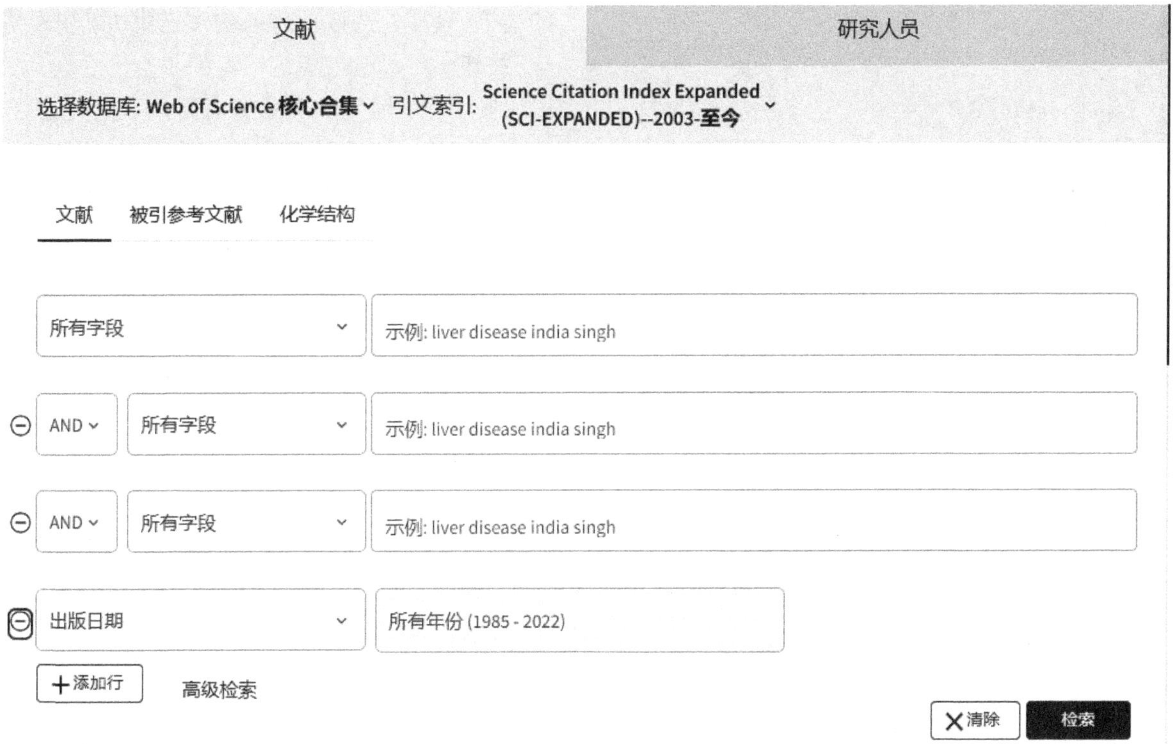

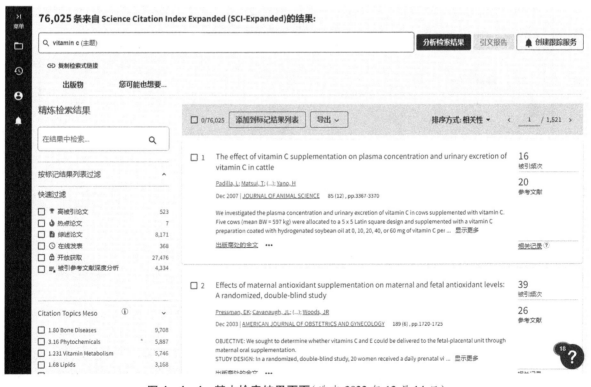

图 4 - 4 - 3　扩展后的基本检索界面(选自 2022 年 7 月 31 日)

图 4 - 4 - 4　基本检索结果页面(选自 2022 年 12 月 14 日)

② 结果精炼:该功能用于对检索结果的进一步筛选,提高检索结果的查准率,位于结果显示页面的左侧,包括快速过滤、作者、出版年、文献类型、Web of Science 类别、所属机构、出版物标题、出版商、基金资助机构、开放获取、编者、研究方向、团体作者和国家地区等项目。如需查看某一精炼项目

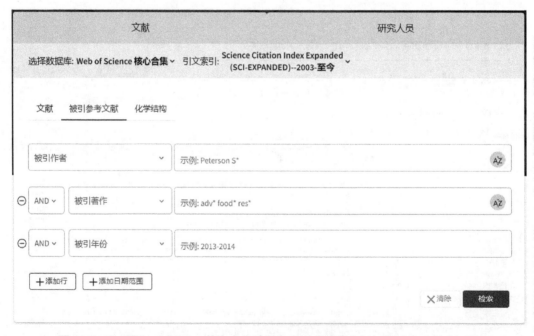

快速过滤

☑ 🏆 高被引论文		523
☐ 🔥 热点论文		7
☐ 📄 综述论文		8,171
☐ 🕐 在线发表		368
☐ 🔒 开放获取		27,476
☐ ≣★ 被引参考文献深度分析		4,334

排除 **精炼**

图 4 - 4 - 5　快速过滤项目
(选自 2022 年 7 月 31 日)

的结果,只需勾选该项目前的多选框并点击"精炼"按钮。

其中"快速过滤"项目可对高被引论文、热点论文、综述论文、在线发表论文和开放获取论文等进行快速筛选(图 4 - 4 - 5)。其中,高被引论文是基于对应领域和出版年的高被引阈值,是指进入特定学术领域最优秀的 1% 之列的论文;热点论文是指基于某个统计时间段前两年内发表的,位于特定学术领域最优秀的 0.1% 之列的论文;开放获取(OA)是指可免费获取的论文。

③ 结果输出:在选中记录前的多选框打钩,打开当前页面第一条结果上方的"导出"下拉列表,选择所需的文件格式输出结果。提供的文件格式选项包括:Endnote、纯文本文件、Refworks、RIS、BibTex、Excel、制表符分割文件、可打印的 HTML 文件、InCites、电子邮件和 Fast5000 等。

2. 被引参考文献检索

在文献检索首页,点击"被引参考文献",进入如图 4 - 4 - 6 所示的页面。从被引文献角度对数据库进行检索,查询文献被引用的情况。

图 4 - 4 - 6　**Web of Science 核心合集被引参考文献检索**(选自 2022 年 7 月 31 日)

(1) 检索条件输入　被引文献检索界面可提供的检索字段包括被引作者、被引著作、被引标识符(DOI)、被引年份、被引卷、被引期、被引页和被引标题。其中被引著作是指被引的期刊、会议录和图书的名称。

若选择"被引作者"或"被引著作"字段,数据库提供作者姓名索引或期刊名称索引供选择。

被引年份既可输入一个年份(如 2001),也可输入一个时间范围(如 2000—2004)。另外,与基本检索界面相同,被引参考文献检索也提供了"时间跨度"功能。

(2) 检索结果　如图 4 - 4 - 7 所示,被引参考文献检索结果列表提供了如下信息:

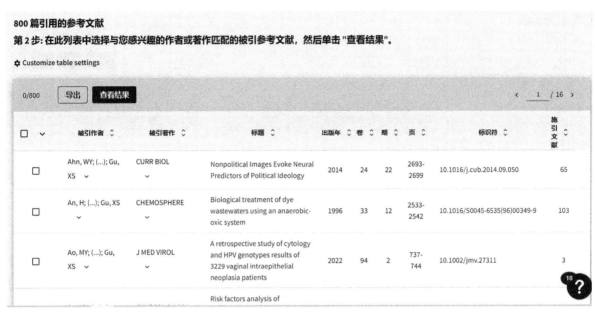

图 4-4-7　被引参考文献检索结果页面(选自 2022 年 12 月 14 日)

① 被引作者姓名:默认显示第一作者和末位作者,可显示全部作者姓名。

② 被引著作:默认只显示出版物名称,点击"显示完整标题",即可显示文献题名。

③ 出版年、卷、期、起始页和 DOI。

④ 施引文献数,即当前文献的被引次数。

⑤ 点击"查看记录",显示当前文献的详细信息,包括题名、作者及通信地址、文献出处、摘要、关键词和出版物信息等。

⑥ 查看施引文献:每篇文献的施引文献数有两个。第一,在所选被引文献前的多选框内打钩,然后点击"查看结果"按钮,即可获取来自 Web of Science 核心合集的施引文献(图 4-4-8)。第二,点击文献记录中的"施引文献",则获取当前引用文献的不仅仅属于 Web of Science 核心合集的施引文献(图 4-4-9)。

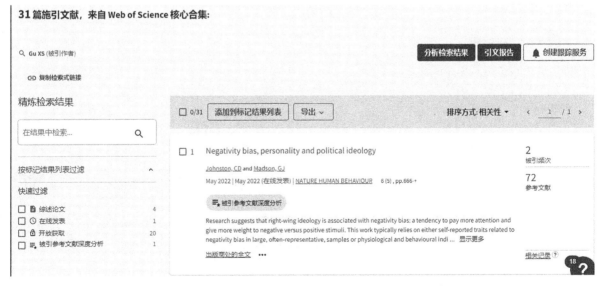

图 4-4-8　来自 Web of Science 核心合集的施引文献(选自 2022 年 12 月 14 日)

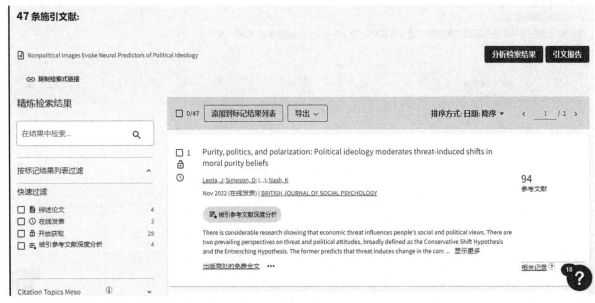

图 4 - 4 - 9　被引参考文献的所有施引文献(选自 2022 年 12 月 14 日)

3. 高级检索

在文献检索首页,点击"高级检索",进入如图 4 - 4 - 10 所示的页面。该界面构造检索式的方法类似于 PubMed 高级检索,提供了两种构造检索式的方法。一是通过检索字段下拉列表选择所需字段,输入检索词,系统会自动在"检索式预览框"显示用户构造的检索式,确认后进行检索。二是依据"检索式预览框"右侧提供的字段名称与标识对照表,以及逻辑运算符,直接在预览框中输入检索式。逻辑运算符的每个字母必须大写。

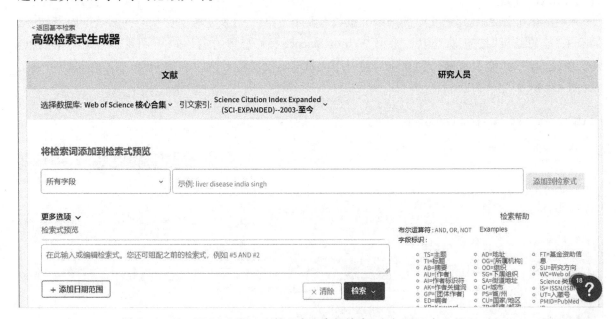

图 4 - 4 - 10　Web of Science 核心合集高级检索(选自 2022 年 7 月 31 日)

高级检索的结果显示页面同基本检索,故不再重复介绍。

4. 研究人员检索

在文献检索首页,点击"研究人员",进入如图 4 - 4 - 11 所示的页面。通过该项功能,可以检索某位作者发表的论文,并对作者的发文及被引情况进行分析。检索步骤如下:

① 在页面的姓氏输入框中输入姓的全称,在名的输入框中输入名的首字母,点击"检索"按钮,即可获得如图4-4-12所示的第一步检索结果,是符合输入姓名信息的所有作者列表,按作者发文量从高到低排序。

② 浏览作者列表,结合作者姓名下一行的作者单位信息,确定所选择的作者,并点击该作者姓名,进入作者个人信息界面(图4-4-13),并可以浏览作者发表的论文信息。

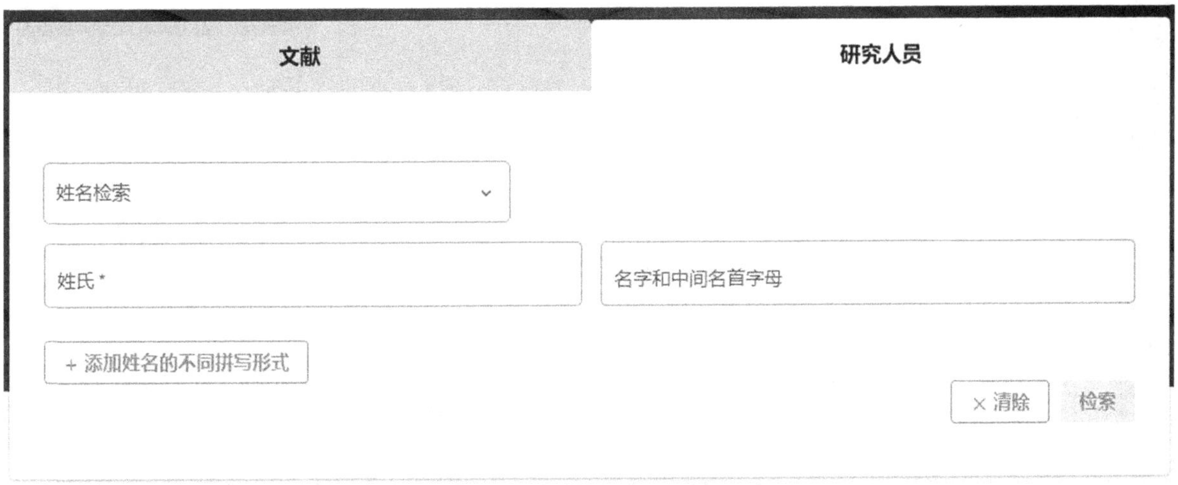

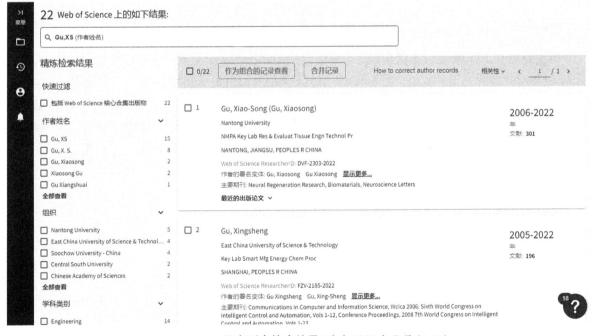

图4-4-11 **Web of Science** 核心合集研究人员检索(选自 2022 年 7 月 31 日)

图4-4-12 **作者列表检索结果**(选自 2022 年 7 月 31 日)

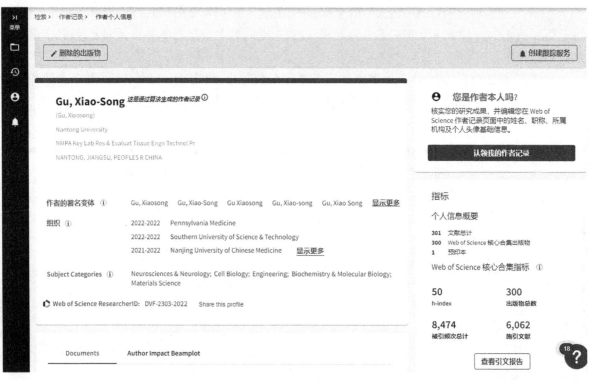

图 4-4-13　作者个人信息(选自 2022 年 7 月 31 日)

第五节　Elsevier(Science Direct)

一、概述

荷兰爱思唯尔(Elsevier)出版集团是全球非常大的科技与医学文献出版发行商,已有 180 多年的历史。Elsevier 公司通过其核心产品 Science Direct 向用户提供电子出版物全文的在线服务(含开放获取的内容)。截至 2022 年 7 月底,Science Direct 收录了 4 600 多种期刊,其中 Elsevier 出版集团所属的 2 500 多种同行评议期刊大多数都被 SCI 和 EI 所收录,如全球影响力极高的 *Cell* 和 *The Lancet*。除期刊外,Science Direct 还收录了 33 000 多种图书,含丛书、手册及参考书等。

二、数据库收录的学科范围

Science Direct 目前共覆盖 4 大领域 20 多个学科如下:

1. Physical Sciences and Engieering(物理学与工程领域)

　　Chemical Engineering　化工

　　Chemistry　化学

　　Computer Science　计算机科学

　　Earth and Planetary Science　地球与行星科学

　　Energy　能源

　　Engineering　工程

　　Materials Science　材料科学

　　Mathematics　数学

　　Physics and Astronomy　物理与天文学

2. Life Sciences(生命科学领域)

　Agricultural and Biological Sciences　农业与生物学

　Biochemistry,Genetics and Molecular Biology　生化、遗传学和分子生物学

　Environmental Science　环境科学

　Immunology and Microbiology　免疫学和微生物学

　Neuroscience　神经科学

3. Health Sciences(卫生科学领域)

　Medicine and Dentistry　内科学与牙科学

　Nursing and Health Professions　护理与卫生专业

　Pharmacology, Toxicology and Pharmaceutical Science　药理学、毒理学与药剂学

　Veterinary Science and Veterinary Medicine　兽医科学与兽医内科学

4. Social Sciences and Humanities(社会科学和人文学科领域)

　Arts and Humanities　艺术与人文

　Business, Management and Accounting　商业、管理与会计学

　Decision Sciences　决策科学

　Economics, Econometrics and Finance　经济学、计量经济学与财政学

　Psychology　心理学

　Social Sciences　社会科学

三、检索规则

1. 布尔逻辑检索

Science Direct 支持布尔逻辑检索,布尔逻辑运算符包括 AND、OR、NOT 和连字符(或减号),布尔运算符必须每个字母大写,连字符(或减号)被理解为 NOT 运算符。布尔逻辑运算符的优先级顺序是:NOT、AND、OR,小括号为优先运算符号。

2. 短语检索

短语检索的表示符号是引号,用于指定必须彼此相邻出现的术语。在短语检索中,标点符号、连字符、停用字等会被自动忽略,如"evidence-based"和"evidence based"能检索到相同的结果。

3. 拼写方式

当检索词的英式拼写与美式拼写方式不同时,可使用任何一种形式检索,如 aeroplane 与 airplane,catalog 与 catalogue。

4. 单词单复数

使用名词单数形式检索时,可同时检索到以复数形式表达的文献。

四、检索方法

Science Direct 提供了书刊浏览检索(Journals & Books)、快速检索(首页)和高级检索(Advanced Search)三种检索方式。

1. 书刊浏览检索

点击数据库首页(图4-5-1)上端的"Journals & Books"可进行出版物的浏览。系统提供两种浏览方式,按学科分类浏览和按刊名/书名的首字母顺序浏览。直接点击学科分类名称,或点击首字母即进入浏览的结果页面。如图4-5-2所示为点击"Medicine and Dentistry"后显示的该领域出版物,结果显示刊/书名名称、出版物类型、获取类型等信息。点击刊/书名链接,可进入按卷期页浏览期刊或按章节浏览图书的页面(图4-5-3和图4-5-4)。

在结果显示页面(图 4 - 5 - 2)左侧区域可进行学科的多选、出版物类型(Publication type)和获取方式(Access type)的筛选;通过结果显示页面右侧的字母列表可进一步根据刊名/书名首字母进行筛选。

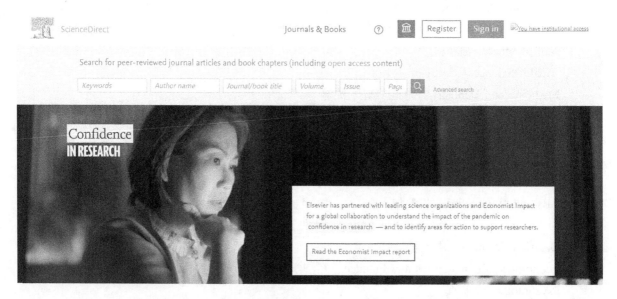

图 4 - 5 - 1　**Science Direct** 数据库检索首页(选自 2022 年 12 月 15 日)

Showing 6,510 publications

Find more opportunities to publish your research:

Browse Calls for Papers (beta)

Filter by journal or book title

Q　Are you looking for a specific article or book chapter? Use advanced search.

Refine publications by

Domain

Medicine and Dentistry ⌄

Subdomain

⌄

Publication type

☐ Journals
☐ Books
☐ Textbooks
☐ Handbooks
☐ Reference works
☐ Book series

A

AACE Clinical Case Reports
Journal • Open access

Abeloff's Clinical Oncology (Fifth Edition)
Book • 2014

Abeloff's Clinical Oncology (Sixth Edition)
Book • 2020

Abernathy's Surgical Secrets (Sixth Edition)
Book • 2009

Abernathy's Surgical Secrets (Seventh Edition)
Book • 2017

L'abord vasculaire pour hémodialyse (Deuxième Édition)
Book • 2009

From Academia to Entrepreneur
Lessons from the real world

A
B
C
D
E
F
G
H
I
J
K
L
M
N
O
P
Q

图 4 - 5 - 2　浏览学科"**Medicine and Dentistry**"的出版物(选自 2022 年 12 月 15 日)

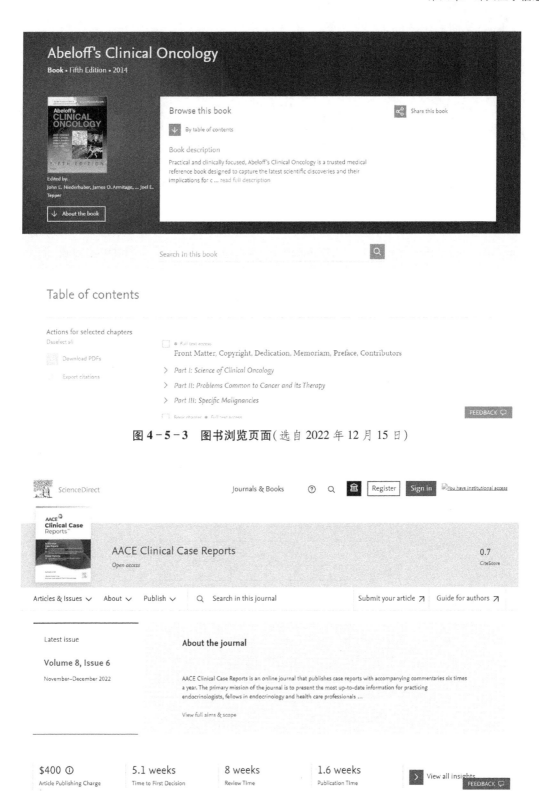

图 4 - 5 - 3　图书浏览页面(选自 2022 年 12 月 15 日)

图 4 - 5 - 4　期刊浏览页面(选自 2022 年 8 月 1 日)

2. 快速检索

Science Direct 数据库首页的上端提供快速检索区(图 4 - 5 - 5),使用户能方便地进行检索。利用快速检索可以在关键词(Keywords)、作者姓名(Author name)、刊名/书名(Journal/book title)、卷(Volume)、期(Issue)、页(Page)等字段进行查询。

通过作者姓名查询时,输入检索词:David MacDonald,则能检索到 David MacDonald 所著的文

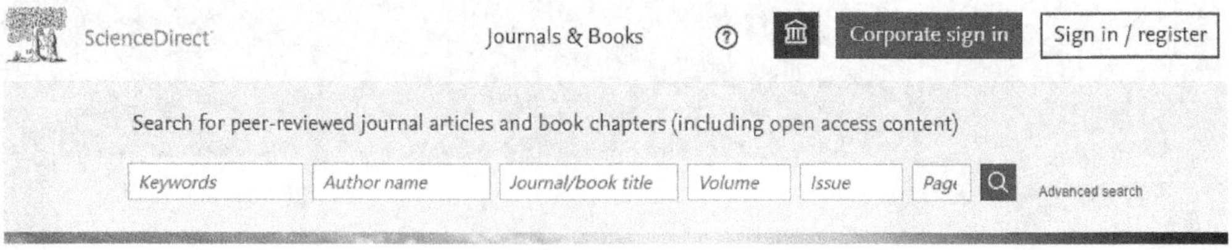

图 4 - 5 - 5 快速检索区页面(选自 2022 年 8 月 1 日)

章,也能检索到 David Folsom 和 Kai MacDonald 合著的文章,即 David 和 MacDonald 只要同时出现在作者字段即可。

通过刊名/书名查询时,如在该检索框输入检索词:chemical engineering,则能检索到"Biochemical Engineering Journal""Chemical Engineering Journal""Colloids and Surfaces A:Physicochemical and Engineering Aspects""Advances in Chemical Engineering"等,检索结果中词序和输入的检索词的词序一致。刊名/书名检索项不支持布尔逻辑运算,但支持截词检索。

当同时在多个检索框内输入多个检索词时,检索词之间默认布尔逻辑"与"的运算关系。

3. 高级检索

点击"Advanced Search"进入高级检索页面(图 4 - 5 - 6)。该界面展示所有的检索字段,用户只需在所选字段下的输入框内输入检索词进行检索即可。提供的检索字段包括:全文、刊名或书名、年份、作者姓名、作者地址、卷、期、页码、篇名/摘要/关键词、篇名、参考文献、ISSN 或 ISBN。

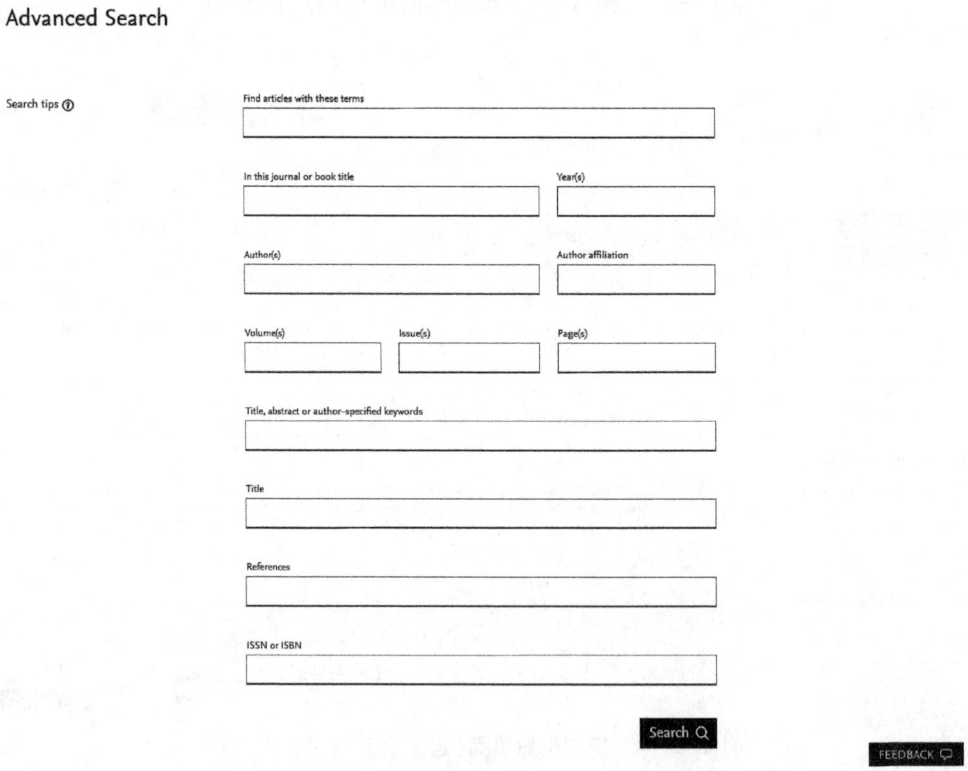

图 4 - 5 - 6 高级检索页面(选自 2022 年 8 月 1 日)

五、检索结果显示及处理

1. 检索结果显示

系统以题录方式返回检索结果列表(图 4 - 5 - 7)。点击题录下方的"Download PDF"可以下载全文;点击"Abstract"按钮,显示该条记录的摘要;可以通过"Figures"检索该文献中的图表;"Export"则提供了对当前单篇文献输出功能。点击文献题名进入文献详细信息页面(图4-5-8)。文献详细信息页面显示文献的摘要(无全文权限)或全文(有全文权限)。页面左侧提供该篇文献的提纲和文中的图表,页面右侧提供了系统推荐的"Recommended articles(相关文献)"。

2. 检索结果的处理

(1) 排序　可选择按时间(Date)或相关度(Relevance)进行排序。

(2) 结果筛选　检索结果页面左侧提供对检索结果的筛选(图4-5-7)。系统提供对检索结果按"Years(年份)""Article type(论文类型)""Publication title(出版物名称)""Subject areas(学科领域)"和"Access type(获取类型)"进行筛选。

(3) 结果输出　选择所需记录后,点击"Export"选择输出格式(图4-5-9)。

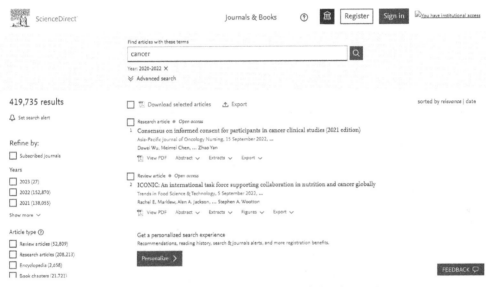

图4-5-7　检索结果页面(选自2022年12月15日)

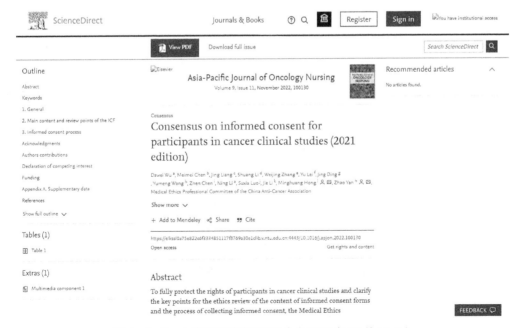

图4-5-8　文章详细信息页面(选自2022年12月15日)

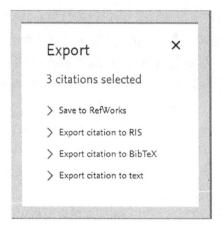

图 4 - 5 - 9　结果输出格式的选择(选自 2022 年 8 月 1 日)

第六节　Springer Link

一、概述

Springer Link 是由德国施普林格(Springer-Verlag)出版集团出版发行的在线学术资源平台。施普林格成立于 1842 年,是全球非常大的科学、技术和医学图书出版商。通过与世界各地 300 余家学术协会和专业协会的合作,施普林格提供一系列的在线产品和服务。资源涵盖建筑和设计、天文学、生物医学、商业和管理、化学、计算机科学、地球科学和地理、经济、教育和语言、能源、工程、环境科学、食品科学和营养、法律、生命科学、材料、数学、医学、哲学、物理、心理、公共卫生、社会科学、统计学等学科领域。Springer Link 提供超过 1 900 种同行评议的学术期刊,以及不断扩展的图书产品,包括专著、教科书、手册、地图集、参考工具书、丛书等,此外还提供实验室指南、在线回溯数据库以及更多内容。2010 年,Springer Link 第四代界面推出,第四代界面以大量的用户使用研究为基础,全面提升用户界面和功能,使用户在更短时间内获得更精准的检索结果和相关内容。

二、检索规则

1. 检索算符

(1)布尔逻辑检索　系统采用"AND"或者"&"代表布尔逻辑"与","OR"或者"|"代表布尔逻辑"或","NOT"代表布尔逻辑"非",不区分大小写。空格默认布尔逻辑"与"的运算。在一个表达式中,布尔逻辑运算的先后顺序为:NOT 优先,OR 其次,AND 最后,通过括号"( )"可改变运算顺序。

(2)截词检索　通配符"?"代替单词中的一个字符,截词符"＊"代替单词中的 0 至多个字符。

(3)位置检索　系统提供"NEAR"和"ONEAR"2 种位置算符。"NEAR"表示 2 个检索词之间最多可以插入 10 个词,位置不限,"NEAR/$n(n<10)$",表示两个检索词之间最多可以插入 n 个词,位置不限;"ONEAR"表示 2 个检索词紧挨着,位置不可变。

2. 词根检索

检索时系统会自动进行词根检索,即在检索框内输入检索词时,能同时检索到以所输入词的词根为基础的派生词。例如,输入检索词"controlling",系统会同时检索"control""controlled""controller"等。

3. 短语检索

在 Springer Link 中,短语检索的表示方法是在检索词上加上英文半角状态下的双引号。短语检索时,系统仍然会对检索词进行自动词根检索。

三、检索方法

Springer Link 提供浏览检索、简单检索、高级检索三种检索方式。

1. 浏览检索

Springer Link 首页(图 4 - 6 - 1)左侧提供两种方式浏览数据库资源:学科和资源类型。点击某个学科名称,即进入该学科资源的页面(图 4 - 6 - 2)。在首页左侧学科导航的下方和首页检索框右下方,都提供了浏览六种类型资源的按钮,分别是:期刊文章(Article)、图书章节(Chapter)、会议论文(Conference Paper)、参考工具书条目(Reference Work Entry)、实验室指南(Protocol)和视频(Video)。图 4 - 6 - 3 和图 4 - 6 - 4 所示分别为点击"Journal"和"Book"浏览的期刊列表和图书列表。

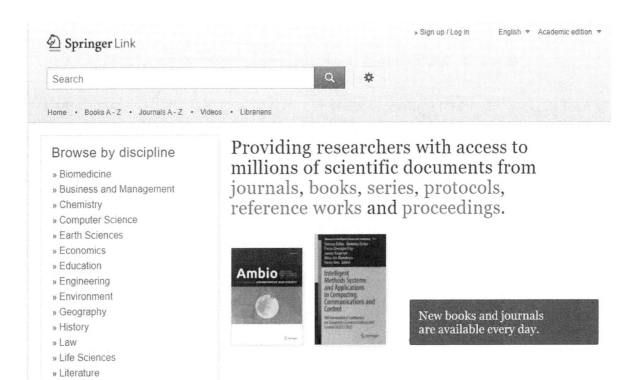

图 4 - 6 - 1 Springer Link 首页(选自 2022 年 8 月 1 日)

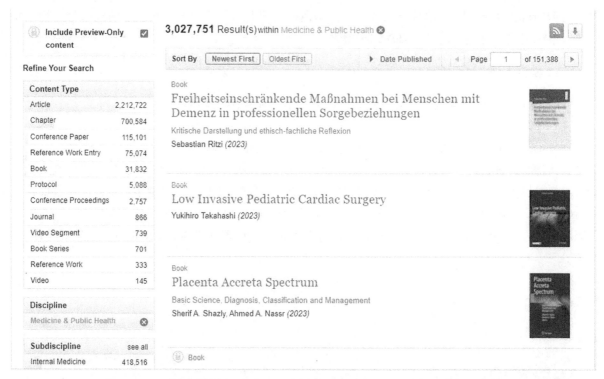

图 4 - 6 - 2　浏览"**Medicine & Health**"领域的文献(选自 2022 年 12 月 15 日)

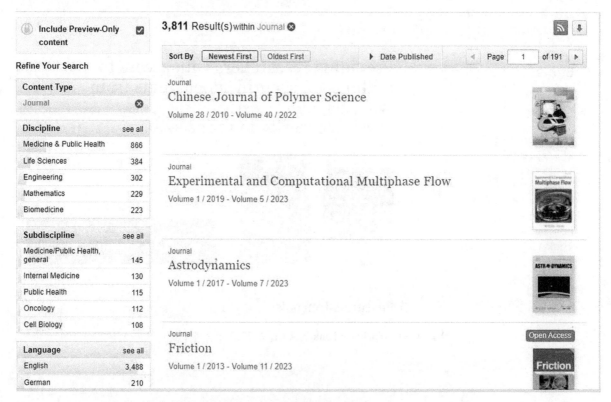

图 4 - 6 - 3　浏览 **Springer Link** 所收录的期刊信息(选自 2022 年 12 月 15 日)

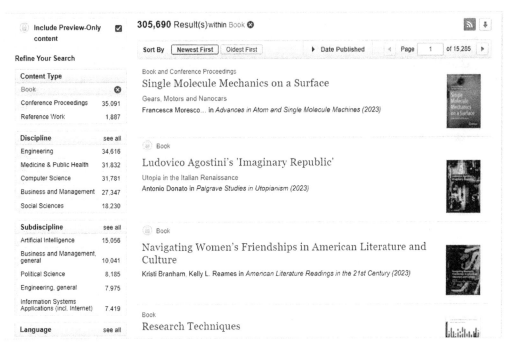

图 4-6-4 浏览 Springer Link 所收录的图书信息(选自 2022 年 8 月 1 日)

2. 简单检索

在 Springer Link 首页的检索框内输入检索词,得到一个较模糊的检索结果,建议使用高级检索以获取更加精确的检索结果。

3. 高级检索

点击首页检索框右侧的齿轮状按钮后,选择"Advanced Search"进入高级检索页面(图 4-6-5)。

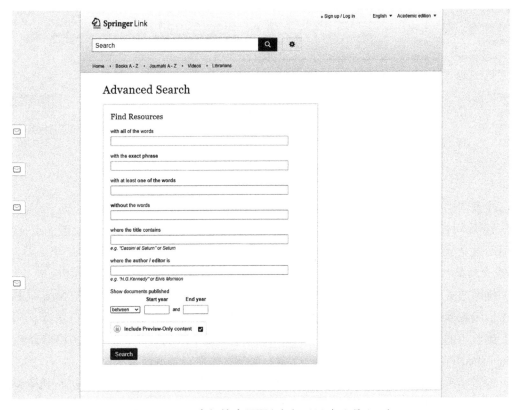

图 4-6-5 高级检索页面(选自 2022 年 8 月 1 日)

"with all of the words""with the exact phrase""with at least one of the words""without the words"分别表示逻辑 AND、精确短语、OR 和 NOT,控制检索框中多个检索词之间的逻辑关系。在这四个逻辑关系对应的检索框中输入的检索词可以在数据库所有字段进行检索。另外,高级检索提供了文献题名和作者姓名的检索词输入框。页面下方的"Include Preview-Only Content"表示用户可以限定在该机构的访问权限内检索。

四、检索结果显示及处理

1. 检索结果的显示

检索结果页面如图 4-6-6 所示。右下方显示检索结果列表,默认情况下显示所有的检索结果。取消"Include Preview-Only Content"复选框内的勾选,将只显示权限范围内的检索结果。对于每条具体的检索结果记录,系统提供以下信息:文献类型、标题、部分摘要、作者、来源出处、PDF 全文下载(有权限)、浏览文献(View Article)或提供获取方式链接(Get Access)(无权限)。

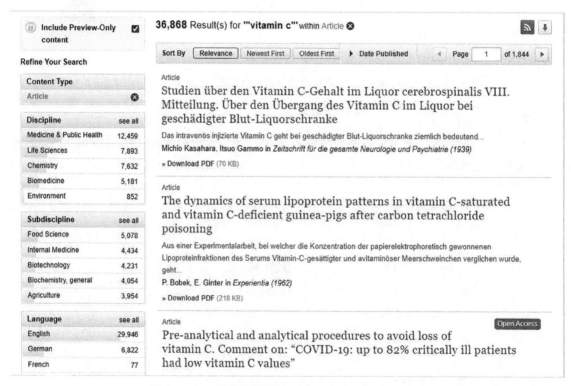

图 4-6-6　检索结果页面(选自 2022 年 12 月 15 日)

点击检索结果列表中单篇文献的题名链接或"View Article"进入单篇文献的页面(图 4-6-7)。除基本信息外,可以查看全文及其附件,并提供参考文献的全文链接,提供了当前文献的引文格式,便于大家引用该文献,还列出文献的关键词。

2. 检索结果的处理

(1)排序方式的选择　系统提供按相关度(Relevance)、按时间顺序由新到旧(Newest First)、按时间顺序由旧到新(Oldest First)三种排序方式,在检索结果上方"Sort By"右侧进行选择。

(2)出版年的限定　系统还提供对检索结果进行出版年限的定位,通过点击检索结果上方的"Data Published"输入年份即可。在"Page"后输入页码跳转到指定页面。

(3)检索结果的精炼　检索结果页面左侧是对检索结果的筛选选项,可帮助进行检索结果的优化。选项包括文献类型、学科、子学科和语种等。点击选项名称,显示该选项下的结果。

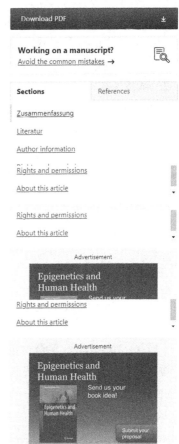

Zusammenfassung

Aus einer Experimentalarbeit, bei welcher die Konzentration der papierelektrophoretisch gewonnenen Lipoproteinfraktionen des Serums Vitamin-C-gesättigter und avitaminöser Meerschweinchen verglichen wurde, geht hervor, dass die Frühstadien der C-Avitaminose den Spiegel der α_1-Lipoproteine bedeutend erhöhen und den der α_2-Lipoproteine herabsetzen. Dies und die Ergebnisse der durch Tetrachlorkohlenstoff hervorgerufenen Leberschädigung weisen auf die Tatsache hin, dass die Frühstadien der C-Avitaminose den Mechanismus, der den normalen Spiegel der Serumlipoproteine reguliert, beeinflussen, obwohl gleichzeitig die Regenerierungsprozesse der durch Tetrachlorkohlenstoff geschädigten Leber der Beeinflussung entzogen bleiben.

Download to read the full article text

Literatur

1 N. M. LOBANOVA, *Ateroskleroz i infarkt miokarda* (Medgiz, Moskva 1959), p. 124.

Google Scholar

2 H. HANKE, *Vitamine und Chirurgie* (Leipzig 1943).

3 B. SWAHN, Scand. J. clin. lab. Invest.5, Suppl. 9, 1 (1953).

图 4 - 6 - 7 单篇文献显示页面(选自 2022 年 12 月 15 日)

第七节 Wiley Online Library

一、概述

John Wiley & Sons Inc 公司于 1807 年创立于美国,是全球历史最悠久、最知名的学术出版商之一。自 1901 年以来,John Wiley & Sons Inc 公司已为来自文学、经济学、生理学、医学、物理、化学与和平奖等各类别的 450 多名诺贝尔奖得奖者出版了他们的著作。

Wiley Online Library 是 John Wiley & Sons Inc 公司于 2010 年 8 月正式发布的新一代在线资源平台,取代之前已经使用多年并获得极大成功与美誉的"Wiley InterScience"。Wiley Online Library 覆盖了生命科学、健康科学、自然科学、社会与人文科学等学科领域,Wiley Online Library 对付费用户开放。

二、检索规则

1. 自动词根检索

当在 Wiley Online Library 的检索框内输入检索词时,为避免用户输入检索词的多个变体,系统会自动执行词根检索功能。

(1)基本的词根检索 在检索框内输入检索词,系统会同时检索该检索词的不同语态。如输入检索词"clear",系统会同时检索"clears""cleared""clearing""clearer""clearest"等词。

（2）英美拼写方式的变异　　当检索词的英式拼写与美式拼写不同时,可使用任意一种形式检索。如输入检索词"tumor",系统会同时检索"tumors""tumour""tumours"等词。

（3）非常规的复数形式　　如输入检索词"mouse",系统会同时检索"mice"。

（4）常见的不规则动词　　如输入检索词"run",系统会同时检索"ran""runs""running"等词。

2. 短语检索

系统支持短语检索,短语检索的表示符号为英文半角状态下的双引号。

3. 检索算符

（1）截词检索　　系统支持截词检索,截词符"＊"代替单词中的任意个字母。截词符可置于词首、词中或词尾。通配符"?"代替单词中的一个字母。

（2）布尔逻辑检索　　系统支持布尔逻辑检索,布尔逻辑运算"与""或""非"分别用"AND""OR""NOT"来表示。布尔逻辑运算的优先级为 NOT 优先,AND 其次,OR 最后。检索表达式中布尔逻辑运算的先后次序可通过括号改变,括号代表优先运算。

三、检索方法

Wiley Online Library 提供分类检索、简单检索、高级检索三种检索方法。

1. 分类检索

（1）按学科分类　　平台首页中的"Subjects"提供了从学科分类角度检索文献的功能(图4-7-1)。Wiley Online Library 共设置 17 个一级学科,点击某个一级类目右侧的" "",系统会展开该一级类目下的二级类目。图4-7-2所示为"Medicine(医学)"的二级类目。点击某个二级类目名称,即可获取该类的所有文献,并可按"Topics"中的主题进一步缩小检索范围。图4-7-3是属于"Basic Medical Sciences(基础医学)"的文献,文献默认按时间排序,也可以按被引次数排序。

Wiley Online Library 17 个一级学科目录是按学科名称的英文首字顺序排列的,具体中文含义如下:农业、水产业和食品科学;建筑与设计;艺术与应用;商业、经济、金融与会计;化学;计算机科学与信息技术;地球、空间与环境科学;人文科学;法律与犯罪学;生命科学;数学与统计;医学;护理、口腔科学和卫生保健;物理学与工程;心理学;社会与行为科学;兽医学。

（2）按出版物类别浏览　　在首页输入框下方提供了三种不同类型出版物的浏览按钮,分别是 Journals、Reference Works 和 Online Books。点击"Journals"按钮进入期刊浏览界面(图4-7-4)。页面左侧的"Filters"提供了按刊名首字母或数字,以及学科筛选期刊的功能。

2. 简单检索

Wiley Online Library 首页默认的是简单检索,可输入检索词对出版物、论文和关键词等进行检索。

3. 高级检索

点击首页检索框下方的"Advanced Search"即进入高级检索页面(图4-7-5)。

（1）选择检索途径　　页面检索框左侧的"Anywhere"下拉列表提供检索途径的选择。系统提供的检索途径包括"所有字段(Anywhere)""篇名(Title)""作者(Author)""关键词(Keywords)""摘要(Abstract)""作者单位(Author Affiliation)""基金资助机构(Funding Agency)""出版物名称"等。

（2）出版时间设置　　提供的选项包括:所有时间、近一个月、近六个月、近一年、自设时间段。

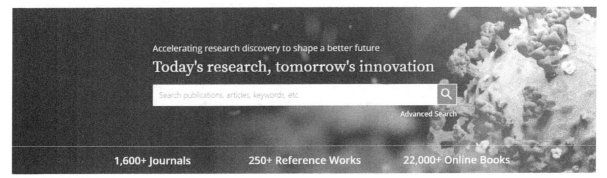

图 4 - 7 - 1 **Wiley Online Library** 首页(选自 2022 年 8 月 2 日)

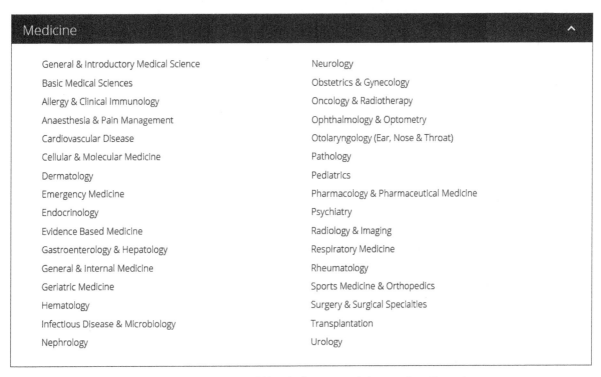

图 4 - 7 - 2 **"Medicine"** 的二级类目页面(选自 2022 年 8 月 2 日)

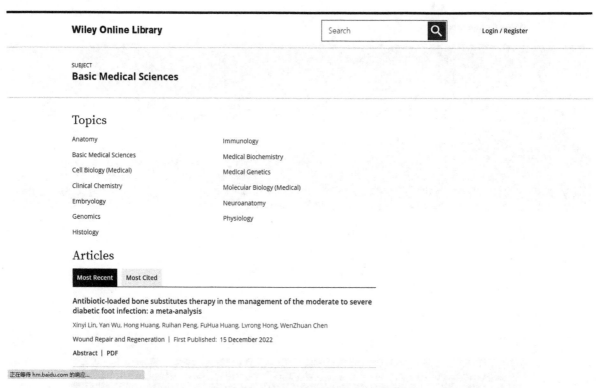

图 4 - 7 - 3　属于"Basic Medical Sciences"的检索结果(选自 2022 年 12 月 15 日)

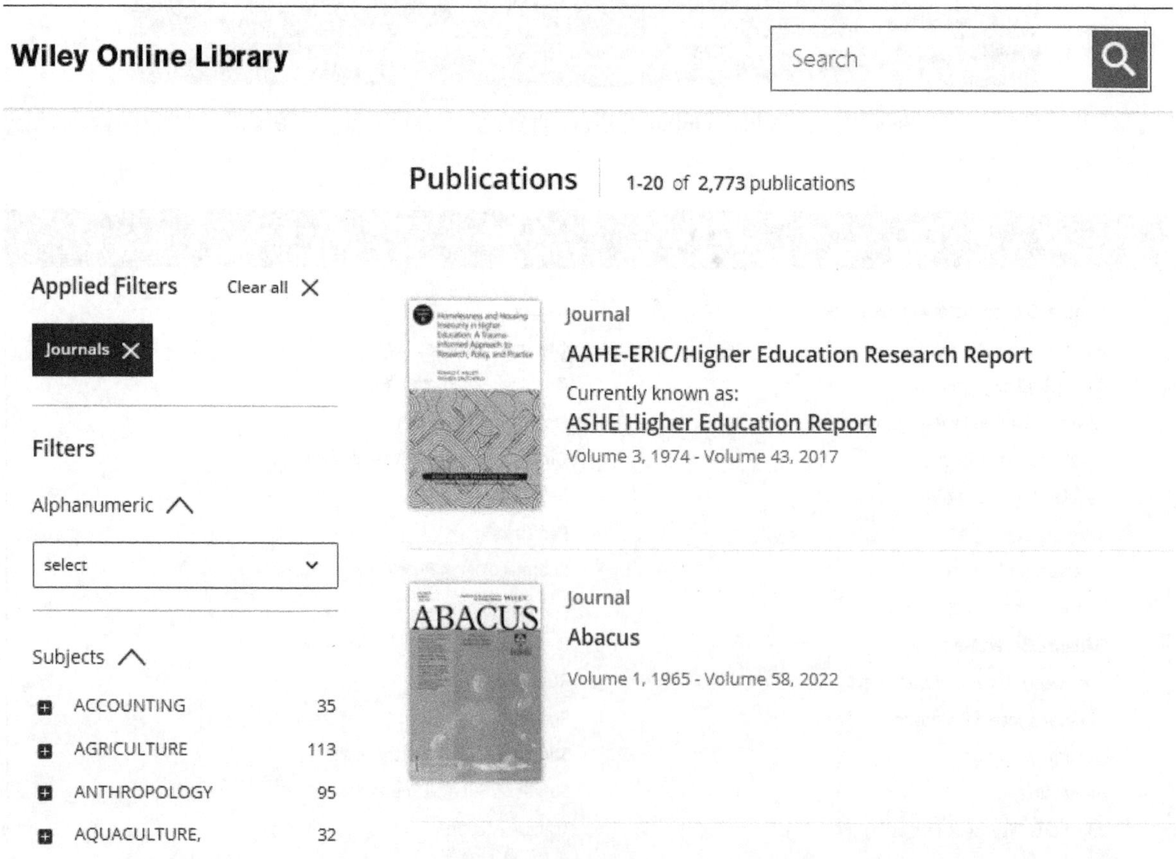

图 4 - 7 - 4　期刊浏览界面(选自 2022 年 12 月 15 日)

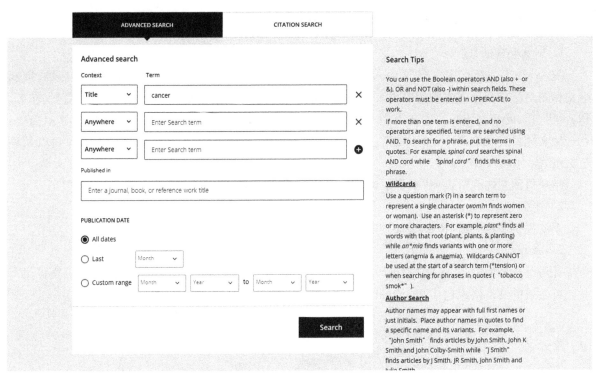

图 4-7-5 Wiley Online Library 高级检索页面(选自 2022 年 8 月 2 日)

4. 引文检索

点击"Citation Search",如图 4-7-6 所示。输入文献引文格式中的刊名、年、卷、期、页码等信息快速获取结果。

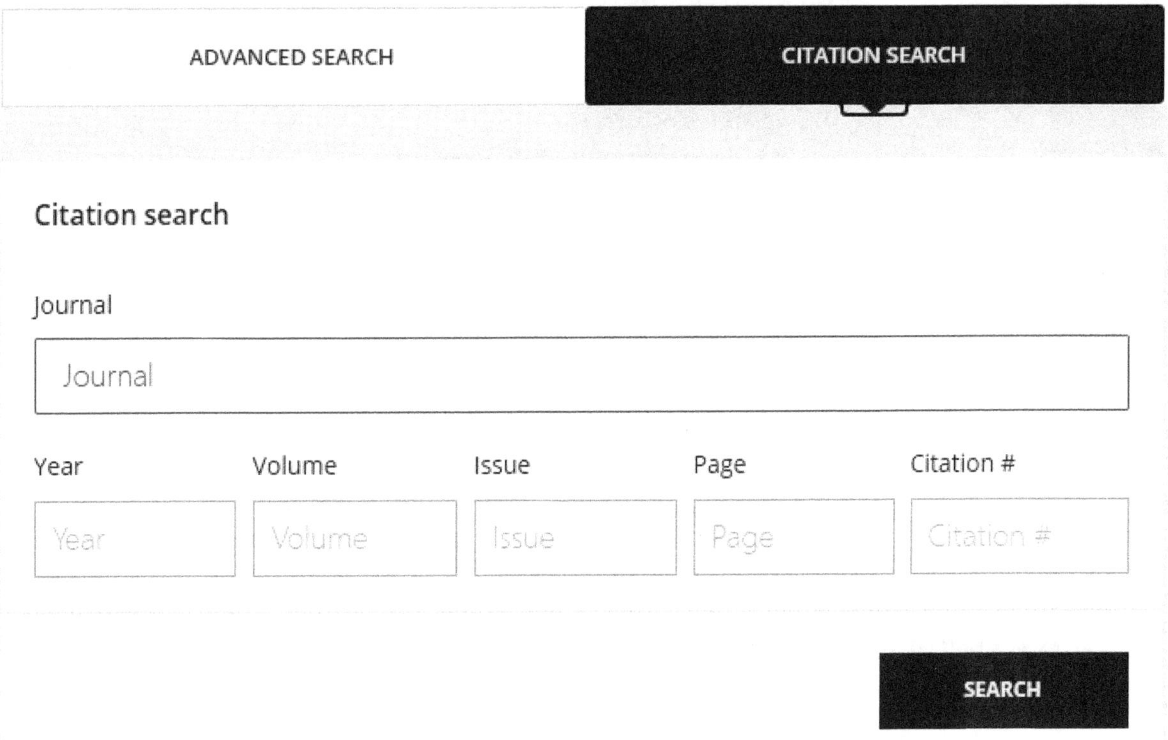

图 4-7-6 Wiley Online Library 引文检索页面(选自 2022 年 8 月 2 日)

四、检索结果显示及处理

1. 浏览和筛选

图 4-7-7 是篇名中含有"vitamin c"的检索结果,结果中包含符合检索条件的不同出版物(期刊论文和图书章节),通过左侧的"Filters"筛选出期刊论文。期刊论文默认显示每条记录的篇名、作者、刊名、年、卷、期、出版时间、论文类型和免费类型等信息。点击记录下方的"Abstract"可显示摘要。点击论文题目进入单篇论文的详细信息界面。对于有全文权限的记录,系统提供 HTML 和 PDF 两种全文格式。

结果页面左侧的"Filters"提供了论文获取方式、学科、出版物名称和作者四种筛选方式。

2. 排序

系统提供了相关度(Relevance)和日期(Date)两种排序方式。

3. 输出

针对已选择的记录,通过"Export Citations"可以直接生成文件并存盘,也可以生成网页文件供复制。可生成的文件格式包括 PlainText、RIS、EndNote、BibTex、Medlars 和 Refworks。

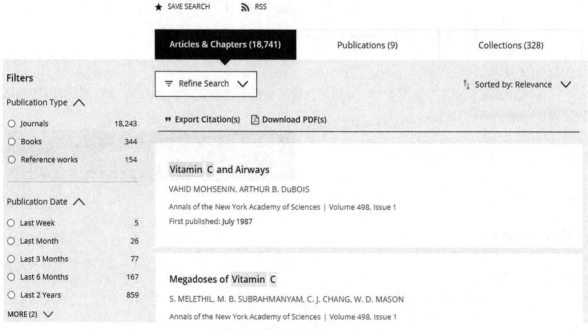

图 4-7-7 检索结果页面(选自 2022 年 12 月 15 日)

第八节 免费医学信息资源

一、Free Medical Journals

1. 概述

Free Medical Journals(简称 FMJ)由 Bernd Sebastian Kamps 创办,截至 2022 年 8 月,共收录 5 088 种医学期刊和 375 种医学教科书的免费全文链接。这些期刊和书籍不仅是英文的,还包括法语、西班牙语等 14 种语言。本网站的日常更新由葡萄牙波尔图大学的 Manuel Montenegro 和 Amedeo

Literature Service 的主管 Bernd Sebastian Kamps 负责。网址:http://www.freemedicaljournals.com。
图 4-8-1 为 Free Medical Journals 主页。

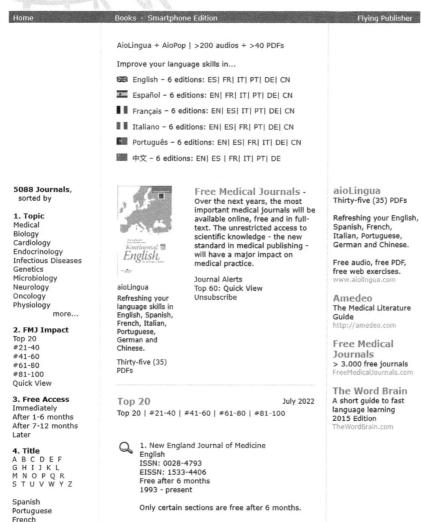

图 4-8-1　Free Medical Journals 主页(选自 2022 年 8 月 2 日)

2. 免费期刊

如图 4-8-1 FMJ 主页左侧所示,网站提供了 4 种浏览期刊的方式:Topic(主题)、FMJ Impact (FMJ 影响因子)、Free Access(免费类型)、Title(刊名字顺)。

(1) 按主题浏览　点击主页左侧的"Topic"按钮进入主题浏览界面(图 4-8-2),主题名词按字顺排列。每个主题名词后提供该类能提供的免费期刊数,如 AIDS(7/15),含义为 FMJ 收录 15 个与 AIDS 相关的免费期刊链接,其中 7 个期刊被 SCIE 收录。点击主题名词"AIDS",则获取 7 种被 SCIE 收录的免费期刊列表;点击斜杠后的数字"15",则获取所有 15 种期刊列表。点击刊名进入可获得该刊免费全文的相关站点。

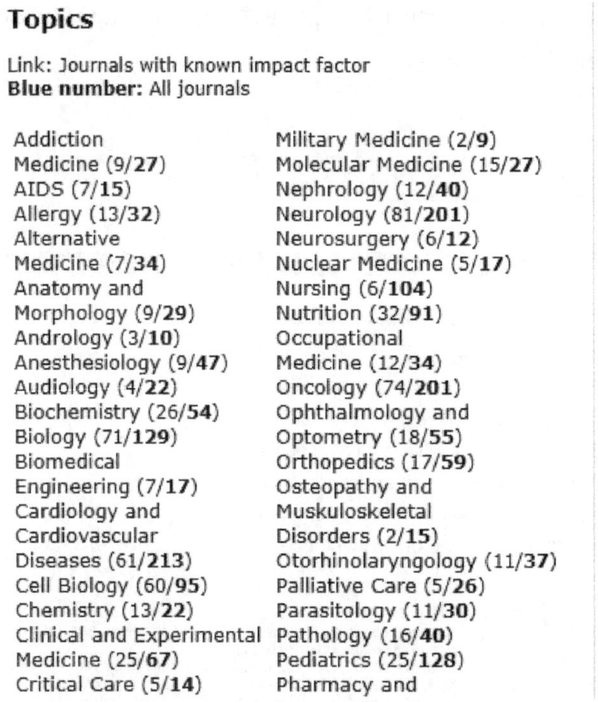

Topics

Link: Journals with known impact factor
Blue number: All journals

Addiction
Medicine (9/**27**)
AIDS (7/**15**)
Allergy (13/**32**)
Alternative
Medicine (7/**34**)
Anatomy and
Morphology (9/**29**)
Andrology (3/**10**)
Anesthesiology (9/**47**)
Audiology (4/**22**)
Biochemistry (26/**54**)
Biology (71/**129**)
Biomedical
Engineering (7/**17**)
Cardiology and
Cardiovascular
Diseases (61/**213**)
Cell Biology (60/**95**)
Chemistry (13/**22**)
Clinical and Experimental
Medicine (25/**67**)
Critical Care (5/**14**)

Military Medicine (2/**9**)
Molecular Medicine (15/**27**)
Nephrology (12/**40**)
Neurology (81/**201**)
Neurosurgery (6/**12**)
Nuclear Medicine (5/**17**)
Nursing (6/**104**)
Nutrition (32/**91**)
Occupational
Medicine (12/**34**)
Oncology (74/**201**)
Ophthalmology and
Optometry (18/**55**)
Orthopedics (17/**59**)
Osteopathy and
Muskuloskeletal
Disorders (2/**15**)
Otorhinolaryngology (11/**37**)
Palliative Care (5/**26**)
Parasitology (11/**30**)
Pathology (16/**40**)
Pediatrics (25/**128**)
Pharmacy and

图4-8-2 **Topic列表(部分)**(选自2022年8月2日)

(2)按FMJ影响因子浏览 FMJ按影响因子大小对收录的期刊进行排序。图4-8-3为影响因子排名前三的期刊名称。这里的影响因子是FMJ影响因子,而非大家平时所说的ISI影响因子。

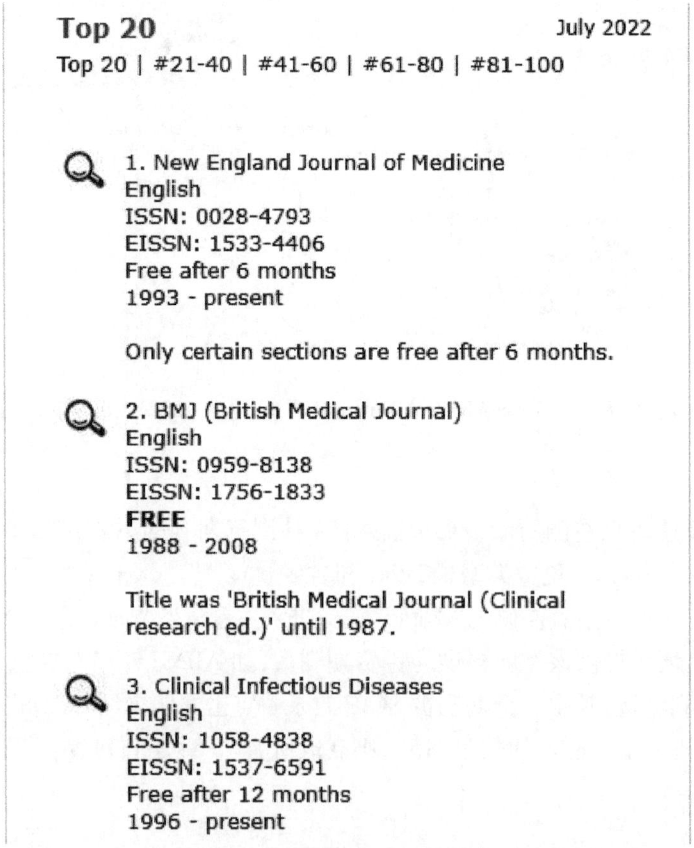

Top 20 July 2022
Top 20 | #21-40 | #41-60 | #61-80 | #81-100

1. New England Journal of Medicine
English
ISSN: 0028-4793
EISSN: 1533-4406
Free after 6 months
1993 - present

Only certain sections are free after 6 months.

2. BMJ (British Medical Journal)
English
ISSN: 0959-8138
EISSN: 1756-1833
FREE
1988 - 2008

Title was 'British Medical Journal (Clinical research ed.)' until 1987.

3. Clinical Infectious Diseases
English
ISSN: 1058-4838
EISSN: 1537-6591
Free after 12 months
1996 - present

图4-8-3 **FMJ影响因子排名前三的期刊**(选自2022年8月2日)

（3）按免费类型浏览　该网站将所有期刊按不同的免费类型分类。免费类型包括 Immediately（全免费）、after 1—6 months（出版 1~6 个月后免费）、after 7—12 months（出版 7~12 个月后免费）、Later。如点击 Immediately，即显示所有免费期刊列表（图 4－8－4）。点击刊名进入可获得该刊免费全文的相关站点。

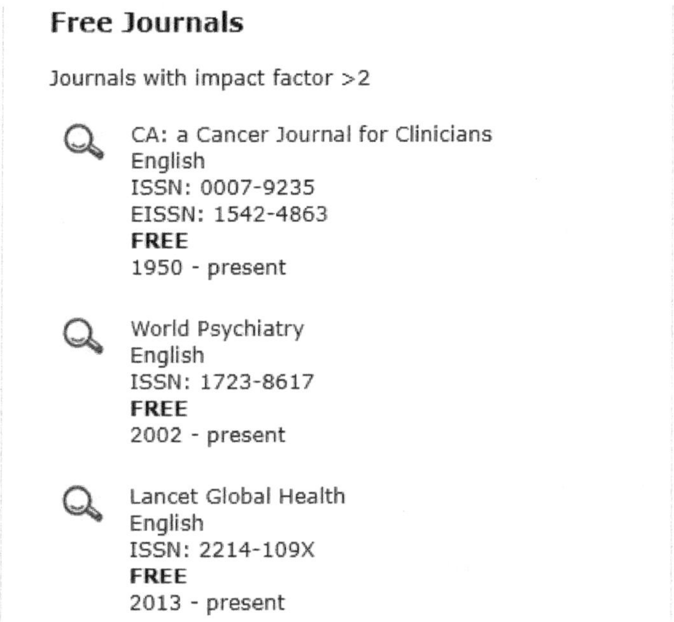

Free Journals

Journals with impact factor >2

🔍 CA: a Cancer Journal for Clinicians
English
ISSN: 0007-9235
EISSN: 1542-4863
FREE
1950 - present

🔍 World Psychiatry
English
ISSN: 1723-8617
FREE
2002 - present

🔍 Lancet Global Health
English
ISSN: 2214-109X
FREE
2013 - present

图 4－8－4　FMJ 全免费期刊列表（部分）（选自 2022 年 8 月 2 日）

（4）按语种和刊名字顺浏览　该网站首先将所有免费期刊按语种分类（见主页左侧的"Title"栏目），英文期刊刊名按 A~Z 顺序排列。点击某一字母，即进入以该字母为首字母的期刊名称列表（图 4－8－5）。点击刊名进入可获得该刊免费全文的相关站点。

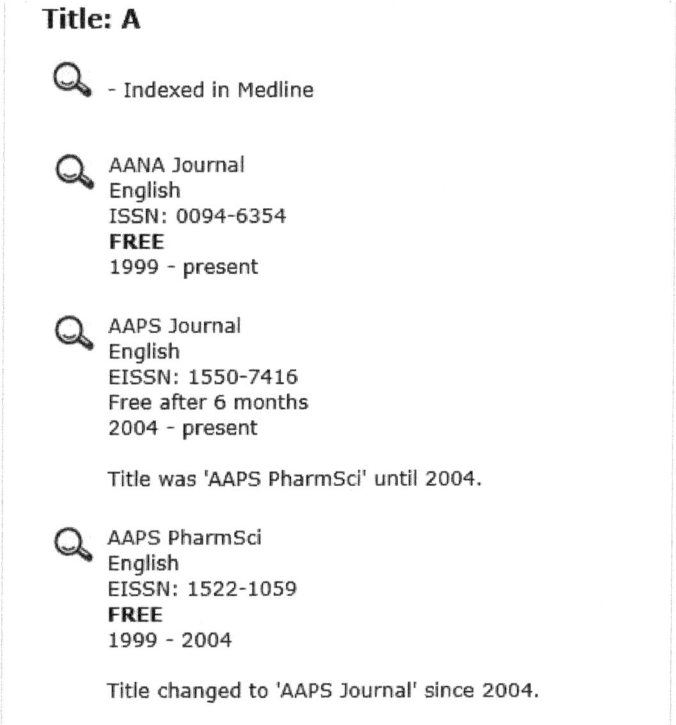

Title: A

🔍 - Indexed in Medline

🔍 AANA Journal
English
ISSN: 0094-6354
FREE
1999 - present

🔍 AAPS Journal
English
EISSN: 1550-7416
Free after 6 months
2004 - present

Title was 'AAPS PharmSci' until 2004.

🔍 AAPS PharmSci
English
EISSN: 1522-1059
FREE
1999 - 2004

Title changed to 'AAPS Journal' since 2004.

图 4－8－5　以 A 为首字母的刊名列表（部分）（选自 2022 年 8 月 2 日）

（5）检索结果　上述四种浏览期刊的方法虽然各不相同,但它们最终的结果都是期刊列表。表中包含期刊名称、语种、国际标准刊号(ISSN)、免费类型和全文提供起止年份等信息。若要想获得某种期刊发表的论文,则需要点击期刊名称。点击期刊名称后出现两个结果:一是直接进入期刊的网站,从期刊网站中寻找免费全文。图4-8-6是FMJ影响因子最高的 *The New England Journal of Medicine* 的首页。二是进入PMC数据库获取所选期刊的全文(图4-8-7),前提是该期刊已被PMC收录。

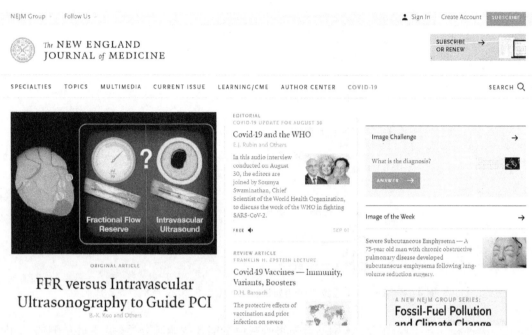

图4-8-6　*The New England Journal of Medicine* 首页(选自2022年8月2日)

The BMJ Vols. 297 to 379; 1988 to 2022			
Vols. 376 to 379; 2022	v.376 2022	v.377 2022	v.378 2022
	v.379 2022		
Vols. 372 to 375; 2021	v.372 2021	v.373 2021	v.374 2021
	v.375 2021		
Vols. 368 to 371; 2020	v.368 2020	v.369 2020	v.370 2020
	v.371 2020		
Vols. 364 to 367; 2019	v.364 2019	v.365 2019	v.366 2019
	v.367		

图4-8-7　PMC中的《英国医学杂志》(BMJ)期刊界面(选自2022年8月2日)

3. 免费教科书

点击主页上方的"Books"按钮,就进入免费教科书界面(图4-8-8)。这些免费教科书又称

"FreeBooks4Doctors",意即由 4 位医生发起捐赠。该网站的目标是在若干年后实现重要医学教科书的开放获取,推进医学进步和科学知识共享。

用户可根据主题、FB4D 影响因子、语种及书名字顺、出版年和星级(按质量分为 3 星、2 星和 1 星),在线阅读和下载所需教科书(PDF 格式)。

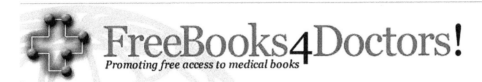

图 4-8-8　Free Books 界面(选自 2022 年 8 月 2 日)

二、美国国立医学图书馆的 PubMed Central

1. PubMed Central(PMC)介绍

(1) 概述　PMC 是由美国国立卫生研究院(National Institutes of Health,NIH)下属的美国国立医学图书馆(NLM)建立的生物医学和生命科学类期刊的免费全文数据库,在全球范围内实现开放获取。该库创建于 2000 年 1 月,由 NLM 附属的国立生物技术信息中心(NCBI)负责开发和维护。基于 NLM 合法的授权,PMC 搜集和保存生物医学全文,成为 NLM 丰富的印刷版期刊的配套服务。

(2) 免费获取是 PMC 的核心原则　作为一种保存方式,即使技术会更新、现有电子文献格式可能会被淘汰,PMC 会提供永久的服务。NLM 相信只有通过电子资源的连续性和处于使用状态,才能确保它们的可用性和价值,所以免费获取成为 PMC 的核心原则。但免费获取不等于没有版权保护,出版者和作者仍然拥有 PMC 文献的版权,使用者也必须遵守版权的相关规定。

（3）PMC 收录期刊论文的方法　PMC 本身不是一个期刊的出版商,它收录的论文由自愿参与的出版商提供,还有作者提供的手稿,必须符合 NIH 和其他研究基金机构规定的"公共获取政策"规定。PMC 为出版商提供了多种途径参与和保存他们的文献。尽管免费获取是基本要求,但出版者可以设定一个合理的出版后的非免费期限。

2. 登录方式

可通过网址 http://www.pubmedcentral.nih.gov/pmc 登录 PMC。图 4-8-9 为 PubMed Central 主页。

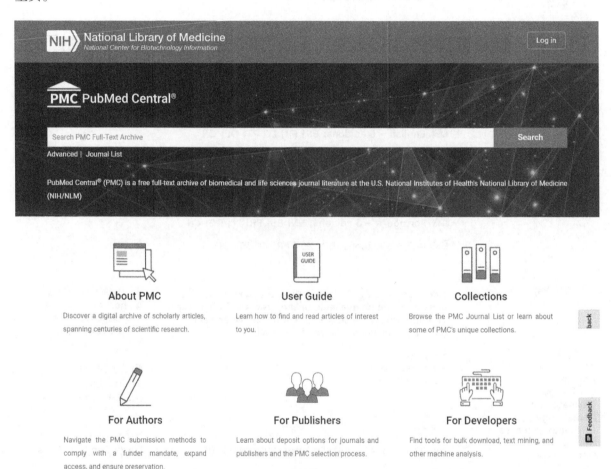

图 4-8-9　PubMed Central 主页(选自 2022 年 8 月 3 日)

3. 检索方法

PMC 与 PubMed 都是由 NCBI 开发和维护的,并处于同一个平台中,故它们的检索页面具有相同的风格,检索功能也类似。PMC 提供了基本检索、高级检索和期刊导航共三种检索方式。

（1）基本检索　基本检索区域位于 PMC 首页的上端(图 4-8-10),包括数据库选择下拉列表和检索式输入框,还有"Search""Journal List""Advanced"等按钮。检索式输入框的使用方法参见本章第一节 PubMed 基本检索的介绍。

（2）高级检索　点击基本检索界面中的"Advanced"进入高级检索界面(图 4-9-11)。该界面包括检索式构建和检索历史保存两个区域,使用方法参见 PubMed 高级检索。

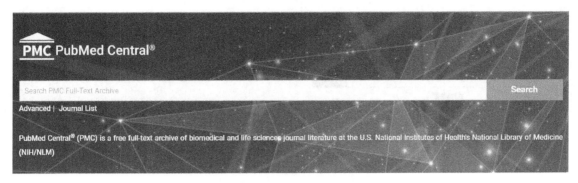

图 4 - 8 - 10　PMC 基本检索界面(选自 2022 年 8 月 3 日)

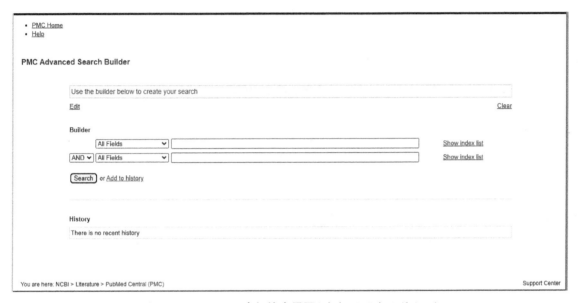

图 4 - 8 - 11　PMC 高级检索界面(选自 2022 年 8 月 3 日)

（3）期刊导航　点击基本检索界面中的"Journal List"进入期刊导航界面（图 4 - 8 - 12）。检索思路是先查找期刊,再浏览或检索期刊中发表的论文。这里详细给出了期刊的信息,不仅有期刊的 ISSN 号、曾用名等,更有被 PMC 收录的起止时间、期刊的免费类型等,均有助于用户判断自己要查找的论文是否可免费获得。期刊导航提供了两种查找期刊的方式:一是通过输入关键词,检索出包含有该关键词的所有期刊名称列表;二是按期刊名称的字顺排序浏览期刊列表。

① 输入关键词查找期刊:如在期刊导航首页上端的检索框输入 chemistry,点击"Search",获得如图 4 - 8 - 13 所示的结果。每个期刊名称中均含有 chemistry。

② 按刊名字顺浏览期刊:如图 4 - 8 - 12 所示,期刊导航首页的大部分版面就是按刊名字顺浏览期刊的区域,默认显示的是刊名首字母 A—B 的期刊列表,其他还有刊名首字母为 C—H、I—M、N—S、T—Z。"New"栏目下显示的是最近 60 天被 PMC 收录的期刊。

③ 期刊列表区信息:图 4 - 8 - 12 和图 4 - 8 - 13 中都有期刊列表区,包括期刊的 ISSN（国际标准刊号）、刊名、在 PMC 中最早和最近的卷期、免费类型和期刊参与免费的论文范围。

◆ 刊名显示:"○ Hide predecessor titles ● Show predecessor titles"提供了是否显示期刊曾用名的选择。系统默认是不显示期刊曾用名。

◆ Volumes in PMC:"First"栏目下是期刊被 PMC 收录的最早一期。"Latest"栏目下是浏览当时期刊当前被 PMC 收录的最后一期。

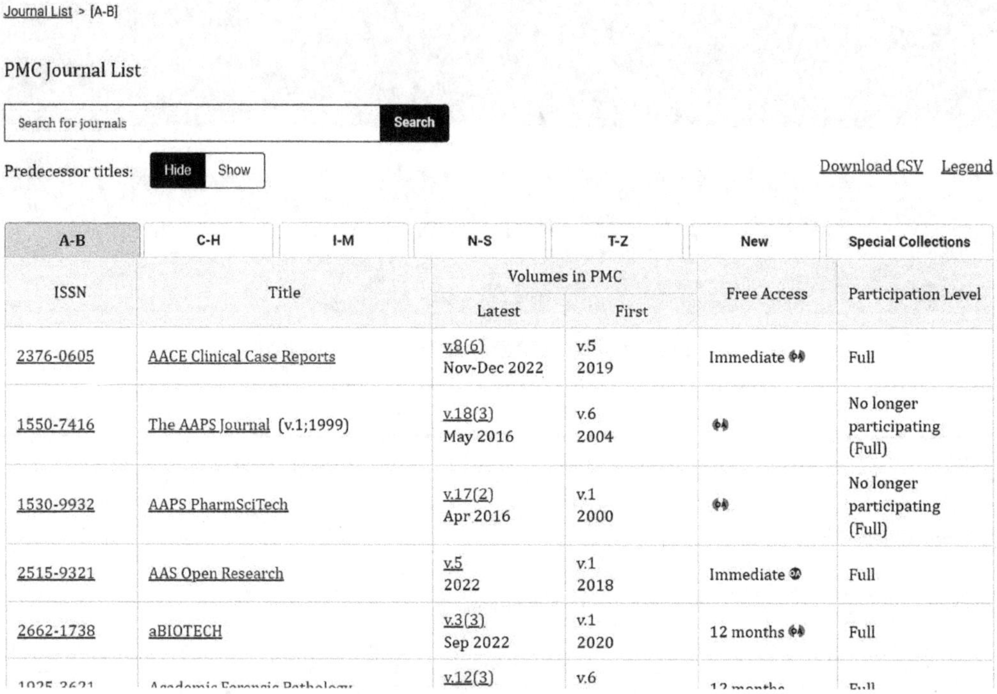

Journal List > [A-B]

PMC Journal List

Search for journals [Search]

Predecessor titles: [Hide] [Show]   Download CSV   Legend

A-B	C-H	I-M	N-S	T-Z	New	Special Collections

ISSN	Title	Volumes in PMC		Free Access	Participation Level
		Latest	First		
2376-0605	AACE Clinical Case Reports	v.8(6) Nov-Dec 2022	v.5 2019	Immediate ✦✦	Full
1550-7416	The AAPS Journal (v.1;1999)	v.18(3) May 2016	v.6 2004	✦✦	No longer participating (Full)
1530-9932	AAPS PharmSciTech	v.17(2) Apr 2016	v.1 2000	✦✦	No longer participating (Full)
2515-9321	AAS Open Research	v.5 2022	v.1 2018	Immediate ⊙	Full
2662-1738	aBIOTECH	v.3(3) Sep 2022	v.1 2020	12 months ✦✦	Full
1925-3621	Academic Forensic Pathology	v.12(3)	v.6	12 months	Full

图 4 - 8 - 12   PMC 期刊导航首页(选自 2022 年 8 月 3 日)

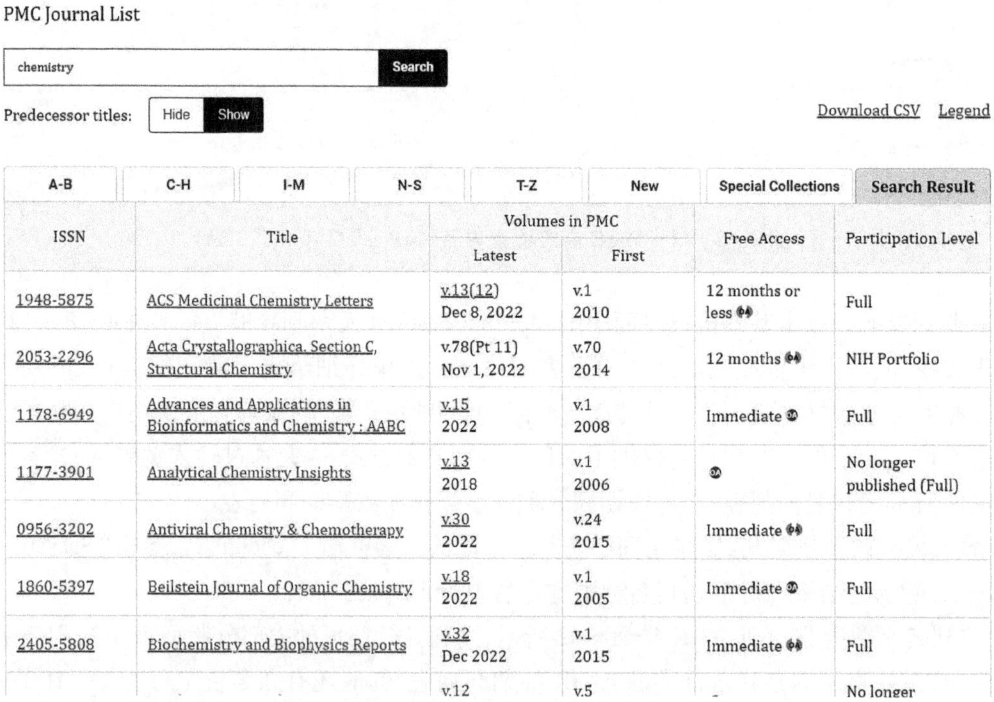

PMC Journal List

chemistry [Search]

Predecessor titles: [Hide] [Show]   Download CSV   Legend

A-B	C-H	I-M	N-S	T-Z	New	Special Collections	**Search Result**

ISSN	Title	Volumes in PMC		Free Access	Participation Level
		Latest	First		
1948-5875	ACS Medicinal Chemistry Letters	v.13(12) Dec 8, 2022	v.1 2010	12 months or less ✦✦	Full
2053-2296	Acta Crystallographica. Section C, Structural Chemistry	v.78(Pt 11) Nov 1, 2022	v.70 2014	12 months ✦✦	NIH Portfolio
1178-6949	Advances and Applications in Bioinformatics and Chemistry : AABC	v.15 2022	v.1 2008	Immediate ⊙	Full
1177-3901	Analytical Chemistry Insights	v.13 2018	v.1 2006	⊙	No longer published (Full)
0956-3202	Antiviral Chemistry & Chemotherapy	v.30 2022	v.24 2015	Immediate ✦✦	Full
1860-5397	Beilstein Journal of Organic Chemistry	v.18 2022	v.1 2005	Immediate ⊙	Full
2405-5808	Biochemistry and Biophysics Reports	v.32 Dec 2022	v.1 2015	Immediate ✦✦	Full
		v.12	v.5		No longer

图 4 - 8 - 13   含有关键词的期刊名称列表(选自 2022 年 8 月 3 日)

◆ Free Access:不同的期刊有不同的免费类型。系统提供的免费类型有:Immediate(全免费)、6 months、12 months or less、12 months、24 months or les、24 months 等。带有" ⊙ "标记的是开放获取期刊。

◆Participation Level:该栏目显示的是每一种期刊参与免费的论文范围。其中,"Full"表示某刊中的所有论文均按免费类型提供;"NIH Portfolio"表示某刊中至少受 NIH 资助的论文按免费类型提供,不覆盖该刊的所有论文;"No longer published"表示某刊已停刊,但 PMC 已收录的该刊论文将继续按免费类型提供;"No longer participating"表示某刊今后不再按免费类型提供论文,但 PMC 已收录的该刊论文将继续按免费类型提供。

④ 查找论文:点击列表中某种期刊的刊名链接,就可检索到该刊发表的所有论文。按照"Participation Level"的不同,结果显示有两种情况:一是如图4-8-14所示,是"Full"类型期刊的结果,显示年卷期页码,点击卷期数打开该期的论文列表;二是如图4-8-15所示,是其他类型期刊的结果,直接显示每篇论文信息。在所有的检索结果中,可免费获取论文的记录中都有供下载的全文链接,其中"Article"按钮下是网页格式的全文,"PDF"按钮下是 PDF 格式全文。

BJS Open Vols. 1 to 6; 2017 to 2022			
Vol. 6 2022	v.6(1) 2022 Feb	v.6(2) 2022 Apr	v.6(3) 2022 Jun
	v.6(4) 2022 Aug	v.6(5) 2022 Oct	v.6(6) 2022 Dec
Vol. 5 2021	v.5(1) 2021 Jan	v.5(2) 2021 Mar	v.5(Suppl 1) 2021 Apr
	v.5(3) 2021 May	v.5(4) 2021 Jul	v.5(5) 2021 Oct
	v.5(6) 2021 Nov		
Vol. 4 2020	v.4(1) 2020 Feb	v.4(2) 2020 Apr	v.4(3) 2020 Jun
	v.4(4) 2020 Aug	v.4(5) 2020 Oct	v.4(6) 2020 Dec

图4-8-14　"Full"类型期刊结果(选自 2022 年 12 月 15 日)

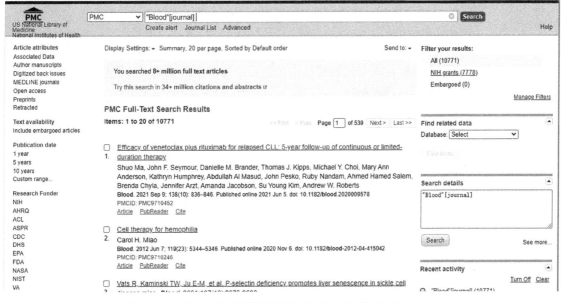

图4-9-15　其他类型期刊结果(选自 2022 年 12 月 15 日)

（蒋　葵　施李丽　冉雪）

第五章 开放存取资源检索

开放存取（Open Access，OA），是 20 世纪 90 年代在国外发展起来的一种新的出版模式，旨在促进学术交流，扫除学术障碍。它依托网络技术，通常采用"发表付费，阅读免费"的形式，通过自归文档和开放存取期刊两种途径，实现开放期刊、开放图书、开放课件和学习对象仓储等内容的知识共享。开放存取包括两层含义：一是推动学术信息免费向公众开放，突破价格障碍；二是提高学术信息的可获得性，突破使用权限障碍。

第一节 开放存取概述

一、定义

开放存取（Open Access，OA）是国际科技界、学术界、出版界、信息传播界为推动科研成果利用网络自由传播而发起的运动。

根据 Association of Research Libraries 的解释，"开放存取"是在传统的基于订阅的出版模式以外的另一种选择。通过新的数字技术和网络化通信，"开放存取"可使得任何人都可以及时、免费、不受任何限制地通过网络获取各类文献，包括经过同行评议过的期刊文章、参考文献、技术报告、学位论文等全文信息，用于科研教育及其他活动，从而促进科学信息的广泛传播，学术信息的交流与出版，提升科学研究的共享利用程度，保障科学信息的长期保存。这是一种新的学术信息交流的方法，作者提交作品不期望得到直接的金钱回报，而是提供这些作品使公众可以在公共网络上利用。

按照布达佩斯开放存取先导计划（Budapest Open Access Initiative，BOAI）中的定义，"开放存取"是指某文献在 Internet 公共领域里可以被免费获取，允许任何用户阅读、下载、拷贝、传递、打印、检索、超级链接该文献，并为之建立索引，用作软件的输入数据或其他任何合法用途。用户在使用该文献时不受财力、法律或技术的限制，而只需在存取时保持文献的完整性，对其复制和传递的唯一限制，或者说版权的唯一作用应是使作者有权控制其作品的完整性及作品被准确接收和引用。

开放存取必须满足两个方面的条件：

① 作者和版权所有人承诺：所有用户具有免费、不被更改、全球和永久使用其作品的权利，在承认作者身份的条件下，许可所有用户使用任何数字媒介形态，公开复制、使用、发行、传播和展示其作品，制作和发行其衍生作品，并允许所有用户打印少量份数以供个人使用。

② 完整版本的作品及其附属资料：包括上面提到的许可承诺，以适当的标准电子格式，在原始论文发表后，立即储存在至少一个以恰当的技术标准（比如 Open Archive 定义的标准）建立的在线数据仓库中。这个数据库是由研究所、学术团体、政府机构或其他组织支持的，而这些组织机构都力求使开放式访问、无限制的传播、互用性和长期存档成为可能。

开放存取从 20 世纪 90 年代被提出以来，很快得到了世界上多个国家的响应，不仅在理论界开始了积极的研究，在实践方面也取得了可喜的进展。

二、历史与发展

虽然早在 20 世纪 60 年代中期就出现了一些 OA 活动的雏形，但直到 20 世纪 90 年代末，作为应对期刊价格不断上涨、许多个人和机构的订户无力获取最新研究成果的策略，伴随着互联网的发展，

OA 运动才得到了巨大的发展。

1994 年,曾在剑桥大学出版社做过多年研究员和编辑的英国南安普顿大学认知科学家 Stevan Harnad 首次提出了开放存取的理念,他建议学者们将未发表、未评议、原创的著作预印本出版在全球可获取的网络存储上,使学者们可以在世界范围内通过网络方式自由获取。1998 年,他建立了美国科学家开放存取论坛,并开设大量关于开放存取的讨论列表。Harnad 的建议开启了"主动开放存取(Open Archives Initiative,OAI)"的征程。

2001 年,学术出版和学术资源联盟(The Scholarly Publishing and Academic Resources Coalition,SPARC)发起"宣布独立"倡议,鼓励科学家远离商业出版商。另外,SPARC 通过 Leading Edge 和 Scientific Communities 两大项目来探索开放存取出版的具体模式,并创建了服务于科研的学术交流社区和交流平台。同年,OSI(Open Society Institute)基金会在布达佩斯举办的信息自由传播会议上,提出了布达佩斯开放存取先导计划(Budapest Open Access Initiative,BOAI),该计划主张将各个领域发表的科学文章发布到网上,并主张在机构或学科类的仓储和期刊中,充分发挥自我存档作用。从此,开放存取迅速发展。

2002 年 10 月,在瑞典的隆德大学(Lund University)召开了第一届关于开放存取学术交流的北欧会议,会议提出由图书馆全面组织免费电子期刊的思路。2003 年 5 月,隆德大学图书馆负责创建了《公开获取期刊题录》(Directory of Open Access Journals,DOAJ),并于 2005 年 7 月正式发布。

2003 年 7 月 20 日,《贝塞斯达开放式出版声明》(Bethesda Statement on Open Access Publishing)提出了什么样的机构、基金组织、图书馆、出版商和科学家才能够确实发挥开放存取作用的建议。德国、法国、意大利等多国科研机构则于 2003 年 10 月 22 日在德国柏林联合签署了《关于自然科学与人文科学资源开放使用的柏林宣言》,该宣言以更广的角度看待开放使用,强调它不仅仅涉及期刊文章,而且包括任何涉及研究的事情,如数据和元数据,甚至还包括任何知识和文化遗产的载体,如博物馆藏品和档案存储软件等。

2003 年,由联合国和国际电信联盟共同主办的关于信息社会的世界峰会上,采纳了关于赋予"开放存取"实施的纲领性宣言。

2004 年 1 月 30 日,联合国经济合作和发展组织科学与技术政策委员会采纳了关于政府资金资助的研究成果开放使用的声明。

2004 年 2 月 24 日,国际图联理事会采纳了关于学术著作和研究文献开放存取的声明。

2004 年,一个由 48 个非营利出版商组成的联盟,发布了对于科学信息自由获取的《华盛顿纲领》。

2004 年 7 月,英国众议院科技委员会签署文件认可对科研成果的开放存取,同时批评科技出版物价格上涨的现象,该委员会鼓励将已发表的论文存储到网络仓储中,鼓励科技出版物作者付费的出版模式。

我国对此也做出了积极的响应,2004 年 5 月 24 日,全国人大常委会副委员长、中国科学院院长路甬祥和国家自然科学基金委员会主任陈宜瑜在北京分别代表各自机构签署《柏林宣言》,以推动全球科学家共享网络科学资源。

2005 年 7 月,50 余所中国高校图书馆馆长在"中国大学图书馆馆长论坛"上签署《图书馆合作与信息资源共享武汉宣言》,其中包括支持 OSI 在布达佩斯通过的 BOAI 的原则。

中国科学院文献情报中心还设立了"支持开放存取的国家和机构政策机制研究"专项课题,并开展深入研究。国内出现了一些预印本网站,如教育部科技发展中心主办的中国科技论文在线、中国科学技术信息研究所与国家科技图书文献中心联合建设的中国预印本服务系统等。清华大学图书馆在其图书馆主页"电子资源"下的"推荐学术站点"中列出了部分国内外开放存取资源。

为了使开放存取这一新兴版权模式发挥最大的效用,美国政府建立了比较完善的法律体系。美国政府通过颁布一系列法律对信息公开制度做出了详尽的规定,其中非常有影响力的政策是美国国立卫生研究院（The National Institutes of Health，NIH）的公共存取政策。NIH 是全世界较大的综合类科研资助机构，其资助的各类研究所产生的论文每年达 65 000 余篇。随着这个公共存取政策不断修改、完善，到 2012 年，这个政策已发展成了正式具备法律效力的强制性开放存取政策。该政策规定，研究人员必须将其经过同行评议的原稿电子版存放在 PubMed Central 中心知识库中，论文的全文必须在发表后的 12 个月之内提供开放获取，并可以在 PubMed Central 数据库中检索到。这一强制性政策的出台和实施意味着开放存取运动已经跨出了最重要的一步，同时也影响到了其他提供资助的机构，如英国关节炎运动、英国人文艺术研究理事会、英国心脏基金会、英国癌症研究中心、日本工业标准调查会（JISC）、加拿大健康研究所、法国研究署、Flanders 研究基金会、瑞士国家科学基金会等相关机构也采纳了强制性开放获取政策。欧盟理事会第七框架计划共同决议（FP7 Grant Agreement）中也包含了开放获取的强制性命令。欧洲较大的研究机构欧洲核子中心（CERN）2014 年推行本机构的研究论文开放存取出版政策。2021 年，该机构 97.3% 的研究论文实现了开放存取。国外政府的这些策略保证了信息公共获取的执行，让开放存取获得了足够的政府资金支持。政府通过制定法律来支持开放存取，这不仅可以让最广泛的公众了解这一新兴的出版模式，而且可以解决棘手的经费问题。

三、开放存取的主要出版形式

1. OA 期刊

OA 期刊是以电子文献形式通过网络出版的。OA 期刊与传统期刊一样，对投稿实施严格的同行评议，以确保期刊质量。它们的区别在于访问方式和访问权限的差异，传统的期刊采用用户付费的商业模式，而 OA 期刊采用作者付费、用户免费的模式，用户可以通过网络不受限制地访问期刊全文。OA 期刊出版费用要大大低于传统期刊，作者付费模式基于作者为获得学术影响而有偿发表自己的学术成果，因此具有一定的合理性。

同行评议是期刊论文质量前期控制的一种重要手段，也是保证学术期刊影响力的关键举措。目前出版的 1 万多种 OA 期刊中，60% 以上的期刊所刊论文需经同行评议。如 *PLOS Biology* 就是一份生物学领域的 OA 期刊，它于 2003 年 10 月创刊，由美国的科学公共图书馆主办。该刊定位于学科领域高端期刊，力争赶超 *Science*、*Nature* 和 *Cell* 三大传统生物医学领域的一流期刊。ISI 研究表明，OA 期刊被引用率和影响因子与传统期刊并无差别。

2. OA 仓储

OA 仓储也可称为 OA 文档库，是指某组织将用于共享的学术信息存放于服务器中供用户免费访问和使用。它不仅存放预印本，还存放后印本。一般来讲，OA 仓储分为学科 OA 仓储和机构 OA 仓储。OA 仓储不像 OA 期刊那样有着严格的同行评议制度，绝大多数只是要求作者提交的论文基于某一特定的标准格式，并符合一定的学术规范，强调"自我管理"原则。OA 仓储费用较之 OA 期刊更加低廉，其运行费用主要依靠相关机构的赞助，常常对作者提供免费存储服务。如加利福尼亚大学（简称"加州大学"）机构收藏库（eScholarship Repository of California University）就是一种机构 OA 仓储，它是加州大学数字图书馆 eScholarship 先导计划的一项服务内容，主要致力于社会科学和人文科学领域研究成果的免费存储和访问。

OA 的实现方式，除了以 OA 期刊和 OA 仓储为主要出版方式外，还有包括个人 Web 站点、邮件列表服务、论坛、博客、维基等 OA 工具。它们共同构成了 OA 学术交流的工具。

四、开放存取的实现方式

1. 基于 OAI（Open Archives Initiative）的元数据获取机制

OAI 于 2001 年 1 月发布了 OAI-PMH（Metadata Harvesting Project）协议。该协议提供了一个基

于元数据获取的独立于具体应用的互操作框架,为网络上元数据的互操作问题提供了一种可行性方案。该协议具有很好的开放性和适应性,用户可以在使用该协议的开放存取资源中查到文献,而不需要知道开放存取资源的种类、存储位置和内容范围。

2. 基于 DOI(Digital Object Identifier)的文献标识机制

为帮助用户检索并链接到对应的文献,需要对分布在网络上的文献资源进行标识。开放存取采用 DOI 标记方法,该标识符具有永久性和可扩展性特点,便于数据的互操作和动态更新。用户通过 DOI 可以知道自己有哪些可用资源,可以找到并获得自己所需资源,可以知道资源数据来源,数据源变动后仍然可以使用自己所需资源。

3. 基于 OAIS 的数据长期保存机制

开放信息系统(Open Archival Information System, OAIS)参考模型,是一种 ISO 标准,它为数字信息的长期保存和访问提供了对存档概念的理解框架和对存档文件的操作,现被许多机构和组织采用。

4. 基于 Web Service 的分布检索机制

Web Service 是基于可扩展标记语言(XML)独立于不同平台和软件供应商的标准,是创建可互操作的、分布式应用程序的新平台。它解决了开放存取资源在不同语言、不同平台之间互操作的问题,方便用户发现并利用更为广泛的资源。

五、开放存取对学术交流模式的意义

开放存取是一种全新的学术信息交流与共享模式,它基于"自由、开放、共享"的理念,依托网络技术使学术成果可以在全球实现无障碍的传播。

传统的学术交流一般由以下几个环节组成:作者创作、出版、发行、收藏与借阅服务、读者利用等。OA 学术交流则通过作者网上文献自我存档,省去了出版、发行、收藏与服务等环节,作者可以直接通过网络发表自己的作品,读者可以直接在网上获取所需文献。

OA 学术交流模式从网上免费获取文献,消除了文献利用过程中的付费和使用许可等障碍,这种文献信息交流方式有利于全球科技成果的资源共享,打破了学术研究的人为壁垒;OA 学术交流模式减少了传统学术交流模式的传播限制和流通环节,各图书馆无须重复购买和收藏部分开放存取资源,有利于图书馆节省开支,有利于提高读者文献信息的可获得率;对于作者来说,OA 学术交流模式有利于提高作者的能见度,便于统计作者文献被利用的次数,客观评价作者某一文献的学术价值和学术影响度;OA 学术交流模式有利于打破国际学术壁垒,使发展中国家与发达国家在获取文献信息方面不存在任何差异;OA 学术交流模式增加了科研工作者免费获取文献的渠道,使科研工作的继承性更加方便落实,便于避免重复劳动,从而促进科研工作发展;OA 学术交流模式能迅速地将研究成果公布并与他人分享,省去漫长的评审和出版时间,使学术交流的时效性和交互性增强。

第二节 OA 期刊

OA 期刊(Open Access Journal, OAJ),即基于 OA 出版模式的期刊,OAJ 一部分是新创办的电子版期刊,另一部分是由已有的传统期刊转变而来。开放获取的期刊大都采用作者付费,读者免费的获取方式。随着"布达佩斯开放存取先导计划"的确立和 Biomed Central(BMC)、Public Library of Science(PLoS)、大型科学文献免费全文搜索引擎 CiteSeer 等机构的成立,并在学术界、基金资助机构团体、学术管理或文献服务机构的积极推动下,OA 期刊如雨后春笋一般,不断涌现。

一、开放存取期刊列表(DOAJ)

1. DOAJ 概况

DOAJ(Directory of Open Access Journals)是由瑞典隆德大学图书馆整理与创建的一份全球开放获取期刊目录,并于 2005 年 7 月正式发布应用的可免费获取全文的学术性期刊网络服务平台(http://doaj.org)。其目标是依托因特网,运用最新电子技术,对开放存取期刊进行组织,以提高期刊的利用率,并为用户提供一站式检索服务,从而推动 OA 运动的更快发展,促进全球范围内的学术交流和研究。

DOAJ 收录的期刊始建初期为 350 种,截至 2022 年 2 月,已有 128 个国家的 17 494 种期刊加入 DOAJ 平台,可检全文数量达 723 万多篇,其中 1 469 种在开放获取出版方面表现优秀的期刊被冠于 DOAJ Seal 标志,这些期刊必须满足数字保存、具有持久的文章标识符、向 DOAJ 提供元数据、允许衍生产品的知识共享许可、以全文格式显示、不受限制的版权和所有出版权、自存档策略 7 个标准。12 302 种期刊为非发表付费的期刊。DOAJ 收录的均为学术性期刊,要求期刊对投稿必须通过编辑、编委会、同行评议体系实施质量控制,具有免费、全文、高质量的特点,对学术研究有很高的参考价值。这些期刊涵盖医学、健康科学、生物及生命科学、公共卫生、农业及食品科学、艺术及建筑学、商业与经济学、化学、地球及环境科学、交叉学科、历史及考古学、语言及文学、法律及政治学、数学及统计学、哲学及宗教学、物理及天文学、综合科学、社会科学、工程技术等几十个学科,其网站界面如图 5-2-1 所示。

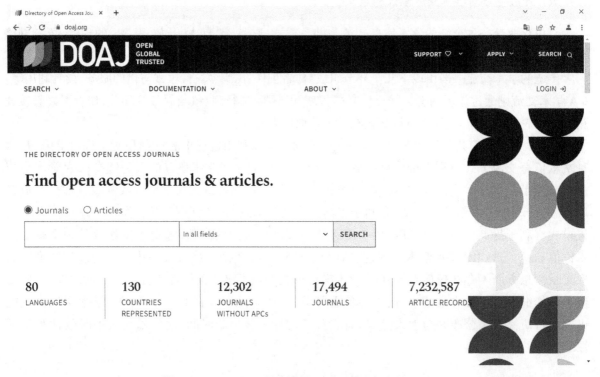

图 5 - 2 - 1　DOAJ 网站界面(选自 2022 年 3 月 1 日)

为维持 DOAJ 平台的正常运转及不断发展,DOAJ 采取会员制,征集机构及个人赞助者。缴费标准为个人会员 100 欧元/年,小型机构、大学、学院 413 欧元/年,大型机构、大学、学院 825 欧元/年,小型图书馆联盟、图书馆协会成员 289 欧元/年,大型的图书馆联盟、图书馆协会成员 578 欧元/年,财团或图书馆联盟 3 300 欧元/年。会员可将赞助机构的名称展示在 DOAJ 的网页上,并链接到赞助机构的网站主页。

2. DOAJ 系统内容检索

DOAJ 网络平台上的检索功能有"刊名检索"和"论文检索"两种,其可检索字段和含义如表 5-2-1 所示。

表 5-2-1　DOAJ 提供的检索字段和中文名含义

字段全称	中文名含义
Article：Title	文献篇名
Article：Abstract	摘要
Article：Keywords	关键词
Article：Subject Article：Author	学科著者
Article：ORCID	开放研究者与贡献者身份识别码
Article：DOI	数字对象唯一标识
Article：Language	语种
Journal：Title	期刊名称
Journal：Keywords	关键词
Journal：Subject	学科
Journal：ISSN	国际标准连续出版物号(印刷版) 国际标准连续出版物号(电子版)
Journal：Publisher	出版者
Journal：Country of publisher	出版国
Journal：Languager	出版语种

DOAJ 检索时,所有直接输入的词之间是逻辑"或"的关系。其检索式语法符号有如下几种:

通配符 *(星号):带通配符的部分匹配可以用星号进行。例如,einste * , * nstei * 。

精确匹配符""(双引号):例如" einstein" or " albert einstein" 。

条件"与"(AND):例如,albert AND einstein。

条件组合"或"(OR):例如,albert OR einstein。

也可以通过多个操作符号组合形成检索式,例如,albert OR einste~或" albert" " einstein" 。

DOAJ 系统检索界面分为三部分:检索提问区、检索结果过滤区和检索结果显示区(图 5-2-2)。

检索提问区功能有:

通过左上角 SEARCH 菜单下拉,可选择检索期刊或论文。

中部的检索框可输入检索词或检索式,并可限定相关检索字段。

默认情况下,系统按照检索提问区形成的检索式进行检索,并显示所有检索记录条目。在左下角的检索结果过滤区,可通过点击学科、期刊、出版年以及是否 DOAJ Seal 标志期刊等"筛选器",从下拉列表中选择检索领域,将检索结果限制到特定的感兴趣的领域。同时,也可对检索结果按一定要求进行重新排序显示。

检索结果区:显示检索所得的论文或期刊的相关信息。检索期刊的信息主要包括:刊名、出版者、出版国、接受论文语种、学科、最后更新时间、主页链接、付费情况、期刊许可等内容。检索论文的信息主要包括:刊名、出版日期、题名、作者、学科、关键词、全文链接、期刊链接、出版者等内容。图 5-2-3 和图 5-2-4 分别为 DOAJ 期刊检索结果和论文检索结果示例。

Articles – DOAJ
DOAJ
OPEN
GLOBAL
TRUSTED
SUPPORT
APPLY
SEARCH
SEARCH
DOCUMENTATION
ABOUT
LOGIN
Journals
Articles
SEARCH
Articles
All fields
All fields
Title
Abstract
Keywords
Subject
Author
ORCID
DOI
Language
SHARE OR EMBED
7,232,597 indexed articles
Refine search results
Sort by
Added to DOAJ (newest first)
Results per page
50
SUBJECTS
First
Prev
Page 1 of 144,652
Next
Music and books on Music
Naval Science
Philosophy. Psychology. Religion
Political science
Science
CLIO Y ASOCIADOS (DEC 2021)
"Debemos encontrar un nuevo relato para encarnar una historia escolar renovada..." Entrevista a Gonzalo de Amézola
Lara Lasave, Mariela Coudannes
Journal subjects
Read online
About the journal
Published by Universidad Nacional del Litoral

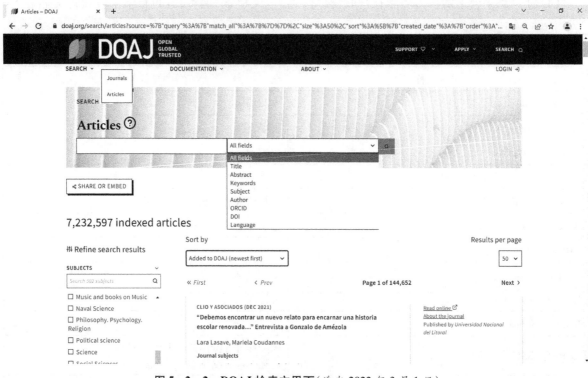

图5-2-2　DOAJ检索主界面(选自2022年3月1日)

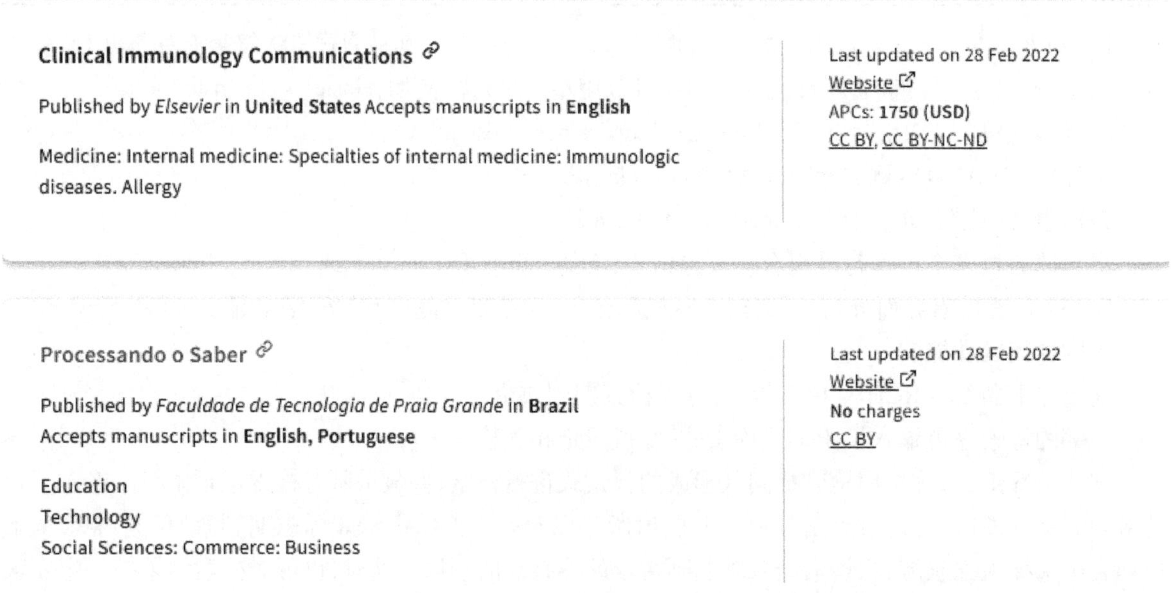

Clinical Immunology Communications
Published by Elsevier in United States Accepts manuscripts in English
Medicine: Internal medicine: Specialties of internal medicine: Immunologic diseases. Allergy
Last updated on 28 Feb 2022
Website
APCs: 1750 (USD)
CC BY, CC BY-NC-ND
Processando o Saber
Published by Faculdade de Tecnologia de Praia Grande in Brazil
Accepts manuscripts in English, Portuguese
Education
Technology
Social Sciences: Commerce: Business
Last updated on 28 Feb 2022
Website
No charges
CC BY

图5-2-3　DOAJ期刊检索结果(选自2022年3月1日)

ARGENTINIAN JOURNAL OF RESPIRATORY AND PHYSICAL THERAPY (FEB 2022)

Rehabilitación Pulmonar Ambulatoria en pacientes con secuelas post COVID-19

Laura Rapela, Mauro Andreu, Gastón Capodarco

Article keywords

Resultado del Tratamiento, Infecciones por Coronavirus, Síndrome de fatiga post COVID-19, Calidad de vida, Fisioterapia, Prueba de Esfuerzo

Abstract+

Objetivo: describir la evolución de pacientes con secuelas de COVID-19 que realizan un programa de rehabilitación pulmonar (RP) de forma ambulatoria. Materiales y método: Estudio observacional, descriptivo y retrospectivo Se analizaron los datos de 17 pacientes que completaron 4 semanas de RP. Resultados: La mediana de cantidad de repeticiones en el Sit To Stand 1 fue de 14 (RIQ 11 – 16,5) al inicio de la rehabilitación y de 26 (RIQ 20,5 – 29) a las 4 semanas, en el Time Up Go la mediana del tiempo en completar la prueba fue de 8,8 (RIQ 6,9 – 10) segundos al inicio de rehabilitación y de 5,3 (RIQ 4,3 – 7,4) segundos a las 4 semanas y la mediana del puntaje de dificultad en las principales actividades cotidianas fue de 5 (RIQ 3,1 – 6,2) puntos al inicio de rehabilitación y de 8,8 (RIQ 8 – 9,4) puntos a las 4 semanas. La mayor diferencia en el RAND-36 se observó en los dominios relacionados a las limitaciones por problemas físicos y emocionales. Conclusión: El rol de la RP podría ser importante para reducir las consecuencias tardías de esta enfermedad.

Read online

About the journal

Published by *Argentinian Journal of Respiratory & Physical Therapy*

图 5－2－4　DOAJ 论文检索结果（选自 2022 年 3 月 1 日）

二、J-STAGE 日本科技信息网络电子平台

1. J-STAGE 概述

日本电子科技信息服务（Japan Science and Technology Information Aggregator Electronic，J-STAGE）向全世界即时发布日本科学技术研究的杰出成果和发展，由日本科学技术振兴机构（Japan Science and Technology Agency，JST）开发，收录了日本各科技学会出版的文献，包括期刊论文、会议文献、报告等。文献多数为英文，少数为日文。其网站地址：https://www.jstage.jst.go.jp/browse/（图 5－2－5）。截至 2022 年 2 月，网站上所发布的内容包括 3 478 种期刊（其中 3 016 种期刊免费），53 555 025 篇论文（其中 5 094 134 篇免费），涉及的学科有数学、物理、化学、地球与天文科学、生物与生命科学、农业与食品科学、临床医学、牙科、药剂学、工程科学、电子电气工程、通信与信息科学、材料科学、机械工程、土木工程和人文科学等 25 个学科。J-STAGE 利用领先的搜索引擎和学术信息服务与 PubMed、IET Inspec、Chemical Abstracts Service（CAS）、ProQuest 等数据库建立联盟，使得发布于 J-STAGE 平台的文献很容易被全球范围内的科学家、研究人员和读者找到，大大提高了 J-STAGE 平台的文献服务水平，有效地提高了 J-STAGE 平台文献的国际影响力，促进研究成果广泛传播。J-STAGE 每月提供 200 多万篇全文下载。图 5－2－6 为 J-STAGE 平台建立的检索联盟成员。

2. J-STAGE 使用

J-STAGE 的检索分为简单检索和高级检索两种。简单检索可选择按题名、刊名、出版者和 DOI/JOI 进行检索。高级检索的检索界面如图 5－2－7 所示。首先，可以通过对需要检索的内容如出版物类型、论文属性、语种、出版时间和学科等进行限制；其次，通过下列列表选择检索字段，输入检索词，并进行“与”“或”组合；最后点击“Search”按钮即可。

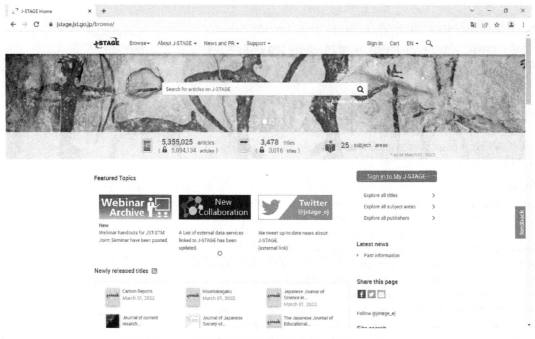

图 5-2-5　**J-STAGE** 网站界面(选自 2022 年 3 月 1 日)

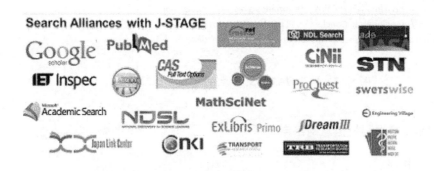

图 5-2-6　**J-STAGE** 平台建立的检索联盟成员(选自 2022 年 3 月 1 日)

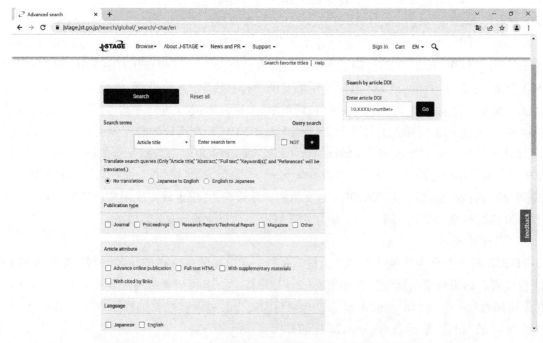

图 5-2-7　**J-STAGE** 高级检索界面(选自 2022 年 3 月 1 日)

网站提供免费注册服务,注册用户可以形成"My-Stage",提供保存检索式、文献收藏、出版物收藏等功能,以便日后使用。同时注册用户还可以设置新闻提醒、论文引用提醒和新刊出版提醒等服务。

三、SciELO 科学在线图书馆

1. SciELO 概述

科学在线图书馆(The Scientific Electronic Library Online,SciELO)于 1997 年创立于巴西,其网址为:https://scielo. org/,是国际上重要的 OA 运动国际倡议者和实践者之一。最初是由巴西 10 种期刊的编辑发起,其初衷是想找到一种期刊全文上网的方法,提高所出版的科技期刊的国际显示度和可获得性,使作为发展中国家和非英语国家巴西的科研成果不再成为"消失的科学"。1998 年,SciELO巴西网站(SciELO Brazil)和智利网站(SciELO Chile)相继建成并向公众开放。此后,阿根廷、哥伦比亚、哥斯达黎加、古巴、西班牙、墨西哥、秘鲁、葡萄牙、南非等国家相继加入 SciELO。

目前,SciELO 发展为由一个主网站和 15 个设置在不同国家的分网站组成的跨国网络平台。同时,还有公共卫生和社会科学两个子网站。SciELO 网络平台设英文、葡萄牙文和西班牙文 3 个界面。截至 2022 年 2 月,SciELO 网络平台上显示共有 OA 期刊 1 805 种、论文 105 万篇。图 5 - 2 - 8 为SciELO 科学在线图书馆高级检索界面。

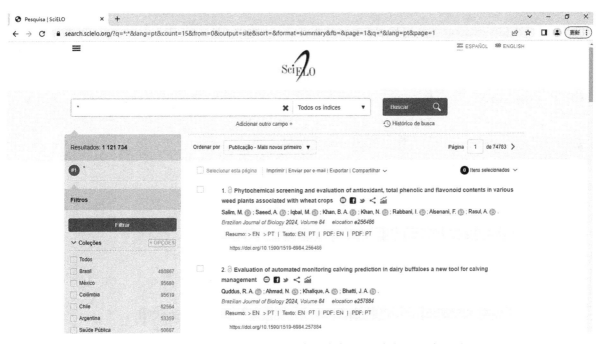

图 5 - 2 - 8　SciELO 科学在线图书馆高级检索界面(选自 2022 年 3 月 1 日)

2. SciELO 检索功能

SciELO 平台提供论文检索和刊名检索 2 种检索方式,并设有"首字母导航""学科导航""出版者导航"和"分网站导航"4 种导航方式。"学科导航"又分设了农业科学、社会应用科学、生物科学、工程等 8 个学科类目。网络平台为每种期刊设置了主页,提供期刊网站链接、期刊简介、编委会、作者指南、期刊征订、引用统计数据等服务。引用统计数据包括 3 个部分:① 期刊使用报告,包括期刊下载统计、每期下载统计、单篇文章下载统计;② 作者统计报告;③ 期刊引证报告,包括 2 年影响因子、3 年影响因子、半衰期、被引频次等。在每种期刊页面,系统还提供基于期刊或基于网站的论文检索服务。

检索结果提供期刊论文内容包括:作者、题名、该文的引文著录信息、摘要、关键词、全文链接等,提供 PDF 格式和 HTML 两种格式全文。HTML 格式全文中一般有以下几种链接:① 论文结构与论文各部分的页内链接;② 文中图表序号与图表的页内互链接;③ 在每条参考文献后有一个"link"图标,点击后可看到 Google 和 SciELO Network 两个链接选择,即可使用 Google 或 SciELO Network 系统搜索该论文的摘要或全文。在论文的摘要和 HTML 全文页面还设有论文的 XML 格式、参考文献、引用著录格式、自动翻译、下载统计、SciELO 引用情况等按需服务内容。

四、Socolar 一站式 OA 资源检索平台

1. Socolar 概述

Socolar 开放存取资源一站式检索服务平台(http://www. socolar. com)由中国教育图书进出口有限公司开发,于 2007 年 7 月面向社会推出该平台,并于 2021 年对 Socolar 平台进行了全新改版升级。新版 Socolar 平台在数据支持、技术架构、功能服务等多方面进行了全新升级。在完善原有的开放获取学术资源服务的前提下,新增付费文献单篇的及时获取服务,从而提升对机构的服务能力,新增机构管理功能,实现机构管理员随时调配、实时监控资源使用情况等全新功能,真正实现学术文献资源集成一站式服务。Socolar 平台全面收录来自世界各地、各种语种的重要 OA 资源。目前 Socolar 平台收录了 100 多个国家,7 000 余个出版社的 3 万余种学术期刊资源,其中开放获取期刊 1 万余种。外文付费期刊论文近 6 000 万篇,外文开放获取论文 1 500 余万篇,并广泛被 SCI、SSCI、SCIE、AHCI、EI、PubMed、DOAJ 收录。论文语种包括中文、英语、西班牙语、德语、葡萄牙语、法语等 40 种语言。图 5-2-9 为 Socolar 一站式资源检索平台界面。

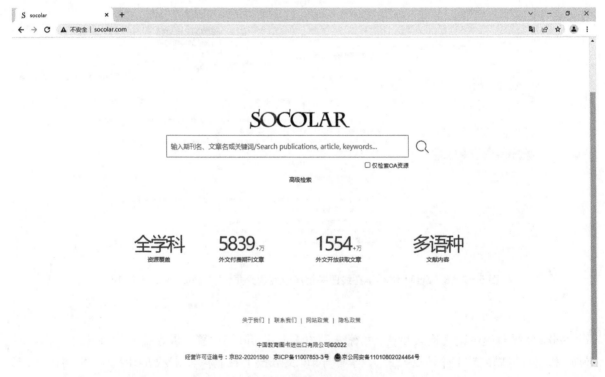

图 5-2-9 Socolar 一站式资源检索平台界面(选自 2022 年 3 月 1 日)

2. Socolar 平台检索功能

Socolar 平台提供了论文检索、期刊检索和期刊浏览三种检索途径。同时,平台还提供了快速检索和高级检索界面。高级检索时,可检索的字段包括篇名、作者、摘要、关键词、刊名、ISSN 号、出版社

或者所有字段,支持"与""或""非"的逻辑字符组配,支持词组检索以及"?"和"＊"的截词与通配符检索。检索结果提供按时间和相关度两种排序模式,结果信息包含篇名、作者、来源、摘要、关键词、作者单位等,并提供刊名、全文的延伸链接。同时,可以通过获取方式、出版年度、学科主题、作者、来源出版物、出版社、收录数据库、语种、国别/地区等项目对检索结果进行精炼。

五、国内外预印本 OA 资源

传统形式科学出版物的评审和出版周期十分漫长,从投稿到发表往往要经过数月甚至一年之久。而科学发展十分迅猛,需要更方便快速的科学交流形式,采取以预印本形式发表研究结果和论著应运而生。预印本(Preprint)是指科研工作者的研究成果还未在正式出版物上发表,而出于和同行交流的目的自愿先在学术会议上或通过互联网发布的科研论文、科技报告等文献。与刊物发表和网页发布的文献相比,预印本具有交流速度快、利于学术争鸣、可靠性高的特点。

1. arXiv 电子预印本文献库

arXiv 电子预印本文献库(https://arxiv. org)是美国国家科学基金会和美国能源部资助的,于 1991 年 8 月由美国洛斯阿拉莫斯国家实验室建立的电子预印本文献库。它是一个涉及物理、数学、非线性科学、计算机科学等领域的 e-print 服务平台,其内容遵循康奈尔大学的学科标准。该数据库收录自 1991 年以来的 200 多万篇预印本文献,除此之外,还包括 *American Physical Society*、*Institute of Physics* 等 12 种电子期刊全文。用户可通过学科、标题、作者或关键词检索所需文献。

注册用户可以提交论文由 arXiv 发布,不收取任何费用。向 arXiv 提交的材料需要经过一个审核过程,该过程将材料归类为某个主题领域,并检查其学术价值。arXiv 不对材料进行同行评审,提交的内容完全由提交人负责,并按"原样"提交,无任何担保或保证。在本网站托管的作品和其他材料,arXiv、康奈尔大学及其代理人不会以任何方式暗示对该作品的假设、方法、结果或结论的认可。图 5-2-10 为 arXiv 电子预印本文献库平台主界面。

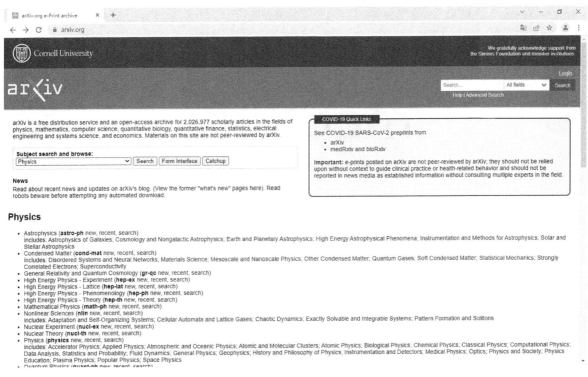

图 5-2-10　arXiv 电子预印本文献库平台主界面(选自 2022 年 3 月 1 日)

2. medRxiv 电子预印本文献库

medRxiv(发音为"med archive")电子预印本文献库(https://www.medrxiv.org/)由耶鲁大学非营利研究和教育机构冷泉港实验室(CSHL)和全球医疗保健知识提供商 BMJ 共同创立,用于医学、临床和相关健康科学领域完整但未发表的手稿(预印本)发布,服务器由 CSHL 提供和运营。medRxiv 为研究人员提供了一个平台,让他们在期刊发表之前分享、评论和接收关于他们工作的反馈。medRxiv 旨在提高科学发现的开放性和可获取性,加强研究人员之间的合作,记录想法的来源,并通过更及时地报告已完成的研究为正在进行和计划中的研究提供信息。medRxiv 是一个非营利的社区资源,不与任何出版商或期刊链接。截至 2022 年 3 月 1 日,共收录论文 29 693 篇,2022 年前 2 个月,投稿量就达 2 312 篇。

medRxiv 收录的手稿在发布之前未经同行评审、编辑或排版认证,但都要经过一个基本的筛选过程,以筛选冒犯性和/或非科学内容,以及可能对健康造成危害的材料,并检查是否存在抄袭行为。在 medRxiv 中出现的手稿并不意味着具有 CSHL、耶鲁大学或 BMJ 对手稿的方法、假设、结论或科学质量的认可。稿件可以在提交给期刊之前提交,也可以在提交给期刊的同时提交,但如果稿件已经被接受出版或在其他地方发布,则不会被 medRxiv 发布。作者可以在稿件被期刊出版之前的任何时候向 medRxiv 提交手稿的修订版。在被 medRxiv 发布后,手稿会收到一个数字对象标识符(DOI),因此可以被许多搜索引擎和第三方服务发现、引用和索引,并且无法删除。

medRxiv 预印本是未经同行评审认证的初步工作报告。它们不应被用来指导临床实践或健康相关行为,也不应作为既定信息在新闻媒体上报道。MedRxiv 可以发布研究论文、系统评价和荟萃分析(一般指 Meta 分析)、临床研究设计方案和数据论文,不发布缺乏数据的病例报告(单个或系列)、叙述性评论、社论、信件、观点文章和假设、不以现代生物学/生理学或对抗疗法医学为前提的工作、实验室协议/诀窍、教科书节选或研究文章的单个组成部分(如图表和数据集)。图 5-2-11 为 medRxiv 电子预印本文献库平台主界面。

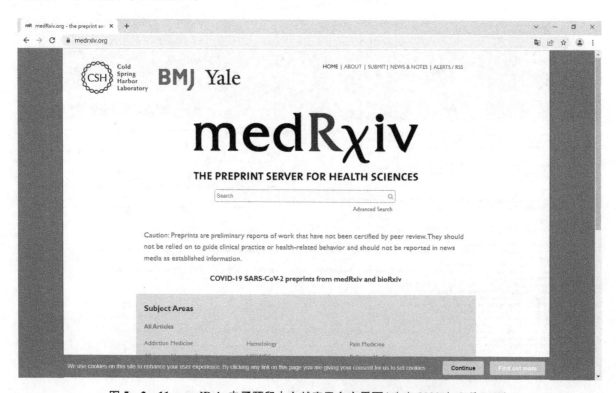

图 5-2-11　medRxiv 电子预印本文献库平台主界面(选自 2022 年 3 月 1 日)

3. 中国科技论文在线

中国科技论文在线(http://www.paper.edu.cn)是经教育部批准,由教育部科技发展中心主办,利用现代信息技术手段,打破传统出版物的概念,针对论文发表困难,学术交流渠道窄,不利于研究成果快速、高效地转化为现实生产力而创建的科技论文网站,给科研人员提供一个方便快捷的交流平台,提供及时发表成果和新观点的有效渠道,从而使新成果得到及时推广,科研创新思想得到及时交流。中国科技论文在线已建立了首发预印本论文库、全免费 OA 论文库、学者主题 OA 论文库及学者关系库、全球最新科技热点与政策资讯库。截至 2022 年 3 月 1 日,在库首发论文 103 784 篇,在库 OA 论文共近 130 万篇,在库学者 14 万人。

中国科技论文在线可为在本网站发表论文的作者提供该论文发表时间的证明,并允许作者同时向其他专业学术刊物投稿,以使科研人员新颖的学术观点、创新思想和技术成果能够尽快对外发布,并保护原创作者的知识产权。图 5 - 2 - 12 为中国科技论文在线平台主界面。

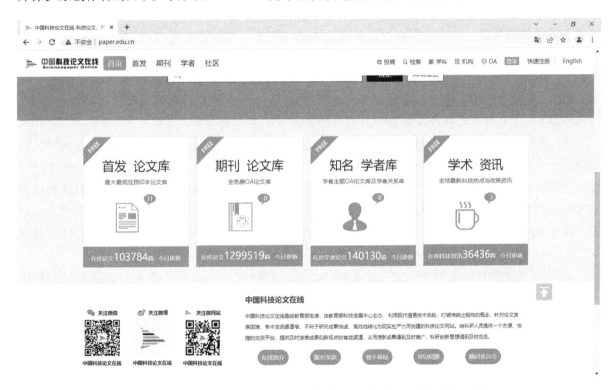

图 5 - 2 - 12　中国科技论文在线平台主界面(选自 2022 年 3 月 1 日)

六、国内外其他 OA 资源

1. 国内部分 OA 资源介绍

① 香港科技大学图书馆知识库(https://repository.ust.hk/ir/):香港科技大学图书馆知识库是由香港科技大学图书馆用 Dspace 软件开发的一个数字化学术成果存储与交流知识库,收录由该校教学科研人员和博士生提交的论文(包括已发表和待发表)、会议论文、预印本、博士学位论文、研究与技术报告、工作论文和演示稿全文共 109 353 篇,提供简单检索和高级检索 2 种检索途径。

② 中国科学院科学数据库(https://www.cas.cn/ky/kycc/kxsjk):中国科学院科学数据库包含论文、专利、科研成果和版权软件,涵盖了化学、生物、天文、材料、光学机械、自然资源、能源、生态环境、湖泊、湿地、冰川、大气、古气候、动物、水生生物和遥感等多种学科。科学数据库基于中国科技网对国内外用户提供服务,在中国科技网上已建立了集中与分布的 Web 站点 19 个,上网专业数据库 153 个。科学数据库由中心站点和分布在外地的相互独立的若干个专业库子站点组成了网上的科技

信息服务体系。

③ 北京大学开放研究数据平台(https://opendata. pku. edu. cn/):由北京大学图书馆、国家自然科学基金-北京大学管理科学数据中心、北京大学科学研究部、北京大学社会科学部联合主办和推出"北京大学开放研究数据平台"。平台以"规范产权保护"为基础,以"倡导开放科学(Open Science)"为宗旨,鼓励研究数据的发布(Publish)、发现(Discover)、再利用(Reuse)和再生产(Reproduce),促进研究数据引用(Citation)的实践和计量,并探索数据长期保存(Preservation),培育和实现跨学科的协同创新。平台已经收录了北京大学中国调查数据资料库(包括中国家庭追踪调查、中国健康与养老追踪调查、北京社会经济发展年度调查等),北京大学健康老龄与发展研究中心,北京大学可视化与可视分析研究组,北京大学生命科学学院生物信息学中心等跨学科的开放数据。

④ 国家微生物科学数据中心(https://nmdc. cn/):国家微生物科学数据中心(National Microbiology Data Center,NMDC)于 2019 年 6 月由中国科学院微生物研究所作为依托单位,联合中国科学院海洋研究所、中国疾病预防控制中心传染病预防控制所、中国科学院计算机网络信息中心等单位共同建设。中心数据资源总量超过 2 PB,数据记录数超过 40 亿条,数据内容完整覆盖微生物资源,微生物及交叉技术方法,研究过程及工程,微生物组学,微生物技术以及微生物文献、专利、专家、成果等微生物研究的全生命周期。中心重点推进微生物领域科技资源向国家平台汇聚与整合,加强微生物资源开发应用与分析挖掘,提升微生物资源有效利用和科技创新支撑能力,为科学研究、技术进步和社会发展提供高质量的科技资源共享服务。

⑤ 生物医学大数据中心(Bio-Med Big Data Center,https://www. biosino. org/):生物医学大数据中心由中国科学院上海营养与健康研究所创建,致力于为中国科学院、上海及全国的生物医学研究提供全周期的大数据服务,包括数据收集和共享、数据管理和分析;构建数据安全、集成、共享和挖掘技术框架,加快生物医学数据资源协作网络建设;支持国家生物医学大数据系统,促进生命科学中数据丰富发现的范式转变,加速生物学、医学、数学和信息技术之间的跨学科融合,提高国家的"聚合研究"能力。

⑥ 中国科学院科学数据中心公共服务平台(https://www. casdc. cn/):中国科学院科学数据中心按照《中国科学院科学数据管理与开放共享办法(试行)》要求,于 2019 年部署和建设。中国科学院科学数据中心体系由总中心、学科中心、所级中心三类组成,实现科学数据相关各类资源的统一发现与服务,提供各类支撑工具、特色软件、服务平台的集成入口,实现全院科学数据资源的一体化服务。截至 2022 年 3 月 1 日,有数据集 18 369 个,数据中心 35 个,汇交项目 105 个,在线资源量达 3. 11 PB。

2. 国外部分 OA 资源介绍

① 科学公共图书馆(Public Library of Science,PLoS,https://www. plos. org):美国的科学公共图书馆是一个科学家与医学家的非营利性组织,其目的是使世界的科学与医学资源成为开放存取资源。该图书馆旗下的 *PLoS Biology*、*PLoS Medicine*、*PLoS Computational Biology*、*PLoS ONE*、*PLoS Neglected Tropical Diseases* 等期刊采用发表付费,阅读免费的开放获取模式,提供各种生物科学与医学文献。目前,有来自 180 个国家的 34 000 多名学者在该网站注册。

② 学术出版与学术资源联盟(Scholarly Publishing and Academic Resources Coalition,SPARC,https://sparcopen. org/):学术出版与学术资源联盟创建于 1998 年 6 月,它是由大学图书馆和相关教学、研究机构组成的联合体,本身不是出版机构,目前成员已经超过 300 多家,旨在致力于推动和创建一种基于网络环境真正为科学研究服务的学术交流体系。

③ 生物医学中心(BioMed Central,BMC,https://www. biomedcentral. com):BMC 拥有约 300 种同行评审期刊,分享科学、技术、工程和医学研究者的科学发现。1999 年,BMC 选择许多高质量的期刊采用开放获取模式向所有需要访问的人开放,包括 *BMC Biology*、*BMC Medicine*、*Genome Biology and Genome Medicine*、*Hematology & Oncology*、*Malaria Journal and Microbiome* 等 65 种 BMC 系列

期刊。

④ GenBank 基因数据库(https://www.ncbi.nlm.nih.gov/genbank/):GenBank 是美国国家生物技术信息中心(National Center for Biotechnology Information,NCBI)建立的 DNA 序列数据库,从公共资源中获取序列数据,主要是科研人员直接提供或来源于大规模基因组测序计划。为保证数据尽可能完全,GenBank 与 EMBL(欧洲 EMBL-DNA 数据库)、DDBJ(日本 DNA 数据库:DNA Data Bank of Japan)建立了每日相互交换数据的合作关系。GenBank 的宗旨是鼓励科研团体对 DNA 序列的获取,从而促进数据库中 DNA 序列的丰富和更新,所以 NCBI 对 GenBank 的数据使用与发送没有任何限制。其页面上的简单检索界面提供 19 种相关检索选项,分别是:PubMed、Protein(蛋白质)、Nucleotide(核苷)、Structure(结构)、Genome(基因组)、PMC、LocusLink、PopSet、OMIM、Taxonomy(分类学)、Books(图书)、ProbeSet、3D Domains(三维区域)、UniSTS、Domains、SNP、Journals(期刊)、UniGene、NCBI Web Site(NCBI 站点)。

⑤ GeneCards 基因数据库(https://www.genecards.org/):GeneCards 是一个可搜索的综合数据库,它自动整合约 181 个网络来源的基因的数据(包括基因组、转录组、蛋白质组、遗传学、临床和功能信息等),是人类基因的综合数据库。GeneCards 中的信息功能包括指向疾病的关系、突变和多态性、基因表达、基因功能、途径、蛋白质与蛋白质相互作用、相关的药物及化合物和切割等先进的研究抗体的试剂和工具等,重组蛋白、克隆、表达分析和 RNAi 试剂等。

⑥ UCSC 基因数据库(http://genome.ucsc.edu/):UCSC 是最早的基因组浏览器,主要是为人类基因组设计的。现在已发展为包括大量的脊椎动物和模型生物的装配体和注释信息,以及用于查看、分析和下载数据的大量工具,是目前生物领域里常用的数据库之一。UCSC 可以快速而且可靠地显示任何规模的基因组的任何所需部分,以及包含数十种对齐的注释轨迹[已知基因、预测基因、表达序列标签(EST)、信使 RNA(mRNA)、CpG 岛、染色体条带、物种同源性等]。用户也可以出于教育或科研目的将他们自己的注释信息添加到浏览器中。大多数人使用 UCSC 基因组浏览器的目的是访问数据库中的原始信息,根据基因组的位置、ID 等信息进行浏览。

第三节　OA 仓储

OA 仓储主要由学术研究团体、高等院校和政府研究机构建立,因此具有极高的学术参考价值。一般分为机构 OA 仓储和学科 OA 仓储两类。

一、OA 仓储概述

开放仓储库,即 Open Access Archives(或 Open Access Repositories),是 OA 开放存取的另一种实践方式,是一个为科学研究者提供电子版科技文献存储和检索的资源库。通过开放仓储库,科学研究者可以利用自我归档技术提交、存放自己发表的论文,甚至是未发表的文章,从而使文献可以迅速、便捷地在其学科领域内传播、检索和讨论,从而达到推动无障碍和快速学术交流的目的。

开放仓储库中的文献可以是预印本(Preprint),也可以是后印本(或勘误本,Postprint)。可以是期刊文献,也可以是会议论文、专著篇章或其他研究成果。如前所述,预印本是在正式出版物发表前发布的,后印本则是相对预印本的另一种电子文献形式,指已经在期刊或其他公开出版物上发表的文献。

根据内部资源的收录范围和对外开放程度,开放仓储库大致可以分为两类:学科 OA 开放仓储库和机构专属 OA 开放仓储库。学科 OA 开放仓储库产生于 20 世纪 90 年代,由在物理、计算机、天文学等自然科学领域内的学者开始在网上采取预印本的形式进行专题领域内的学术交流,一些学术组织自发地开始收集这些共享的学术信息,并将其整理后存放于服务器中供用户免费访问和使用,从而在网上建立起一个公开交流且自我更新研究成果的文档库,形成了学科文献开放仓储库。目前,很多开放仓储库沿袭了这种传统方式,其服务范围并不针对特定范围内的用户,而是对某一学科领域或多个学科领域的所有研究者开放,提供免费的文献存取和检索服务供读者交流、学习。机构专属 OA 开放仓储库(Institutional Repository)是近两年来发展相当迅速的开放仓储库新形式,它主要保存本机构内产出的学术成果,一般由大学、大学图书馆、研究机构、政府部门等创建和维护,并为特定部门或人员提供服务,这种方式保证了机构自身所有产出成果的完整性和连贯性,成为开放仓储库的主流发展趋势。

二、中国科学院机构知识库网格

中国科学院机构知识库网格(CAS IR GRID,http://www.irgrid.ac.cn/)以发展机构知识能力和知识管理能力为目标,快速实现对本机构知识资产的收集、长期保存、合理传播利用,积极提高对知识内容进行捕获、转化、传播、利用和审计的能力,逐步提高包括知识内容分析、关系分析和能力审计在内的知识服务能力,开展综合知识管理。在 2014 年 5 月 15 日召开的全球研究理事会 2014 年北京会议的新闻通气会上,中国科学院(以下简称"中科院")和国家自然基金委员会分别发布了《中国科学院关于公共资助科研项目发表的论文实行开放获取的政策声明》和《国家自然科学基金委员会关于受资助项目科研论文实行开放获取的政策声明》,要求得到公共资助的科研论文在发表后把论文最终审定稿存储到相应的知识库中,在发表后 12 个月内实行开放获取。"公共资助科研项目"指受各级公共财政经费以及以公共财政经费支持为主的单位或机构经费资助的科研项目,例如国家科研经费(国家自然科学基金,科学技术部和其他部委科技计划等)、各级地方政府及其部门科研经费、公共事业单位和公共经费为主支持的其他机构(例如公立大学等)科研经费资助的科研项目。这些项目产生的论文均应遵循中科院开放获取政策要求。这充分体现了我国科技界推动开放获取、知识普惠社会、创新驱动发展的责任和努力,也表明我国在全球科技信息开放获取中做出的重大贡献,极大促进了科技知识迅速转化为全社会的创新资源和创新能力,支持创新型国家建设。

CAS IR GRID 收集、发布与保存中国科学院机构知识库网格的数字化研究成果。CAS IR GRID 的内容是围绕研究所知识库来进行组织的。每个研究所知识库按照该研究所的部门和专题结构进行组织。用户可以在这里找到中科院下属研究所的论文、工作文档、预印本、技术报告、会议论文,以及不同数字格式的数据集。目前中国科学院机构知识库网格已存储了中科院所属近 100 个单位或部门的科研工作者已发表在学术期刊或论文集上的研究论文(包括综述、评论等)。同时,鼓励科研人员把公共资助科研项目所产生的其他形式科技成果(例如科技报告、科研数据、科技专著、演示文档、音视频资料等)存储到机构知识库供共享(图 5 - 3 - 1)。截至 2022 年 3 月 1 日,库内共有期刊论文 895 057 篇,会议论文 136 916 篇,专利 113 020 件,学位论文 105 158 篇,专著 5 778 本,获奖成果 5 739 项,其他文档 154 749 条,研究报告 1 317 篇,文集 810 本。

CAS IR GRID 提供成果浏览检索和关键词检索两种查询功能。点击页面上的"成果浏览和检索",可实现库内内容的浏览阅读,对检索结果还可以按作者、题名、提交时间、发表时间进行排序,还可以通过机构、采集方式、内容类型、主题等参数对检索结果进行筛选。要检索某一特定研究部门或专题的内容,则应首先点击页面上的"机构"转到该社群或专题所处的网页,然后再使用该页面上的检索框进行检索。在主页上方的检索框输入关键词,可实现关键词简单检索,并可以对检索结果进行精炼。图 5 - 3 - 2 为简单检索结果界面。

三、国家自然科学基金基础研究知识库

国家自然科学基金基础研究知识库(https://ir.nsfc.gov.cn/)作为我国学术研究的基础设施,收集并保存国家自然科学基金资助项目成果的研究论文的元数据与全文,向社会公众提供开放获取,致

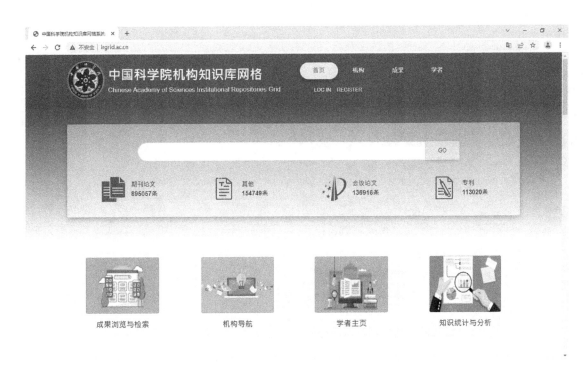

图 5-3-1　中国科学院机构知识库网格界面(选自 2022 年 3 月 1 日)

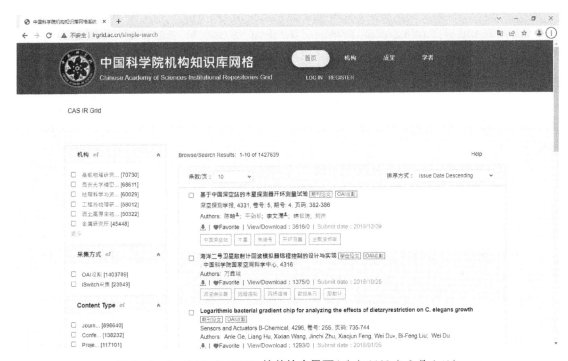

图 5-3-2　CAS IR GRID 简单检索界面(选自 2022 年 3 月 1 日)

力于成为传播基础研究领域前沿科技知识与科技成果、促进科技进步的开放服务平台。根据《国家自然科学基金委员会关于受资助项目科研论文实行开放获取的政策声明》的相关规定和要求,从 2015 年 5 月开始,国家自然科学基金全部或部分资助的科研项目投稿并在学术期刊上发表研究论文的作者应在论文发表时,将同行评议后录用的最终审定稿存储到"基础研究知识库",不晚于发表后 12 个月开放获取。截至 2022 年 3 月 1 日,共收录论文 836 067 篇。图 5-3-3 为国家自然科学基金基础研究知识库首页。

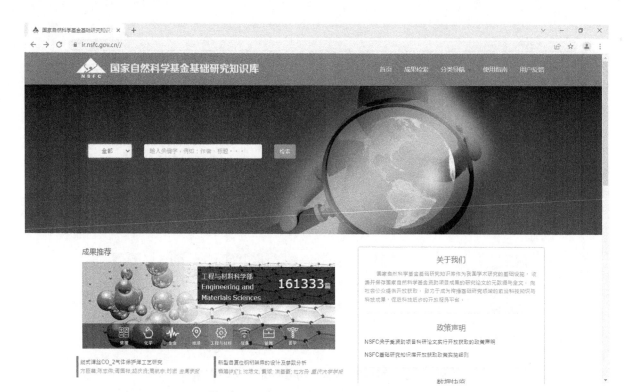

图 5-3-3 国家自然科学基金基础研究知识库首页(选自 2022 年 3 月 1 日)

知识库首页主要集成有快速检索、按学部的热门浏览、数据细览、成果检索、分类导航等模块。

在系统首页的快速检索栏中输入检索词,如作者、单位名、文献名中的内容等,点击检索按钮,跳转到成果检索页面。

在系统首页学部的热门浏览模块,展示各学部的成果总数和最新成果的基本信息,自动轮播会在 8 个学部之间切换,点击学部图标可显示指定学部内容,并列出 Top10 成果信息,点击成果标题,可打开该成果详情页。

在系统首页的数据细览模块,从研究领域、发表期刊、资助类型、研究机构四个维度对成果进行统计。点击研究领域 Top10 中的某一个,跳转到成果检索页面,并加载以该研究领域为检索内容的结果列表;点击发表期刊 Top10 中的某一个,跳转到成果检索页面,并加载以该发表期刊为检索内容的结果列表;点击资助类型 Top10 中的某一个,跳转到成果检索页面,并加载以该资助类型为检索内容的结果列表;点击研究机构 Top10 中的某一个,跳转到成果检索页面,并加载以该研究机构为检索内容的结果列表。

成果检索模块主要提供对成果的检索服务,查询结果中作者为关联信息。输入相关检索条件进行检索后,可获得返回的成果列表。点击"在结果中筛选",会弹出筛选选项,输入筛选项,可以在检索结果中进行二次筛选。选择排序字段和排序方式,可对检索结果进行排序。点击结果列表中的成果标题,会跳转到该成果详情页面。成果详情页面主要展示成果的各类信息,包括作者列表、期刊名称、发表日期、资助类型、项目编号、项目名称、研究机构、所属学科、使用许可等内容,同时包含该成果所属项目的其他成果列表。点击单位名称,会跳转到该单位的成果列表页面。

分类导航提供了按研究领域、发表日期、标题、研究机构、作者等导航浏览等,并可对相关内容进行进一步展示或进行二次筛选。

四、OpenDOAR

OpenDOAR(http://www.opendoar.org/)是由英国的诺丁汉大学和瑞典的隆德大学于 2005 年

2月共同创建的开放获取仓储检索系统,提供全球全面和权威的开放获取信息资源仓储库列表。它和ROAR、DOAJ一起构成当前网络开放获取学术信息资源(期刊论文、学位论文、会议论文、技术报告、专利、多媒体、预印本等)的重要平台。

OpenDOAR只收录那些提供用于学术研究的开放获取全文资源的机构知识仓储库,并人工检查申请收录的机构知识仓储库是否符合可开放获取全文学术资料。没有被OpenDOAR的机构知识仓储库收录的常见原因包括:网站经常无法访问;网站是一个电子期刊服务平台;网站不包含开放获取资源内容;网站仅提供元数据(书目)参考信息,或只链接到外部网站;网站实际上是馆藏目录或只许本地访问的电子图书的资源库;网站需要登录才能访问任何资料;网站需要订阅访问的专有数据库或杂志。

截至2022年3月1日,OpenDOAR收录了5 828个机构知识仓储库,用户可以通过关键词检索获取机构知识仓储库详细信息,并可通过学科主题、资料类型、机构类型、国别、语种等途径限制检索结果。检索结果包括机构知识仓储库名称及其描述、仓储库平台构建软件、收录文献量、收录文献主题和类型、收录文献语种、使用政策以及OpenDOAR ID和最近的OpenDOAR对该机构仓储库评估时间等信息。图5-3-4为OpenDOAR机构知识仓储库高级检索界面。其检索结果主要包括机构知识库名称、类型、网址、开放协议、构建软件、收录内容类型、学科主题等。图5-3-5为OpenDOAR机构知识库检索结果信息界面。

五、OpenAIRE

OpenAIRE(Open Access Infrastructure for Research in Europe,https://www.openaire.eu/)是一个欧盟研究项目,重点解决机构知识库、研究论文、研究数据之间的关联问题。

OpenAIRE一期开始于2009年1月,是一个为期3年的项目,总投资495万欧元,旨在支持欧洲开放存取的实现,通过建立桌面帮助系统和门户及电子化基础设施,支持研究人员遵守欧盟委员会(EC)OA开放存取试点以及帮助研究机构管理和探索机构仓储库的开发与利用。第二代OpenAIRE,即OpenAIREPlus是一个30个月的项目,开始于2011年1月,总投资514万欧元,主要由欧盟第七框架计划资助,该项目汇集了41个泛欧洲的合作伙伴,包括3个跨学科研究的社区,使研究人员可以把FP7和EAR资助的研究出版物存放到开放存取库,并提供科研成果与资助计划的交叉数据链接,通过OpenAire门户和OpenAire的协同网络进一步方便了整个欧洲科研成果的开放获取。该项目还积极利用其国际影响力在全球范围内推动建立机构仓储库通用标准和解决数据互操作性问题。2015年1月,在原先的项目基础上,启动了为期42个月的OpenAIRE2020项目,总投资1 313万欧元,包括所有欧盟国家,超过50个合作伙伴,旨在促进和大幅度提高研究出版物的发现和数据的可重用性。OpenAIRE2020项目汇集了来自图书馆的专业研究人员、开放的学术机构、网络基础设施和数据专家、IT与法律研究者等多种类型的力量,真正体现了欧洲开放存取努力的协同性。2018年的OpenAIRE-Advance项目进一步提高欧盟国家开放访问服务的能力,将开放访问和开放科学置于国家议程上,使其成为本国数据基础设施中的关键部分。OpenAIRE平台成为大范围汇集和互连全欧洲研究成果的重要基础设施。截至2022年3月1日,OpenAIRE平台收录了包含Crossref、Elsevier、Unpaywall、PLoS、PubMed等数据库1.32亿篇文献,Schole Plore、Zenodo、Datacite等200多万个数据集,8.8万个研究软件,28万个研究项目等。

输入网址https://explore.openaire.eu/对OpenAIRE平台收录的内容进行检索,如图5-3-6所示。

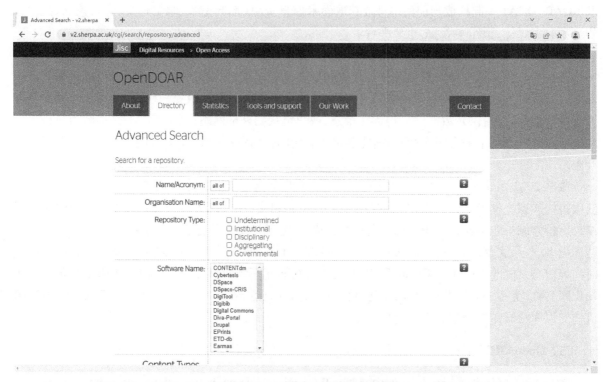

图 5 - 3 - 4 OpenDOAR 机构知识仓储库高级检索界面(选自 2022 年 3 月 1 日)

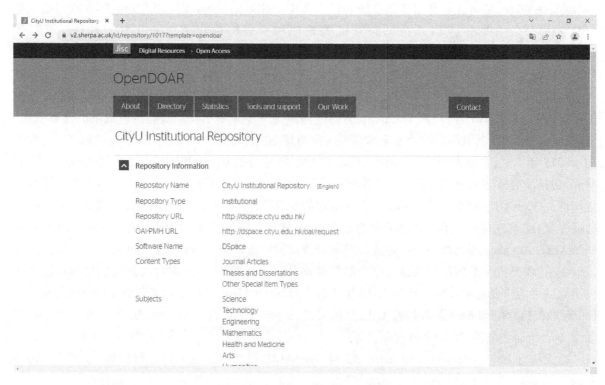

图 5 - 3 - 5 OpenDOAR 机构知识库检索结果信息界面(选自 2022 年 3 月 1 日)

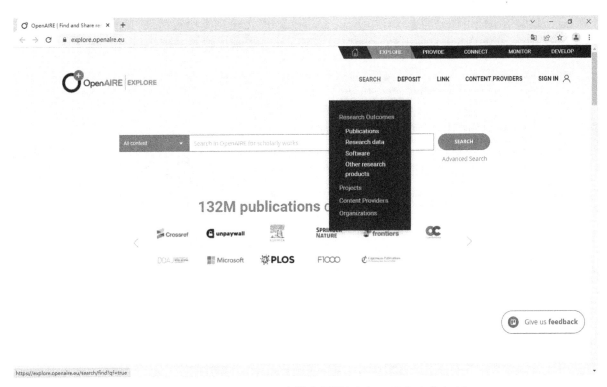

图 5 - 3 - 6　OpenAIRE 平台检索界面(选自 2022 年 3 月 1 日)

OpenAIRE 平台提供了快速检索和高级检索两种方式,高级检索界面如图 5 - 3 - 7 所示。

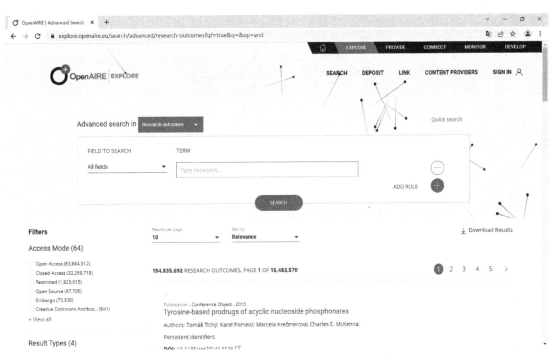

图 5 - 3 - 7　OpenAIRE 平台高级检索界面(选自 2022 年 3 月 1 日)

高级检索首先可限定在"Research Outcomes""Projects""Content Providers"和"Organizations"之一进行检索。点击"All fields"可以继续限定检索字段。点击"ADD RULE"可以继续添加检索条件,并可以对条件进行"AND""OR"和"NOT"逻辑操作。还可以通过检索结果左侧的"Access Mode""Result Types""Year Rang""Type""Language"等过滤器对结果进行精炼。

点击检索结果记录可分别进入详情页面。图 5-3-8 为论文类检索结果，页面右下角提供论文下载链接，也可以通过点击页面中的"DOI"链接，进入论文文献出版者页面（图 5-3-10）。

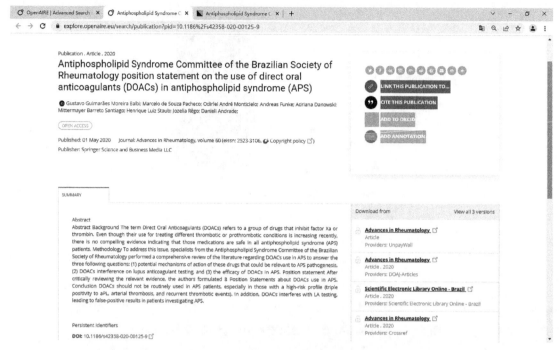

图 5-3-8　OpenAIRE 平台论文文献检索结果页面（选自 2022 年 3 月 1 日）

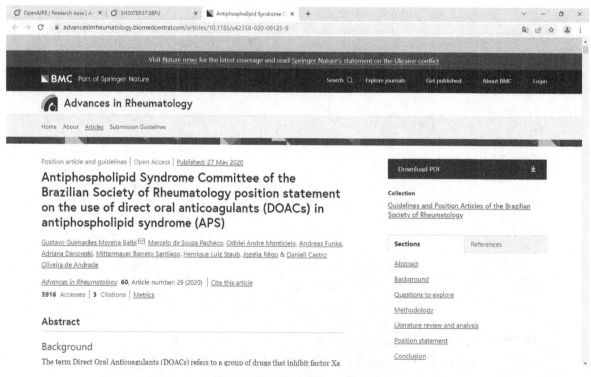

图 5-3-9　论文文献出版者页面（选自 2022 年 3 月 1 日）

图 5-3-10 是数据集检索结果的页面，点击页面中的"DOI"链接，进入该数据集详情页面，如图 5-3-11 所示。

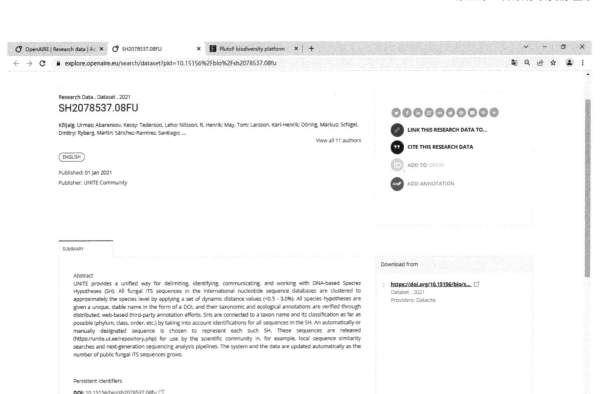

图 5 - 3 - 10　OpenAIRE 平台数据集检索结果页面(选自 2022 年 3 月 1 日)

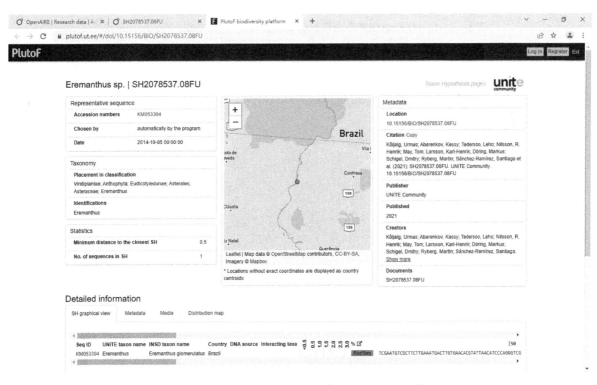

图 5 - 3 - 11　OpenAIRE 平台数据集详情页面(选自 2022 年 3 月 1 日)

　　图 5 - 3 - 12 是检索结果为"Project"的页面,可浏览该项目的介绍、发表论文数和其他的相关成果产出。图 5 - 3 - 13 为项目产出论文成果的情况。点击页面中的"LINK THIS PROJECT TO..."链接,进入该项目的详情页面,点击"DOWNLOAD REPORT",可查看该项目报告。

　　OpenAIRE 平台还提供内容提供者、机构等内容的检索。

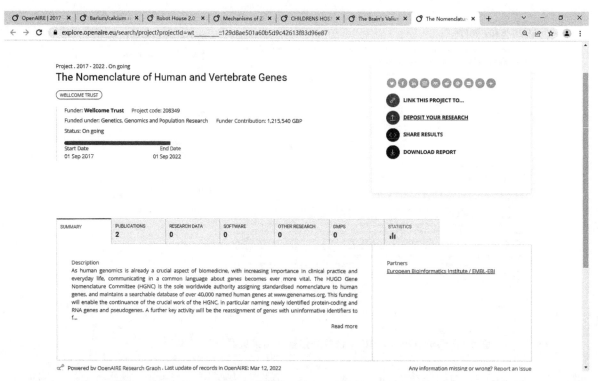

图 5 - 3 - 12　OpenAIRE 平台项目检索结果页面(选自 2022 年 3 月 1 日)

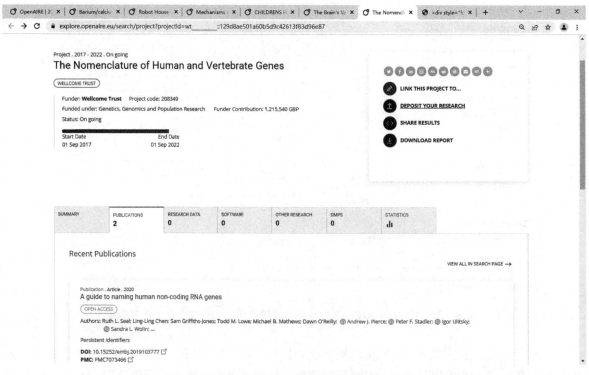

图 5 - 3 - 13　OpenAIRE 平台项目产出论文成果详情页面(选自 2022 年 3 月 1 日)

六、其他 OA 仓储库

1. 麻省理工学院数字空间（http://dspace. mit. edu/）
2. 哈佛大学机构库（http://dash. harvard. edu/）
3. 加利福尼亚大学机构收藏库（http://escholarship. org/）
4. 加州理工学院机构库（http://authors. library. caltech. edu/）
5. 康奈尔大学机构库（http://ecommons. library. cornell. edu/）
6. 弗吉尼亚理工大学机构库（http://scholar. lib. vt. edu/）
7. 卡内基梅隆大学机构库（http://kilthub. cmu. edu/）
8. 剑桥大学机构知识库（http://www. dspace. cam. ac. uk/）

（胡新平　陈杨莉）

第六章　循证医学信息检索

循证医学(Evidence-Based Medicine,EBM)即遵循证据的医学,是近 20 年来在医学临床实践中发展起来的一门学科。它将预防医学中群体医学的理论应用于临床医学实践,旨在帮助临床医师在对患者进行诊断、治疗等决策之前收集充分的、最佳的、科学的证据。目前,循证医学的理念已基本渗透到所有医药卫生领域,如循证护理、循证公共卫生、循证内科、循证外科、循证儿科学、循证精神卫生等。循证医学的兴起,标志着医学实践的决策已经由单纯临床经验型进入遵循科学的原则和依据阶段。

第一节　循证医学概述

一、定义

循证医学因为需要而产生,在使用中得到发展,其定义也在不断完善,迄今最被广为接受的是 David Sackett 在 1996 年所下的定义,即循证医学是在制定病人的诊疗措施时要"慎重、准确和明智地应用当前所能获得的最佳证据来确定患者的治疗措施"。

所以,循证医学是有意识地、明确地、审慎地利用现有最好的证据制定患者的诊治方案,同时将最佳研究证据、医师的临床经验和患者的价值观三者完美结合,并在特定条件下得以执行的实用性科学。

二、历史与发展

20 世纪 70 年代,以著名英国流行病学家、内科医师 Archie Cochrane(1901—1988)为代表的一批流行病学家经过大量的工作,提出只有不足 20% 的临床诊治措施被证明有效而非有害,并疾呼临床实践需要证据。1972 年,Cochrane 在其著作《疗效与效益:医疗保健中的随机对照试验》中明确指出:"由于资源终将有限,因此应该使用已被恰当证明有明显效果的医疗保健措施"。Cochrane 的这些观点很快得到了临床医生的认可、支持并付诸实践。20 世纪 80 年代,许多人体大样本随机对照试验结果发现,一些过去认为有效的疗法,实际上是无效或者利小于害,而另一些似乎无效的治疗方案却被证实利大于害,应该推广。例如心血管领域的临床试验证实,利多卡因虽纠正了心肌梗死后心律失常但增加了病死率,而 β 阻滞剂在理论上纠正心律失常不及利多卡因,但实际上却能显著降低心肌梗死的死亡和再发。同样是在 80 年代初期,临床流行学发源地之一的麦克马斯特大学(McMaster University),以 David L. Sackett 为首的一批临床流行病学家,在该医学中心的临床流行病学系和内科系率先对年轻的住院医师进行循证医学培训,取得了很好效果。1992 年,David L. Sackett 教授及其同事正式提出了循证医学的概念。

同年,在英国成立了以 Archie Cochrane 博士姓氏命名的 Cochrane 中心。1993 年国际上正式成立了 Cochrane 协作网——Cochrane Collaboration,广泛地收集临床随机对照试验(RCT)的研究结果,在严格的质量评价的基础上,进行系统评价(Systematic Review)以及 Meta 分析(MetaAnalysis),将有价值的研究结果推荐给临床医生以及相关专业的实践者,以帮助实践循证医学。

此后,循证医学在世界各地蓬勃发展,中国的循证医学事业也迅速发展起来。1996 年,上海医科大学中山医院王吉耀教授将 Evidence-Based Medicine 翻译为"循证医学",并在《临床》杂志上发表了我国第一篇关于循证医学的文章《循证医学的临床实践》。1996 年,在华西医科大学附属第一医院(现名"四川大学华西医院")建立了中国循证医学中心。1999 年 3 月 31 日,中国循证医学中心经国际 Cochrane 协作网指导委员会正式批准注册成为国际 Cochrane 协作网的第 14 个中心,并且自 2002 年起在多所医学院校启动建设循证医学教育部网上合作研究中心的分中心。

三、实践循证医学的基本步骤

实践循证医学有 2 种模式:一是针对问题,查证用证;二是针对问题,创证用证。不管是哪种模式,都应遵从循证医学实践的 5 个步骤:

1. 提出明确的临床问题

临床问题大致可分为背景问题(Background Questions)和前景问题(Foreground Questions)。其中,前景问题是关于处理、治疗患者的专业知识问题,是临床问题的主要类型。好的临床问题通常包括 3 或 4 个基本成分,按 PICO 模式的原则确定。

① 患者或问题(Patient or Problem,P)包括患者的诊断及分类。

② 干预措施(Intervention,I)包括暴露因素、诊断试验、预后因素、治疗方法等。

③ 对比措施(Comparison,C)与拟研究的干预措施进行对比的措施,必要时用。

④ 结局指标(Outcome,O)不同的研究选用不同的指标。

按照 PICO 模式可将复杂的临床案例进行分解,提取临床问题的关注点,有助于制定科学、具体和可操作的检索策略。

2. 检索当前最佳研究证据

基于提出的临床问题类型,按照证据分级的理念明确证据检索的思路,选择恰当的数据库,制定检索策略检索相关证据。一般首选二次研究证据的数据库资源,如高质量的系统评价及循证临床实践指南等。如果不能找到满足要求的,再查找相关的原始研究证据资源。

3. 严格评价,找出最佳证据

评价证据是实践循证医学至关重要的环节,主要从真实性、重要性和适用性三个角度对证据的质量进行评价。真实性是指研究方法是否合理、统计分析是否正确、结论是否可靠、研究结果是否支持作者的研究结论;重要性是从研究结果指标及具体数据来判断研究本身的临床价值;适用性是指研究结果和结论在不同地点和针对具体病例的推广应用价值。

4. 应用最佳证据,指导临床实践

将经过严格评价的研究证据,结合患者的特点及价值观,综合所处的医疗环境来指导临床实践,制定临床决策。

5. 后效评价循证实践的结果

评价应用当前最佳证据解决问题的效果,若成功即可指导进一步实践;反之,则应分析原因,针对问题进行新的循证研究和实践,止于至善。

第二节 研究证据的分类及分级

一、循证医学研究证据的分类

循证医学所遵循的证据按研究方法可分成原始研究证据和二次研究证据。

原始研究证据是对患者进行单个试验研究后所获得的第一手资料,进行统计学处理、分析和总结后得出的结论。原始研究证据包括观察性研究证据和试验性研究证据。观察性研究是未向研究对象施加干预措施的研究设计,包括队列研究(Cohort Study)、病例对照研究(Case Control Study)、横断面研究(Cross-Sectional Study)等;试验性研究是给予研究对象干预措施的研究设计,包括随机对照试验(Randomized Control Trial,RCT)、交叉试验(Cross-Over Trial)、自身前后对照试验(Before-After Study in the Same Patient)等。

二次研究证据是全面收集某一临床问题的原始研究证据,进行严格评价、整合处理、分析总结后所得出的综合结论,是对多个原始研究证据再加工后得到的更高层次的证据。二次研究证据主要包括系统评价(Systematic Review,SR)、临床实践指南(Clinical Practice Guideline,CPG)、卫生技术评估(Health Technology Assessment,HTA)等。

下面介绍几种常用的研究证据类型:

1. 系统评价(SR)

系统评价是针对某一具体临床问题,尽可能全面搜集相关文献,并从中筛选出符合标准的文献,然后运用统计学的原理和方法,对这些文献进行全新的综合研究而产生的综合结论。

系统评价有别于一般的综述文献,它在搜集文献的查全率、文献的质量以及分析文献的定量统计方法等方面均优于传统的综述,从而使研究结论更科学,减少了偏倚度。

2. Meta 分析(Meta Analysis)

Meta 分析(Meta Analysis)是以整合研究数据为目的,将多个独立、针对同一临床问题、可以合成的临床研究综合起来进行定量分析。目前,系统评价常常与 Meta 分析交叉使用,当系统评价采用了定量合成的方法对资料进行统计学处理时即称为 Meta 分析。因此,系统评价可以采用 Meta 分析,也可以不采用 Meta 分析。

系统评价/Meta 分析属于二次研究证据,在所有临床研究结论中其可靠性最高。查找系统评价/Meta 分析这类证据常用的数据库有 Cochrane Library、Ovid 循证医学数据库等。

3. 随机对照试验(RCT)

随机对照试验是指采用随机分配的方法,将符合要求的研究对象分别分配到试验组或对照组,然后接受相应的试验措施,在一致的条件环境中同步研究,对试验结果进行测试和评价。

例如:为了评价糖克软胶囊(五味子提取物)治疗 2 型糖尿病(气阴两虚证)的疗效和安全性,入选了全国 5 个医院 200 例受试者,治疗组和对照组各 100 例。治疗组给予糖克软胶囊,对照组给予安慰剂软胶囊,疗程 12 周。通过研究相应指标的变化显示,糖克软胶囊治疗 2 型糖尿病有一定的降糖疗效,且安全性较好。

这类证据属于原始研究证据,在临床研究结论中其可靠性仅次于系统评价/Meta 分析。

4. 临床实践指南(CPG)

临床实践指南是由各级政府、医药卫生管理部门、专业学会、学术团体等针对特定的临床问题,经系统研究后制定出的标准或推荐意见。临床实践指南可作为临床医师处理临床问题的参考性和指导性文件,是连接证据和临床实践的桥梁,有助于提高医疗服务质量,规范临床医生的医疗行为。

例如:中华医学会糖尿病学分会研制的《中国 2 型糖尿病防治指南(2021 年版)》、美国心脏病学院(ACC)和美国心脏学会(AHA)联合其他学术组织发布的《2013 版四项心血管疾病预防指南》属于临床实践指南。

5. 卫生技术评估(HTA)

卫生技术评估是指运用循证医学和卫生经济学的原理和方法系统全面地评价卫生技术的技术特性、临床安全性、有效性(效能、效果和生存质量)、经济学特性(成本—效果、成本—效益、成本—效用)及社会适应性(社会、伦理、法律影响),并提出综合建议,为各层次的决策者提供合理选择卫生技术的科学信息和决策依据,对卫生技术的开发、应用、推广与淘汰实行政策干预,从而合理配置卫生资源,提高有限卫生资源的利用质量和效率。

二、循证医学研究证据的分级

全球每年发表数百万篇医学文献,内容包罗万象,质量良莠不齐。要实现科学、高效的决策,使用者不必花费大量时间和精力去检索和评价证据质量(Quality of Evidence),只需充分利用研究人员预先确立的证据分级标准和推荐意见,对海量文献进行分级,这将有助于决策者找寻最佳的研究证据。本节主要介绍目前被广泛接受和采纳的 3 种证据分级标准。

1. 证据金字塔

2001 年,美国纽约州立大学下城医学中心推出证据金字塔(图 6-2-1),在我国被称为新九级证据分级方法。它首次将动物研究和体外研究纳入证据分级系统,因其简洁明了,形象直观,得到了广泛传播。按照其分级标准,证据的级别从金字塔的底部到顶部逐层增加,即系统评价和 Meta 分析的级别最高。

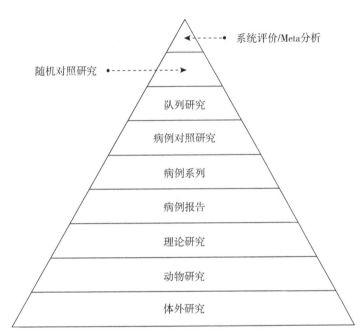

图 6-2-1　证据金字塔(新九级证据分级方法)

2. 牛津大学循证医学中心证据分级方法

1998 年,临床流行病学和循证医学专家 Bob Phillips, Chris Ball 及 Dave Sackett 等人共同制定了证据分级标准,发布于英国牛津大学循证医学中心的网站(http://www.cebm.net)。该方法首次在证据分级的基础上提出了分类概念,涉及病因、诊断、治疗、预防、危害、预后、经济学分析 7 个方面,更具针对性和适用性,成为循证医学教学和循证临床实践中公认的经典标准,也是循证教科书和循证期刊使用最广泛的标准。2011 年,Jeremy Howick、Paul Glasziou 等专家对原有的证据分级方法进行了修正。

3. GRADE 证据分级方法

2000 年,包括世界卫生组织(WHO)在内的 19 个国家和国际组织共同创立了 GRADE(Grading of Recommendations Assessment, Development and Evaluation)工作组,由临床指南专家、循证医学专家、各权威标准的主要制定者及证据研究者通力协作,循证制定出国际统一的证据质量分级和推荐强度标准,于 2004 年正式发布,并于 2011 年进行了更新。

目前包括 WHO 和 Cochrane 协作网在内的 74 个国际组织、协会已经采纳 GRADE 标准。

第三节　循证医学证据检索

循证医学证据检索的资源主要有循证医学数据库、综合性生物医学数据库、临床实践指南数据库、循证医学期刊及其他相关资源。

一、Cochrane 图书馆(Cochrane Library,CL)

1. CL 概述

CL 是获取循证医学证据的主要来源,包含各种类型的证据,如系统评价、临床试验、卫生技术评估等。CL 是 Cochrane 协作网的主要产品,由 John Wiley & Sons 公司负责以光盘和网络两种形式出版发行。CL 旨在为临床实践和医疗决策提供可靠的科学依据和最新证据。

CL 由多个数据库组成,主要包括以下 6 个数据库:

① The Cochrane Database of Systematic Reviews(CDSR;Cochrane Reviews):Cochrane 系统评价数据库收录由 Cochrane 协作网系统评价专业组在统一工作手册指导下完成的系统评价,并随着新的临床试验的产生进行补充和更新。该数据库有系统评价研究方案(Protocol)和系统评价全文(Completed Reviews)两种形式。用户可以免费浏览系统评价的摘要,只有注册并付费的用户才能获取全文。

② Database of Abstracts of Reviews of Effects(DARE;Other Reviews):疗效评价文摘库收录非 Cochrane 协作网成员发表的系统评价的摘要,是对 Cochrane 系统评价的补充,由英国约克大学的国家卫生服务部评价和传播中心提供。DARE 的特点是其系统评价的摘要包括了作者对系统评价质量的评估,但它只收集了评论性摘要、题目及出处,没有全文,而且不一定符合 Cochrane 系统评价的要求。

③ Cochrane Central Register of Controlled Trials(CENTRAL;Clinical Trials):Cochrane 对照试验注册资料库收录 Cochrane 协作网各系统评价小组和其他组织的专业临床试验资料以及来自 MEDLINE 和 EMBASE 书目数据库中的对照试验文章。它仅提供标题、来源和摘要,不提供全文。

④ Cochrane Methodology Register(CMR;Methods Studies):Cochrane 方法学注册库主要收录有关临床对照试验方法和系统评价方法学的相关文献的书目信息。信息来源包括期刊文献、图书和会议录等。这些文献来源于 MEDLINE 数据库和人工查找。

⑤ Health Technology Assessment Database(HTAD;Technology Assessments):卫生技术评估数据库由英国约克大学 Centre for Reviews and Dissemination(CRD)编制,收集来自国际卫生技术评估协会网(INAHTA)和其他卫生技术评估机构提供的已完成和正在进行的卫生技术评估。

⑥ NHS Economic Evaluation Database(Economic Evaluations):英国国家卫生服务系统卫生经济学评估数据库由英国约克大学的证据评价与传播中心建立,收录成本效益、成本效能的分析等有关卫生保健的经济学评价的文献摘要,协助决策者基于经济学评价证据,制定高质量的临床决策和卫生政策。

2. 网络版 CL 的检索方法

通过网址登录 http://www.cochranelibrary.com/主页(图 6-3-1)。网站不仅提供 CL 最近一期的内容,还提供浏览(Browse)和检索(Search)两种方式供用户查找 CL 的所有资源。检索方式包括基本检索(Basic Search)、浏览检索(Browse Search)、高级检索(Advanced Search)、主题词检索(MeSH Search)、PICO 检索(PICO Search)及检索管理功能(Search Manager)。

① CL 的浏览:CL 的浏览方式如图 6-3-2 所示,针对不同的资源提供不同的浏览方式。如 Cochrane Reviews 提供按照 Topic、Review Group、Highlighted Reviews 及 Special Collections 等浏览方法,还可以对不同的数据库来源进行浏览。

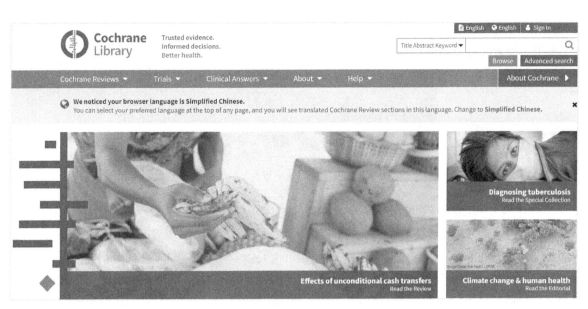

图 6-3-1 **Cochrane Library** 主页界面(选自 2022 年 4 月 18 日)

| Highlighted Reviews | Editorials | Special Collections |

Repeat doses of prenatal corticosteroids for women at risk of preterm birth for improving neonatal health outcomes

Anthony Walters, Christopher McKinlay, Philippa Middleton, Jane E Harding, Caroline A Crowther

4 April 2022

Videolaryngoscopy versus direct laryngoscopy for adults undergoing tracheal intubation

Jan Hansel, Andrew M Rogers, Sharon R Lewis, Tim M Cook, Andrew F Smith

4 April 2022

Prophylactic cyclo-oxygenase inhibitor drugs for the prevention of morbidity and mortality in preterm infants: a network meta-analysis

Souvik Mitra, Courtney E Gardner, Abigale MacLellan, Tim Disher, Danielle M Styranko, Marsha Campbell-Yeo, Stefan Kuhle, Bradley C Johnston, Jon Dorling

Coronavirus (COVID-19)
Cochrane Library resources

| Browse by Topic | Browse by Cochrane Review Group |

Browse by Topic

Browse the Cochrane Reviews, Protocols and Clinical Answers.

🔔 Set email alerts

a	g	n
Allergy & intolerance	Gastroenterology & hepatology	Neonatal care
b	Genetic disorders	Neurology
Blood disorders	Gynaecology	o
c	h	Orthopaedics & trauma
Cancer	Health & safety at work	p
Child health	Health professional education	Pain & anaesthesia
Complementary & alternative medicine	Heart & circulation	Pregnancy & childbirth
Consumer & communication strategies	i	Public health
d	Infectious disease	r
Dentistry & oral health	Insurance medicine	Reproductive & sexual health
Developmental, psychosocial & learning problems	k	Rheumatology
Diagnosis	Kidney disease	s
e	l	Skin disorders
Ear, nose & throat	Lungs & airways	t
Effective practice & health systems	m	Tobacco, drugs & alcohol
	Mental health	u

Cochrane Interactive Learning
Learn how to conduct Cochrane reviews with Cochrane Interactive Learning

图 6-3-2 **Cochrane Library** 的浏览功能(选自 2022 年 4 月 18 日)

② 基本检索:基本检索(图6-3-3)一般用于查找比较简单的课题,如检索词较少、无须限定检索年限等。检索时可以在首页上方的输入框中输入检索词/式,点击检索按钮进行检索。系统默认按照题名(Title)、摘要(Abstract)、关键词(Keyword)的检索途径,并在所有数据库中进行检索。

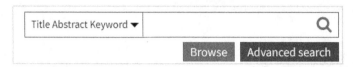

图6-3-3　Cochrane Library 的基本检索(选自 2022 年 4 月 18 日)

③ 高级检索:高级检索(图6-3-4)允许最多同时输入 5 个检索词,提供逻辑运算符 AND、OR、NOT 和检索字段的选择。下拉菜单中系统提供的检索字段包括 All Text、Record Title、Author、Abstract、Keyword、Title Abstract Keyword、Publication Type、Source、DOI(Digital Object Identifier)、Accession Number、Trial Registry Number、Cochrane Group 和 Cochrane Topic 共 13 个。点击检索输入框下方的"Search Limits"链接,可对相关功能进行限定,如列出了 CL 的所有数据库供用户选择,另外还有记录状态和检索年限的限定。

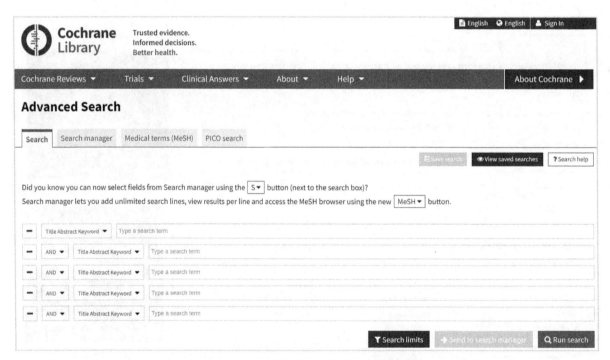

图6-3-4　Cochrane Library 的高级检索(选自 2022 年 4 月 18 日)

④ 主题词检索:MeSH 是 MEDLINE 数据库的主题词表,它以树型结构揭示主题词之间的族性关系,可以提高信息检索的查全率和查准率。CL 的 MeSH 检索是利用 MeSH 词表来提高检索效率,获得更全、更相关的证据。

在 MeSH 检索界面"Enter MeSH term"检索词输入框内输入检索词,如"Back pain",点击"Look up",即可查看对于该词的定义"Definition"和 MeSH 树。"Explode all trees"是扩展 MeSH 树进行检索,"Single MeSH terms(unexploded)"是只检索已选择的某一主题词。"Explode selected trees"可以选择上位主题词或下位主题词等多个主题词进行检索(图6-3-5)。

⑤ PICO 检索:PICO 是基于循证医学理论的一种将信息格式化的检索方式,四个字母代表了本章第一节所述临床前景问题的四种元素。

比如研究沙美特罗对哮喘的治疗效果,则可以对应检索框后的选项(红色框区域)分别输入"Salmeterol"和"Asthma",分别完成对研究对象和干预措施的限定,还可以通过"Outcomes"来限定具体的结局指标(图6-3-6)。PICO检索主要通过预设的程序实现对检索结果的筛选,使检索结果更具指向性和精准性。

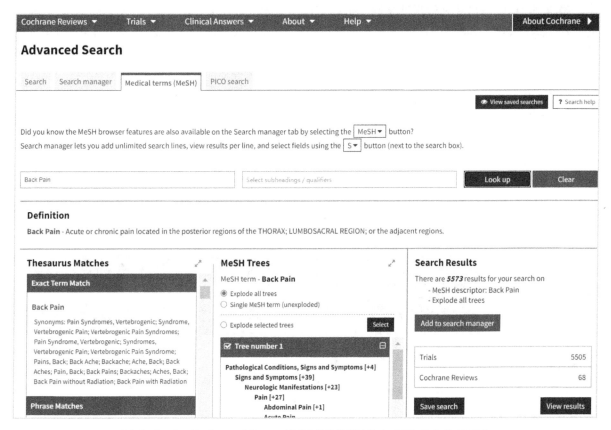

图6-3-5　Cochrane Library 的 MeSH 检索(选自 2022 年 4 月 18 日)

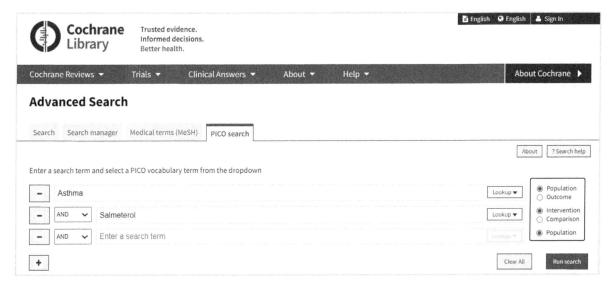

图6-3-6　Cochrane Library 的 MeSH 检索(选自 2022 年 4 月 18 日)

二、BMJ Best Practice

1. BMJ Best Practice 概述

BMJ Best Practice 临床实践(简称 BP 中文版)(http://bestpractice.bmj.com)是《英国医学杂志》出版集团 BMJ 于 2009 年初推出的全新循证医学在线临床决策支持系统。BP 中文版提供权威、综合的诊疗知识,将国际权威的循证医学证据高度总结,以要点形式呈现诊疗知识,帮助医生迅速、精准地获取所需内容。除了常见疾病及相关症状,BP 中文版还包含证据数据来源、权威国际指南、本地专家共识、医学计算器等多种资源工具,可满足临床决策和医学教育辅助需求。

2. BP 中文版内容简介

BP 中文版内容结构规范,按照标准诊疗流程和诊疗思维设计,包含基础知识、诊断、治疗和随访等环节的内容,覆盖疾病诊疗全过程,确保快速、精确定位到所需知识。可节省医生在系统中查找所需内容的时间,适合在繁忙的临床情景中使用,同时可有效培养临床思维。

BP 中文版的检索方式有两种:一种是在右上方检索框中输入疾病或症状名称,完成简单检索;另一种是点击首页"学科"即可浏览 30 余个医学专业最新内容,每个学科内的主题按 A—Z 排序。同时,通过点击左下角"概述类主题"或"评估类主题"可实现对不同证据类型的浏览(图 6-3-7)。

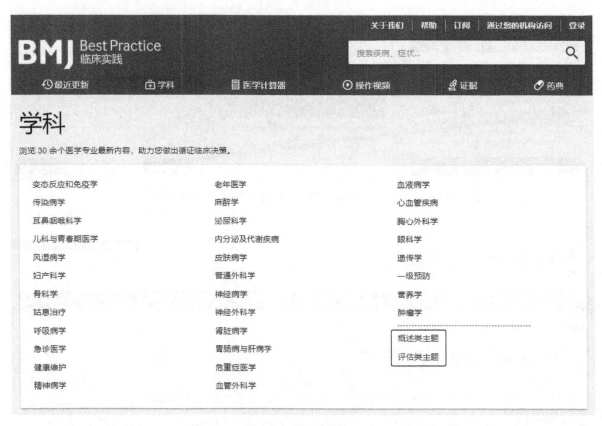

图 6-3-7　BMJ Best Practice 的检索界面(选自 2022 年 6 月 18 日)

比如,为了解"鼻息肉"相关的证据及临床决策,在右上角输入检索词后并可跳转到相应的结果显示界面(图 6-3-8)。BP 中文版覆盖了大部分临床常见疾病。每个主题包括一种具体疾病从基础理论到预防、诊断、鉴别诊断、检查、治疗方案、随访、疾病预后等各环节的临床信息。"治疗流程"部分按就诊患者情况、疾病诊断组别和疾病的进展程度对治疗要点进行排列,并对药物用法、手术方案及辅助诊疗手段进行详细介绍,便于医生针对患者的病情获取最相关的逐步治疗信息和详细用药方案。BP 中文版是首个完全本地化的国际临床决策支持系统。在全部内容的汉化和部分功能的改

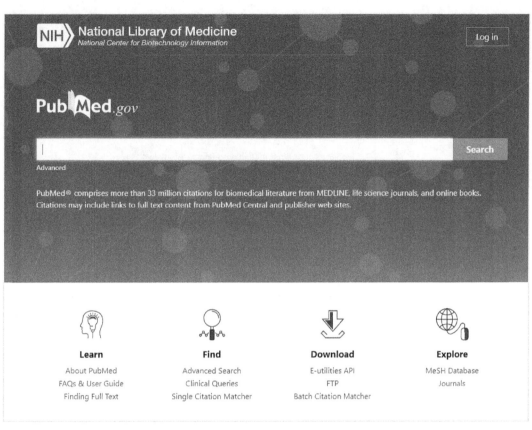

图 6 - 3 - 10　**PubMed** 主页(选自 2022 年 4 月 19 日)

图 6 - 3 - 11　**PubMed** 中的文献类型定制选择界面(选自 2022 年 4 月 19 日)

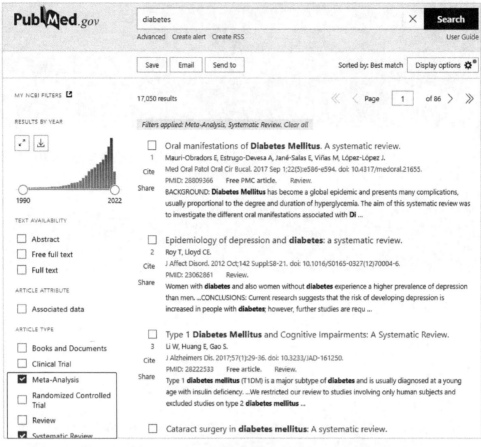

图 6-3-12 PubMed 文献类型定制检索结果界面(选自 2022 年 4 月 19 日)

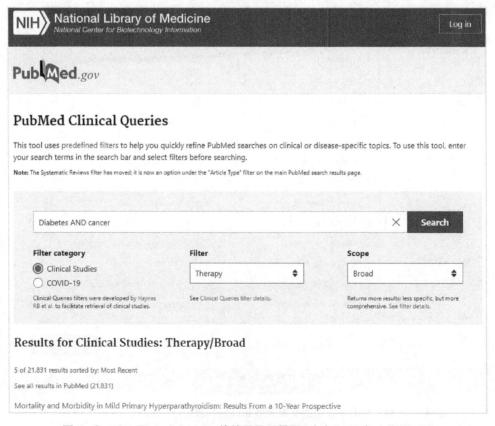

图 6-3-13 Clinical Queries 的结果显示界面(选自 2022 年 4 月 19 日)

2. TRIP Database

TRIP(Turning Research into Practice),意为将研究结果运用于实践,该网站(http://www.tripdatabase.com)于 1997 年正式运行,收录多个高质量医学信息资源,既可直接检索高质量的二次研究证据,也可检索原始研究证据。用户直接输入检索词即可进行简单检索,TRIP 同时具备高级检索功能。

例如,利用高级检索途径,以题名检索"diabetes"和"exercise",限定检索时间:2015 年至今(图 6-3-14)。Trip Database 检索特点是借鉴循证医学问题的组成部分,提供了"PICO"检索,用户可在对应部分输入检索词,快速找到特异度高的检索结果。Trip Database 检索结果界面默认是证据(Evidence)类型,还可以查看图片资料(Medical Images)、视频(Videos)、电子教科书(eTextbooks)等有关信息。

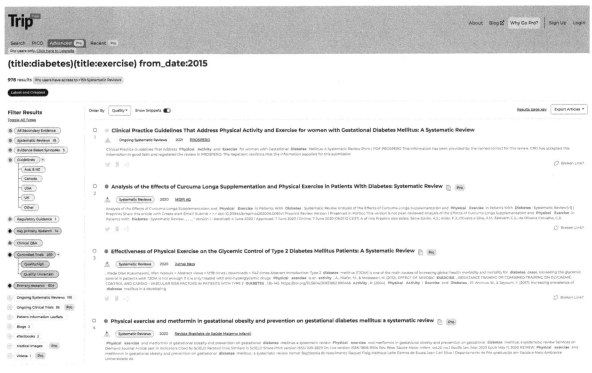

图 6-3-14 Trip Database 的检索结果显示界面(选自 2022 年 6 月 15 日)

3. 中国生物医学文献服务系统

中国生物医学文献服务系统(SinoMed)(http://www.sinomed.ac.cn/index.jsp)(图 6-3-15),由中国医学科学院医学信息研究所/图书馆研制,2008 年首次上线服务,整合了中国生物医学文献数据库(CBM)、西文生物医学文献数据库(WBM)、北京协和医学院博硕学位论文库(PUMCD)等多种资源。SinoMed 涵盖资源丰富,能全面、快速反映国内外生物医学领域研究的新进展。它的功能强大,是集检索、开放获取、个性化定题服务、全文传递服务于一体的生物医学中外文整合文献服务系统。

SinoMed 进一步优化跨库检索、快速检索、高级检索、智能检索、主题词表辅助检索、主题与副主题扩展检索等文献检索功能,新增检索词智能提示、通讯作者/通讯作者单位检索、检索表达式实时显示编辑等功能,使检索过程更便捷、更高效,检索结果更细化、更精确。

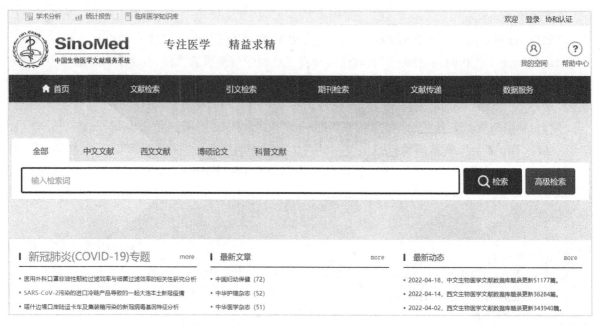

图 6-3-15　中国生物医学文献服务系统(SinoMed)主页(选自 2022 年 4 月 19 日)

综上所述,循证医学的证据检索可按照证据的种类分为原始研究证据检索和二次研究证据检索。研究者为了撰写系统评价或 Meta 分析,需要掌握大量的原始研究证据,主要包括随机对照试验、交叉试验、队列研究等,用于统计分析。这类检索属于原始研究证据的检索,可使用 PubMed、EMBASE、中国生物医学文献数据库等生物医学文献数据库和各类临床试验数据库。

研究者在临床医疗、临床科研过程中,可以通过查阅二次研究证据,来指导医疗实践行为,帮助科研选题。二次研究证据有系统评价、Meta 分析、临床实践指南、卫生技术评估等。检索这类证据时可选择 Cochrane Library、Trip Database、PubMed 和临床实践指南等。

(陈亚兰　耿劲松)

第七章 特种文献检索

科技文献是记载科技知识或科技信息的物质载体。特种文献(Special Document)是指那些在出版发行和获取途径两方面都较为特殊的科技文献,有的难以搜寻(如科技报告),有的能提供解决纠纷的功能(如专利文献和标准)。

特种文献一般包括:会议文献、学位论文、科技报告、标准文献及专利文献等。它们的特点是种类繁多、内容广泛、数量大、报道快、参考价值高,是非常重要的情报源,在科技文献检索中占很大的比例。

第一节 会议文献

一、概述

会议文献(Conference Literature)一般是指在各种学术会议上发表的学术报告、会议录和论文集。

按举办的规模可分为:国际性会议、全国性会议和地区性会议。通常学术会议只涉及某个学科领域的一个或几个相关主题,与会者大多是该领域的研究人员,他们对会议主题的历史、现状及发展趋势有着不同程度的研究和了解,他们带来各自最新的研究成果,面对面地进行交流切磋,使学术会议成为学科研究最新动态的集散地。因此与学术会议密切相关的会议文献具有专深性、新颖性、导向性的特点,已越来越受到科研人员的重视,是他们获取相关领域新成果、新发现、新动态和学科发展趋势的一个重要来源。

按发表时间的不同分为:会前文献和会后文献。会前文献传递信息及时,会后文献是在前者的基础上加工而成,它的系统性更强,价值更高。会后文献的主要出版形式是图书和期刊。

二、会议文献的检索

目前,全世界每年召开的国际性科技会议达上万个,我国每年召开的学术会议数以千计。会议文献数量的增长远大于图书、期刊的增长,且有逐年增长趋势。面对浩瀚的会议文献资源,我们怎样才能快速、准确地找到自己所需的科技情报呢? 会议文献的检索一般有 3 个途径。

1. **利用传统工具书检索会议文献**

利用传统工具书如美国的《世界会议》(World Meetings, 简称 WM)、《会议论文索引》(Conference Papers Index, 简称 CPI)、《科学会议录索引》(Index to Scientific and Technical Proceedings, 简称 ISTP)、《工程索引》(Engineering Index)、《在版会议录》(Proceedings in Print),英国的《近期国际科技会议》(Forthcoming International Scientific and Technical Conferences),《中国学术会议文献通报》,中国国防科技信息中心的《中国国防科技报告通报与索引》及上海科学技术情报研究所的《中文科技文献目录》等进行会议文献的检索。

2. **会议文献数据库**

(1) 中国学术会议文献数据库(CCPD) 该库是以中国科学技术信息研究所为主要依托的万方数据股份有限公司推出的国内收集学科最全面、数量最多的会议论文数据库,会议资源包括中文会议和外文会议。中文会议的收录始于 1982 年,年收集约 2 000 个重要学术会议,年增 10 万篇论文,每月更新。外文会议主要来源于 NSTL 外文文献数据库,收录了 1985 年以来世界各主要协会、出版机构出版的学术会议论文,每年增加论文约20余万篇,每月更新。CCPD所收录的会议论文内容涵盖人文社会、自然、农林、医药、工程技术等各学科领域。截至2022年12月,数据库共收录会议论文1 513余万篇。可通过网址"https://wanfangdata.com.cn/index.html"登录万方数据知识服务平台的主页(图7-1-1)。下面介绍数据库的检索方法和检索结果。

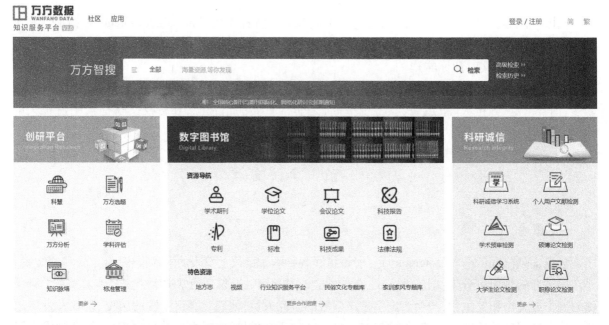

图7-1-1 万方数据知识服务平台主页(选自2022年12月13日)

① 简单检索:点击资源导航中的"会议论文"链接进入会议论文简单检索界面(图7-1-2),系统提供以下检索功能:

·会议论文检索:直接输入检索词或检索式,点击检索框右侧的"搜论文"进行会议论文的检索。

·会议信息检索:直接输入检索词或检索式,点击检索框右侧的"搜会议"进行会议信息(包括会议名称、会议主办单位、会议年份)的检索。

·会议信息浏览:在会议论文检索页面的下方可进行首字母筛选、单位类型、主办地、会议级别及会议所属学科分类进行会议信息的分类浏览。

② 高级检索:点击会议论文简单检索页面检索框右侧的"高级检索"按钮进入会议论文高级检索界面(图7-1-3),系统提供以下功能:

·选择检索途径:点击检索字段下拉列表选择所需的检索途径。可选字段包括:主题、题名或关键词、题名、作者、作者单位、关键词、摘要、中图分类号、DOI、第一作者、会议名称、会议-主办单位。其中DOI是数字对象识别号(Digital Object Identifier)的简称,是一套识别数字资源的机制,涵盖的对象有视频、报告或书籍等。它既有一套为资源命名的机制,也有一套将识别号解析为具体地址的协议。DOI作为数字化对象的识别符,对所标识的数字对象而言,相当于人的身份证,具有唯一性。这种特性保证了在网络环境下对数字化对象的准确提取,有效地避免重复。

·选择匹配模式:系统提供"模糊"和"精确"两种匹配模式的选择。

·选择布尔逻辑运算:在检索途径左侧通过"与"下拉列表选择布尔逻辑运算"与""或""非"。

·选择年限:点击发表时间的下拉列表框,选择起止年份,使其在限定的年份范围内检索。

·智能检索:通过中英文扩展对检索词进行中英文的扩展检索,扩大检索范围。通过主题词基于主题词表,对检索词扩展同义词和下位词,在保证查准率的前提下,扩大检索范围,提高检索的查全率。

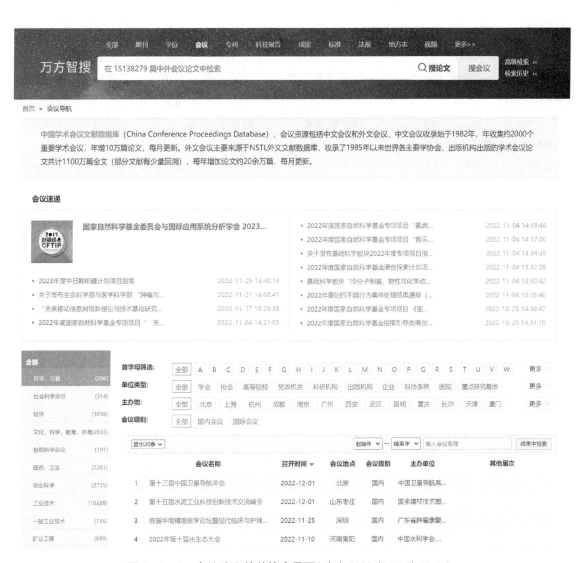

图 7-1-2 会议论文简单检索界面(选自 2022 年 12 月 13 日)

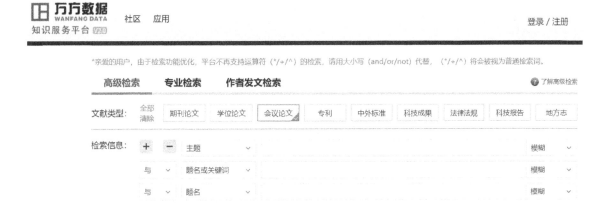

图 7-1-3 会议论文高级检索界面(选自 2022 年 12 月 13 日)

③ 专业检索:专业检索比高级检索的功能更强大,但需要检索人员根据系统的检索语法编制检索式进行检索(图 7-1-4)。检索框上方的"通用"和"会议论文"后列出会议论文的检索字段,结合"逻辑关系"可构建检索表达式。直接点击字段名称和逻辑关系即可生成检索表达式,无须手动输入检索字段和布尔逻辑运算符。布尔逻辑运算符的优先级为:( )>not>and>or。如用户对想要检索的检索词不确定,可使用检索框右侧的"推荐检索词"功能,输入一段文本,点击"提取检索词",可得到规范的检索词(图 7-1-5)。

④ 作者发文检索:可输入作者或第一作者姓名及作者单位或会议-主办单位进行相关作者会议论文的查找,也可以同时检索多个作者的会议论文(图 7-1-6)。

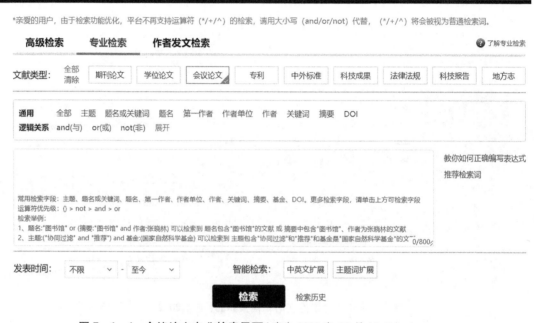

图 7-1-4 会议论文专业检索界面(选自 2022 年 12 月 13 日)

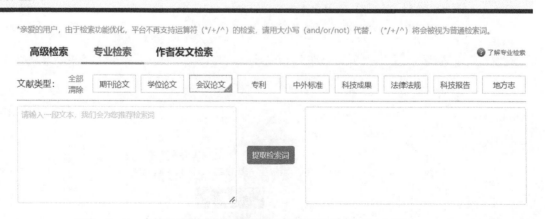

图 7-1-5 会议论文检索词推荐页面(选自 2022 年 12 月 13 日)

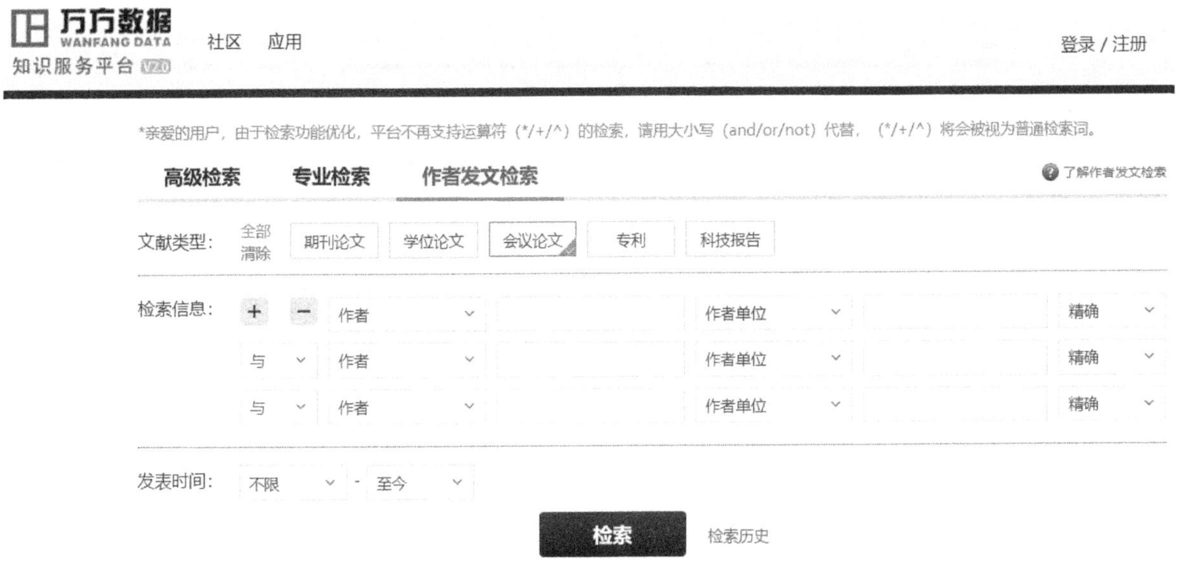

亲爱的用户,由于检索功能优化,平台不再支持运算符 (/+/^) 的检索,请用大小写 (and/or/not) 代替,(*/+/^) 将会被视为普通检索词。

图 7-1-6 会议论文作者发文检索页面(选自 2022 年 12 月 13 日)

⑤ 检索结果

·显示模式:数据库提供了"详情式"(图 7-1-7)和"列表式"(图 7-1-8)两种结果显示方式。详情式显示每一篇会议论文的标题、作者、会议名称、会议年份、论文摘要和关键词。列表式只显示每一篇会议论文的标题、作者、会议名称、时间、被引和下载频次。可通过点击论文标题获取更详细的信息。

·检索结果的分类统计分析和可视化:数据库对检索结果按照年份、学科分类、会议级别、语种、来源数据库、会议名称、作者、机构和会议主办单位分别进行统计,分类及统计结果列于检索结果的左侧(图 7-1-8)。点击结果上方的"结果分析"可进入结果分析的可视化页面(图 7-1-9)。

·文献的导出:在需要导出的记录前面的复选框内打钩,或者在检索结果上方选择"批量选择",点击已选择 n 条中的数字 n,进入导出格式选择页面(图 7-1-10),可选择文献导出格式,包括参考文献格式、自定义格式、查新格式、Bibtex 格式及 NoteExpress、Refworks、NoteFirst 和 EndNote 等文献管理软件格式,可将导出文献复制到剪贴板或直接导出以文本格式、XLS 格式、DOC 格式保存。

(2) CNKI 会议论文全文数据库 该库由中国知网(CNKI)研制开发,重点收录我国 1999 年以来中国科学技术协会系统及国家二级以上的学会、协会,高校、科研院所,政府机关举办的重要会议以及在国内召开的国际会议上发表的文献。其中,国际会议文献占全部文献的 20% 以上,全国性会议文献超过总量的 70%,部分重点会议文献回溯至 1953 年。截至 2022 年 12 月,已收录出版国内外学术会议论文集 4 万余本,累积会议文献总量近 360 余万篇。共分为 10 大专辑:基础科学、工程科技 I 辑、工程科技 II 辑、农业科技、医药卫生科技、哲学与人文科学、社会科学 I 辑、社会科学 II 辑、信息科技、经济与管理科学。10 大专辑下分为 171 个专题。可通过网址"http://www.cnki.net"登录中国知网主页(图 7-1-11)。点击检索框下方数据库名称列表中的"会议"按钮进入会议论文数据库检索页面(图 7-1-12)。下面介绍数据库的检索方法和检索结果。

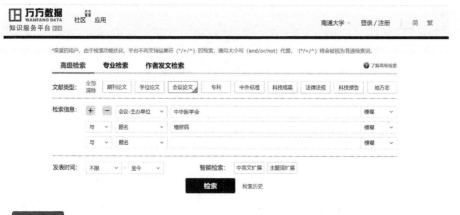

图 7-1-7 检索结果详情式显示(选自 2022 年 12 月 13 日)

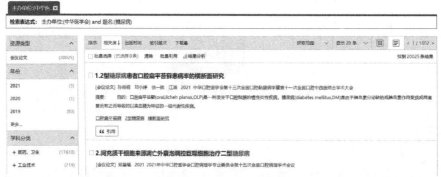

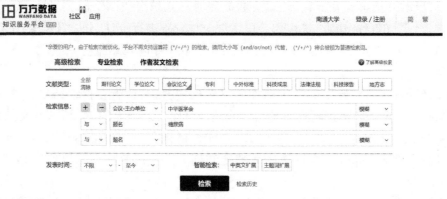

图 7-1-8 检索结果列表式显示(选自 2022 年 12 月 13 日)

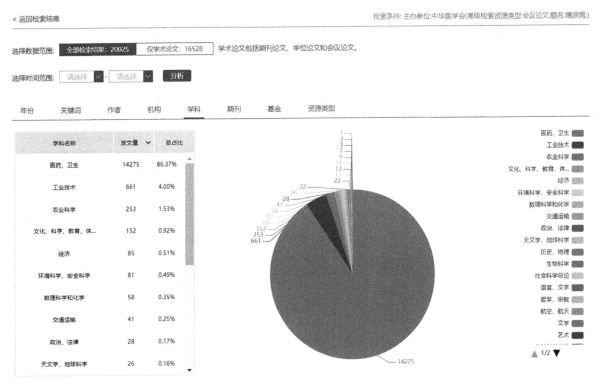

图 7-1-9　检索结果分析可视化页面(选自 2022 年 12 月 13 日)

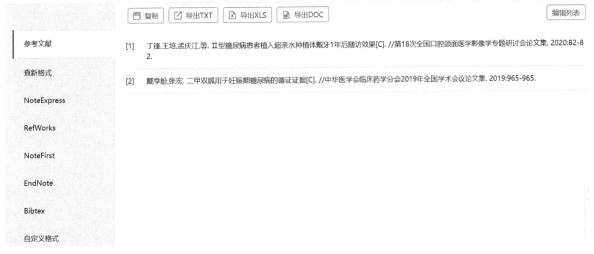

图 7-1-10　选择文献导出格式(选自 2022 年 12 月 13 日)

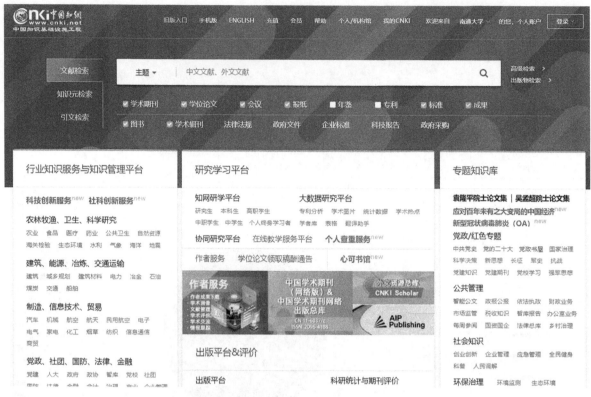

图 7-1-11　CNKI 主页(选自 2022 年 12 月 13 日)

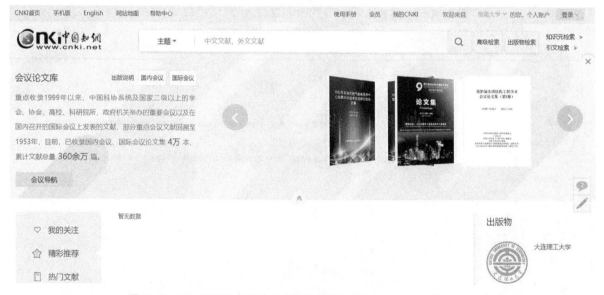

图 7-1-12　CNKI 会议论文库检索界面(选自 2022 年 12 月 13 日)

① 会议导航:如图 7-1-13 所示为会议论文全文数据库的会议导航,提供会议论文集和会议的学科导航、行业导航和党政导航,会议主办单位的行业组织、单位性质和党政组织的导航。在会议导航页面也可选择论文集名称、会议名称、主办单位和网络出版投稿人等检索途径,输入检索词进行检索。

② 会议论文检索:CNKI 会议论文全文数据库的检索方式与 CNKI 的期刊论文检索方式类似,包括了一框式检索、高级检索、专业检索、作者发文检索、句子检索和分类检索等检索方式。高级检索的

检索途径包括了主题、篇关摘、关键词、篇名、全文、作者、第一作者、单位、会议名称、主办单位、基金、小标题、论文集名称、参考文献、中图分类号、DOI 等(图 7-1-14)。

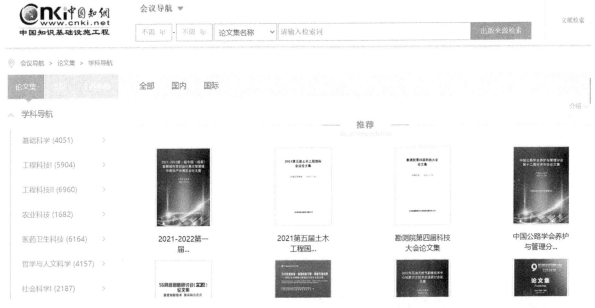

图 7-1-13 会议导航页面(选自 2022 年 12 月 13 日)

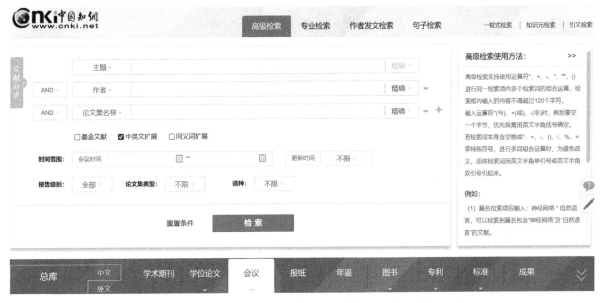

图 7-1-14 会议论文高级检索页面(选自 2022 年 12 月 13 日)

③ 检索结果:检索结果默认以列表格式显示。显示内容包括会议论文篇名、论文作者、会议名称、来源数据库(中国会议和国际会议)、会议时间、被引频次和下载频次(图 7-1-15)。点击某一论文篇名,即可获取该篇论文除全文以外的详细信息,包括会议论文集名称、作者、作者单位、会议地点、论文摘要、专辑、专题、相似文献、读者推荐文献、相关基金文献、关联作者、相关视频等,并提供手机和 HTML 两种阅读方式,CAJ 和 PDF 两种格式的全文下载功能(图 7-1-16)。

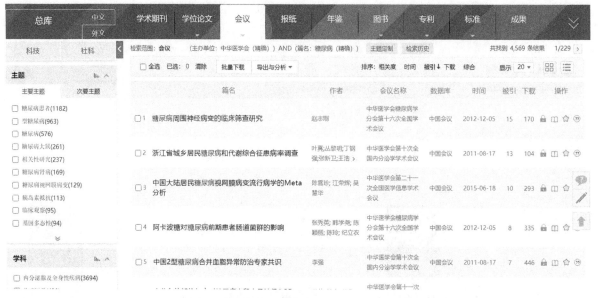

图 7-1-15　会议论文检索结果列表格式(选自 2022 年 12 月 13 日)

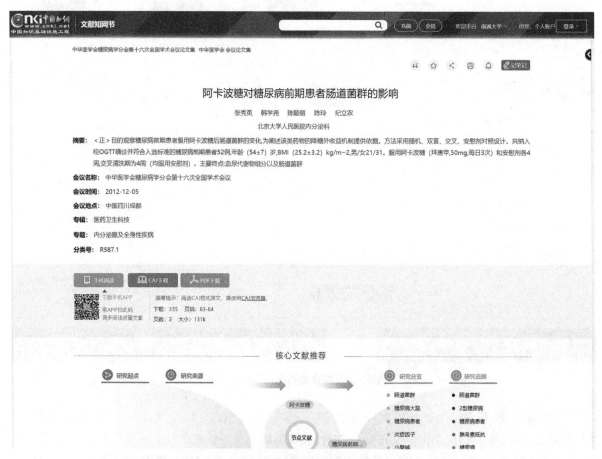

图 7-1-16　会议论文检索结果详细格式(选自 2022 年 12 月 13 日)

(3) NSTL 会议论文数据库　NSTL 是国家科技图书文献中心的简称,该中心是根据国务院领导的批示于 2000 年 6 月 12 日组建的一个虚拟的科技文献信息服务机构,成员单位包括中国科学院文献情报中心、中国科学技术信息研究所、中国医学科学院图书馆等在内的一些单位。NSTL 的会议论文库收藏世界上所有科技类重要学协会出版的会议文献。学科涵盖基础科学、工程技术、农业科学、医学科学等领域的科技文献信息资源。

可通过网址"http://www.nstl.gov.cn"登录 NSTL 网站主页(图 7 - 1 - 17),下面介绍数据库的检索方法和检索结果。

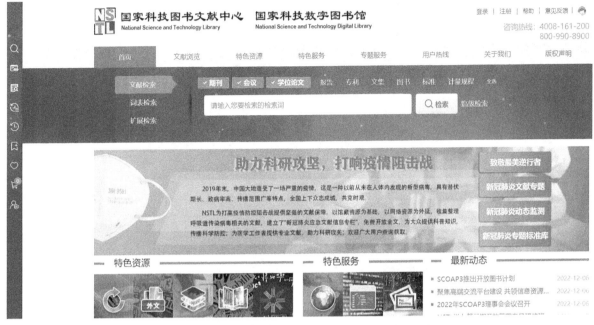

图 7 - 1 - 17　NSTL 主页(选自 2022 年 12 月 13 日)

① 简单检索:在 NSTL 首页资源类型中只保留"会议"选项,则可在会议文献中进行检索(图 7 - 1 - 18)。在检索框内输入检索词,点击检索框右侧的"检索"进行会议论文的检索,点击检索框右侧的"搜索会议录"进行会议录的检索。

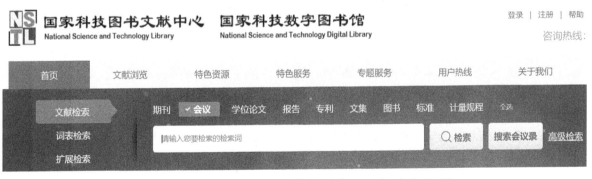

图 7 - 1 - 18　会议文献一框式检索(选自 2022 年 12 月 13 日)

② 高级检索:点击检索框右侧的"高级检索"按钮进入会议文献的高级检索页面(图 7 - 1 - 19)。

·检索条件的设置:点击"题名"下拉列表,选择检索字段。系统提供题名、出处、会议名称、作者、机构、关键词、主题词、摘要、出版者、ISSN、EISSN、ISBN、EISBN 等检索项。输入检索词,检索词之间可选择"AND""OR""NOT"进行布尔逻辑运算,也可对检索词进行精确匹配的检索。

·筛选检索条件:包括语种、馆藏范围、出版年、查询范围(含文摘的记录、含引文的记录和可提供全文的记录)、获取方式(不限、全文订购和在线下载)等。

③ 检索结果:如图 7 - 1 - 20 所示,数据库在结果显示页面提供论文题名、作者、会议录、会议名

称、会议时间、论文页数、摘要、关键词等信息,NSTL 还提供了每条记录的下载量、浏览量、评论量、分享量、收藏量等信息。点击论文题名可获取论文更详细的信息。结果页面的左侧是对结果的分类统计,提供按资源分类、会议录、会议、出版年、语种、作者、机构、关键词、馆藏等的分类统计。勾选记录在结果页面根据需要选择"加入申请单""收藏"或"导出"记录。

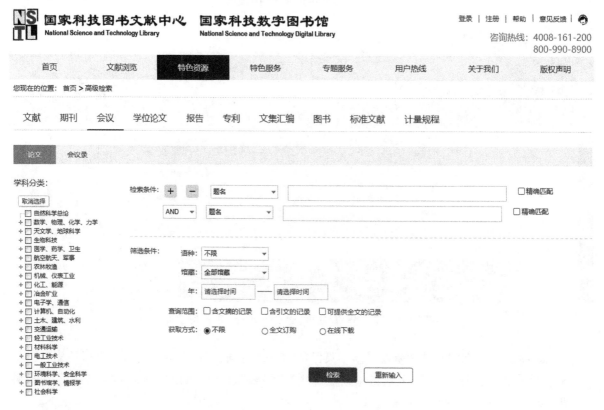

图 7-1-19 会议文献高级检索界面(选自 2022 年 12 月 13 日)

(4) CPCI-S CPCI-S 全称 Conference Proceedings Citation Index-Science 是由美国科学信息研究所(ISI)出版的科技会议文献文摘索引数据库。它汇集了世界上著名的会议、座谈、研究会和专题讨论会等多种学术会议的会议录文献。数据库每周更新,每年新增记录超过 38 万条。通过 CPCI-S,研究人员可以了解最新概念的出现和发展,掌握某一学科的最新研究动态和趋势,而且在创新的想法和概念正式发表在期刊以前就可以在会议录中找到它。CPCI-S 通过 Web of Science 平台进行检索。在 Web of Science 核心合集的更多设置中选择 CPCI-S 即可(图 7-1-21)。具体检索操作参见第四章第四节美国《科学引文索引扩展版》部分。

3. 通过查找期刊和查询科技报告检索会议文献

除了利用专门的检索工具书和数据库外,我们还可以利用期刊和科技报告获取会议文献。许多会议文献发表在相关的期刊上,或以期刊的增刊形式出现。而科技报告多是科研进展的研究报告,常包含有会议文献,两者内容相互交叉渗透。

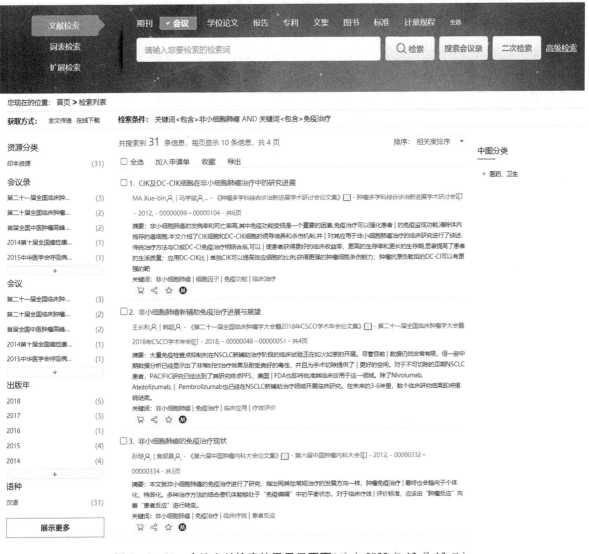

图 7 - 1 - 20　会议文献检索结果显示页面(选自 2022 年 12 月 13 日)

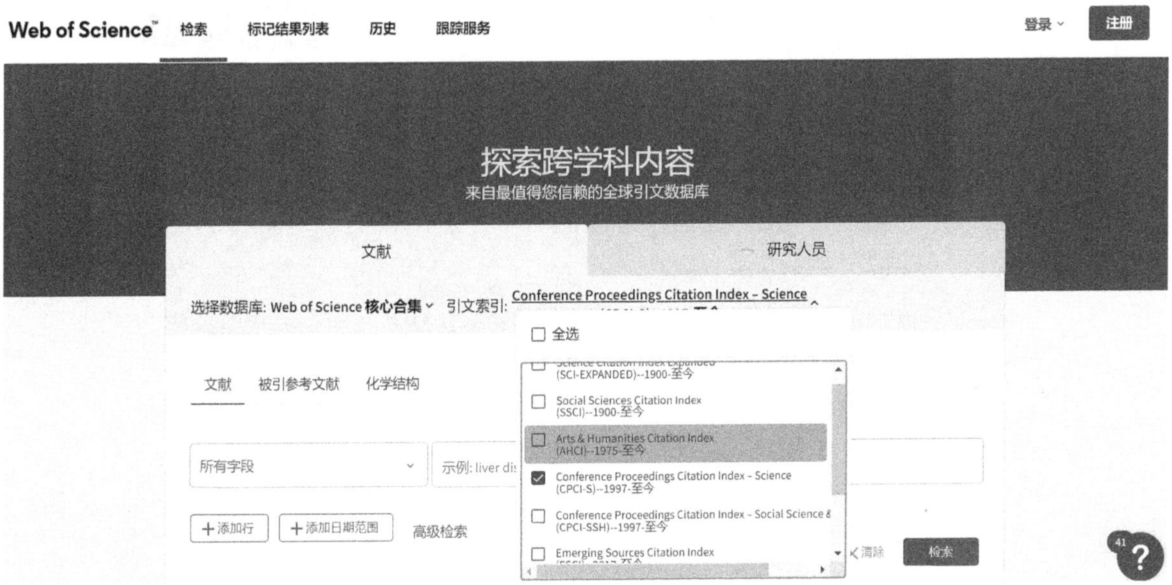

图 7 - 1 - 21　Web of Science 核心合集界面(选自 2022 年 4 月 27 日)

三、会议信息的检索

参加学术会议是学者们进行学术交流，共享科研成果的途径之一，参加学术会议还能及时获取会议主题相关的最新的研究进展。提前获取学术会议召开的时间、地点、主题和征文等信息，还可根据会议主题撰写学术会议论文，参加学术会议。可通过以下3种途径获取会议信息。

1. 网络搜索引擎

可通过综合性搜索引擎利用会议相关的词进行检索，可检索到会议网站的链接，通过这些网站获取会议的召开信息及其他相关信息。也可通过一些专业性搜索引擎，如医学专业搜索引擎 Medscape 就提供了会议信息，通过 Medscape 页面的"CONFERENCES"栏目查看 Medscape 最近的会议信息（图7-1-22）。

2. 专业学会、协会、科研院所的网站及医学网站

中华医学会（https://www.cma.org.cn/）（图7-1-23）的学术交流模块提供了会议计划，会议通知和征文通知，可预先了解即将要召开的会议信息。

梅斯医学（https://m.medsci.cn/）提供医学生物学术会议的会议动态信息。

3. 专门发布会议信息的网站

中国学术会议在线（https://www.meeting.edu.cn/zh）（图7-1-24）是经教育部批准，由教育部科技发展中心主办，面向广大科技人员的科学研究与学术交流信息服务平台。它提供会议回顾、会议预告、会议通知、会议新闻、精品会议及全文搜索。

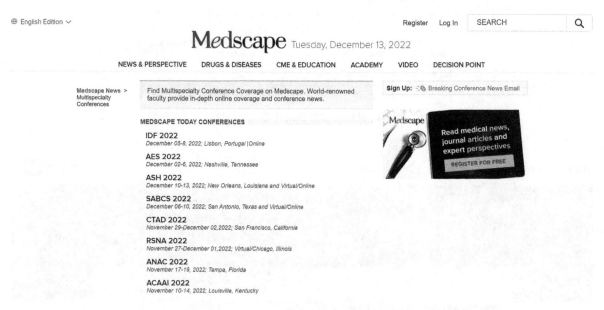

图7-1-22 Medscape 会议信息页面（选自2022年12月13日）

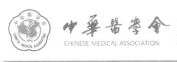
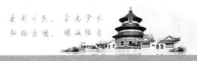

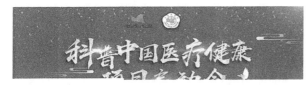

图 7-1-23　中华医学会主页(选自 2022 年 12 月 13 日)

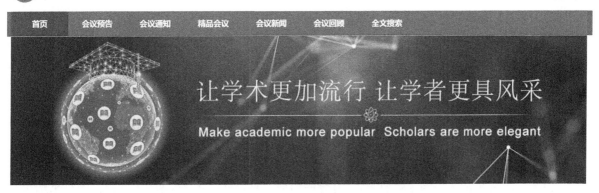

图 7-1-24　中国学术会议在线首页(选自 2022 年 12 月 13 日)

第二节 学位论文

一、概述

学位论文(Dissertation)是为了获取不同级别学位的候选资格、专业资格或其他授奖而提出的研究成果或研究结论的书面报告。简言之,学位论文就是学生为了获取学位向学校或其他学术单位提交的学术研究论文。

学位论文是各学科领域研究和探讨的原始成果,能直接或间接地反映出各学科领域中学术研究较新的发展状况,对教学科研有一定的学术价值和参考价值。

学位论文有三种:学士学位论文、硕士学位论文和博士学位论文,其中后两者的学术价值较高。

二、世界各国对学位论文的管理情况

美国对学位论文比较重视,第二次世界大战前就由图书馆界和大学共同进行一部分论文的复制、缩微、编制索引等活动。1938年后,美国的大学缩微制品公司进行学位论文的复制、发行、辑录、文摘等业务。另外,美国研究图书馆协会也从事此项业务。英国的学位论文根据统一规定存储于国家外借图书馆,该馆提供原文的缩微胶片。加拿大的学位论文由国家图书馆统一管理。日本的学位论文分两种情况处理,国立大学的学位论文由国家图书馆收藏管理,私立大学的则由本校图书馆收藏管理。我国自1979年恢复学位制度以来,国务院学位委员会指定国家图书馆、中国科学技术信息研究所和中国社会科学院负责分别收藏:自然科学和社会科学博士学位论文及其摘要、自然科学博士和硕士学位论文及其摘要、社会科学博士和硕士学位论文及其摘要。

三、学位论文信息的检索

学位论文是非正式出版物。一篇论文的数量有限,一般仅满足论文作者自己收藏和提交申请学位之用,故比较难以获取,所以必须了解多种检索方法,以便更好地开发利用极有学术价值的学位论文。

1. 利用学位论文数据库检索学位论文

(1) CNKI的学位论文全文数据库 包括《中国博士学位论文全文数据库》和《中国优秀硕士学位论文全文数据库》,是目前国内资源完备、高质量、连续动态更新的中国博硕士学位论文全文数据库。截至2022年12月,《中国博士学位论文全文数据库》收录了全国520余家博士培养单位的博士学位论文50余万篇,《中国优秀硕士学位论文全文数据库》收录了全国800余家硕士培养单位的硕士学位论文520余万篇,最早回溯至1984年,覆盖基础科学、工程技术、农业、医学、哲学、人文、社会科学等各个领域。

可通过网址"http://www.cnki.net"登录中国知网主页。点击检索框下方数据库名称列表中的"学位论文"按钮进入学位论文数据库检索页面(图7-2-1)。下面介绍数据库的检索方法和检索结果。

① 学位论文导航:图7-2-2所示为学位授予单位导航,包括地域导航和学科专业导航,也可选择学位授予单位名称或地区,输入检索词进行检索。

② 学位论文检索:CNKI为不同的文献数据库构建了相同的检索平台,所以关于学位论文库检索界面的使用方法请参见本章第一节CNKI会议论文库的介绍。

此处介绍学位论文数据库的检索字段,包括主题、篇关摘、题名、关键词、摘要、作者、作者单位、学

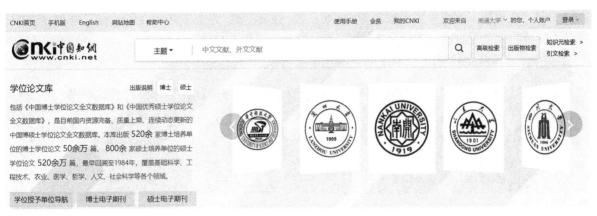

图 7 - 2 - 1　CNKI 学位论文检索界面(选自 2022 年 12 月 13 日)

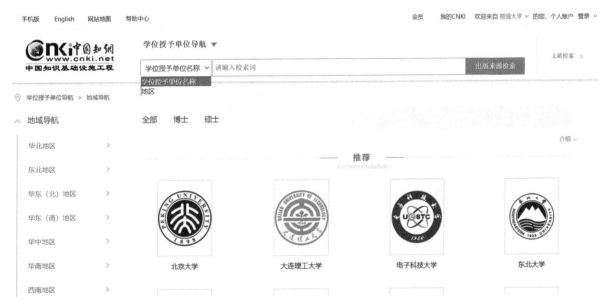

图 7 - 2 - 2　学位论文学位授予单位导航界面(选自 2022 年 12 月 13 日)

位授予单位、导师、第一导师、学科专业名称、目录、参考文献、基金、全文、中图分类号、DOI 等。下面介绍一些字段使用时需注意的地方。

　　·学科专业名称:当检索者需要了解国内其他单位培养的与自己所学专业相同的作者撰写的毕业论文时,可选择"学科专业名称"作为检索途径。需要注意的是,由于各高校和科研单位在确定专业名称时不完全相同,故需要先到相关单位的网站中获取准确的专业名称,以免造成漏检,影响检索效果。

　　·DOI:只支持检索在知网注册 DOI 的文献。

　　如果只需要检索博士学位论文或者硕士学位论文,可在学位论文库首页(图 7 - 2 - 1)点击"博士电子期刊"或"硕士电子期刊"进入博士论文或硕士论文的检索页面(图 7 - 2 - 3 和图 7 - 2 - 4)。

　　③ 检索结果:检索结果默认按列表格式显示。显示内容包括论文中文题名、作者姓名、学位授予单位、来源数据库(博士学位论文库和硕士学位论文库)、学位授予年度、被引频次和下载频次等(图 7 - 2 - 5)。

　　点击某一论文题名,即可获取该篇论文的详细信息,包括中文题名、作者、学位授予单位、导师、关键词、中文摘要、分类号、学科专业、专辑、专题、电子期刊出版信息、网络出版时间、核心文献推荐、引文网络、参考文献、引证文献、共引文献、同被引文献、二级参考文献、二级引证文献、相关推荐等(图

7-2-6)。在文摘下方提供了手机阅读、整本下载、分页下载、分章下载和在线阅读等功能,实现对论文全文进行阅读和下载的不同操作;查看全文需下载安装 CAJViewer 阅读器。学位论文全文如图7-2-7所示,界面左侧为论文目录,右侧显示论文具体内容。

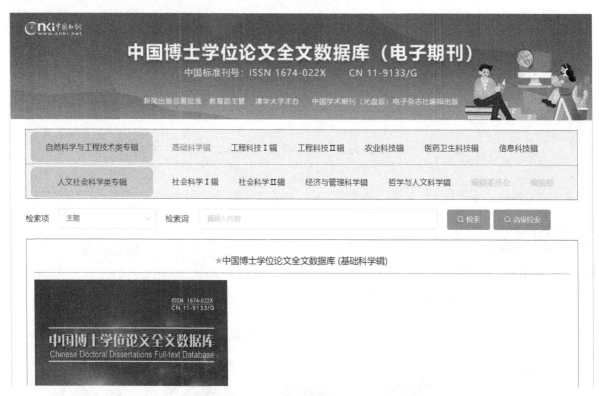

图 7-2-3 中国博士学位论文全文数据库检索(选自 2022 年 12 月 13 日)

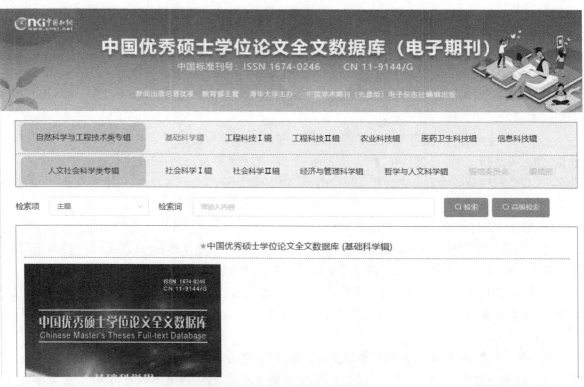

图 7-2-4 中国优秀硕士学位论文全文数据库检索(选自 2022 年 12 月 13 日)

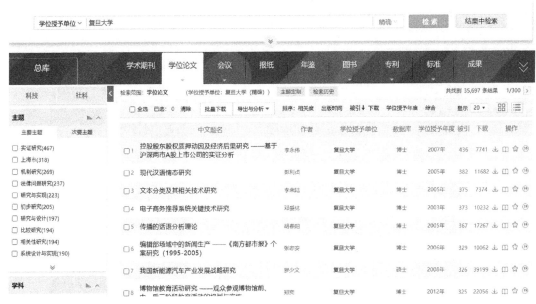

图 7-2-5　学位论文库检索结果列表格式(选自 2022 年 12 月 13 日)

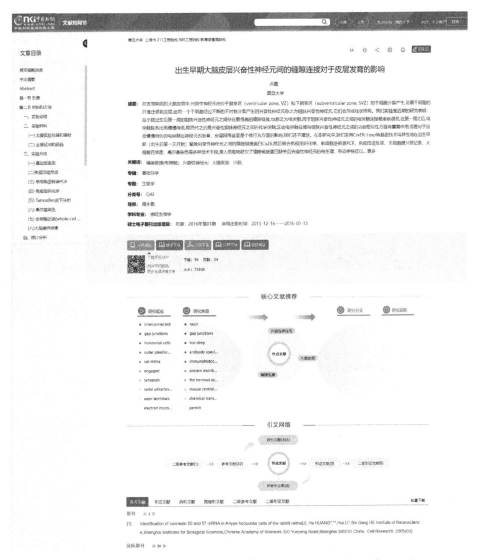

图 7-2-6　学位论文库检索结果详细格式(选自 2022 年 12 月 13 日)

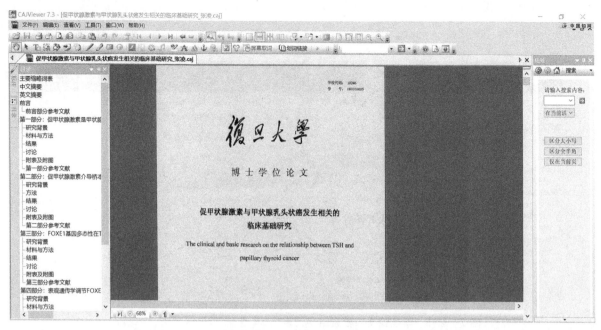

图 7-2-7 学位论文全文界面(选自 2022 年 12 月 13 日)

(2)中国学位论文全文数据库 该库隶属于万方数据,收录始于 1980 年,涵盖了我国自然科学和社会科学各领域的硕士、博士学位论文,年增 35 万余篇。从侧面展示了中国研究生教育的庞大阵容以及中国科学研究的整体水平和巨大的发展潜力。论文资源来源于国家法定学位论文收藏机构——中国科学技术信息研究所。

从网址"http://www.wanfangdata.com.cn"登录万方数据知识服务平台的主页,点击资源导航中的"学位论文"标签进入学位论文检索界面(图 7-2-8)。检索方法参见本章第一节万方的中国学术会议文献数据库的介绍。

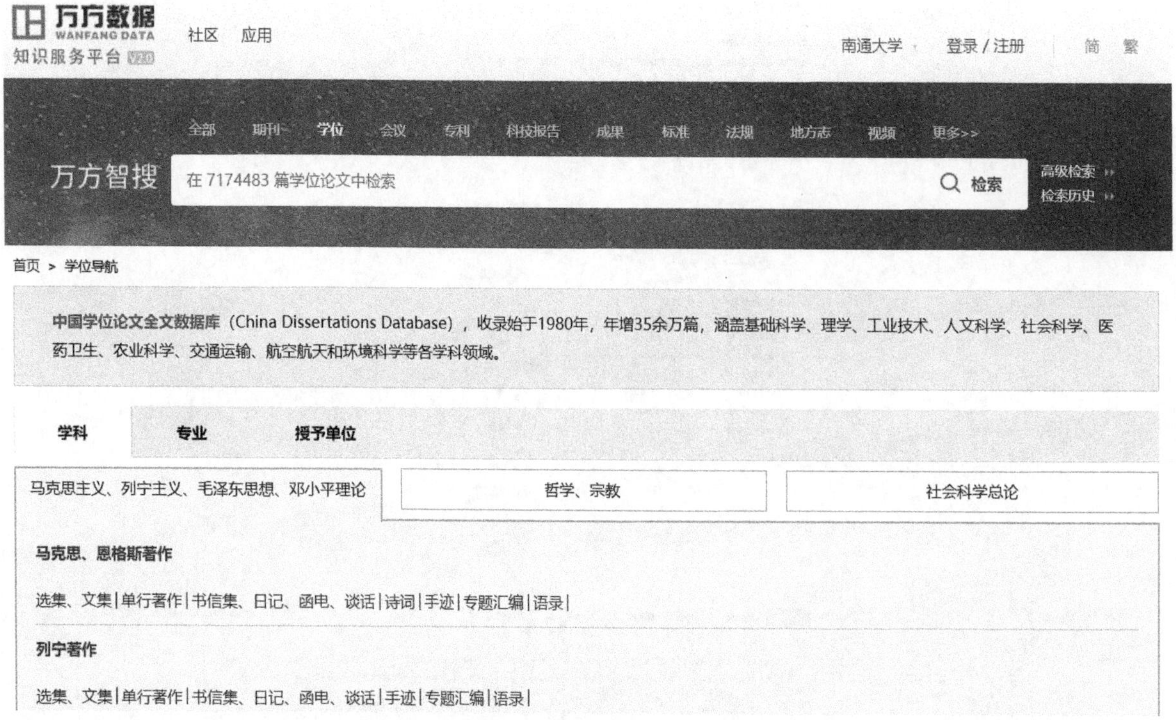

图 7-2-8 万方学位论文检索界面(选自 2022 年 12 月 13 日)

（3）ProQuest Dissertations and Theses（PQDT）　1938 年，当时的 UMI 公司（现已更名为 ProQuest）开始收集博士论文，并对如何访问这些重要的学术资源进行了创造性的改革，由此诞生了规模庞大的国际性博硕士论文资料库。该公司是美国的国家图书馆（国会图书馆）指定的收藏全美国博硕士论文的分馆，也是加拿大国家图书馆指定的收藏全加拿大博硕士论文的机构。

ProQuest 的学位论文数据库（PQDT）收录了从 1861 年至今全球范围内 100 多个国家 4 000 多所顶尖高校及机构的 500 万篇优秀博士、硕士学位论文，年增论文逾 20 万篇。数据库除收录每篇论文的题录信息外，1980 年以后出版的博士论文信息中包含了作者本人撰写的长达 350 个字的摘要，1988 年以后出版的硕士论文信息中含有 150 个字的摘要。1997 年以后的绝大多数论文可以看到前 24 页的扫描图像，而且还能立即从网上通过单篇订购方式获取这些论文的 PDF 格式全文。

为满足国内用户对 ProQuest 博硕士论文全文的广泛需求，北京中科进出口有限责任公司推出了中国集团全文检索平台。该检索平台允许现有成员检索、预览、购买和访问全文，全文内容仅对参团成员开放。目前，中国集团全文检索平台可以共享访问的全文论文已超过 80 万篇，涵盖文、理、工、农、医等学科的高质量学位论文。如图 7 - 2 - 9 所示为 ProQuest 学位论文中国集团全文检索平台首页，提供了基本检索、高级检索和分类导航 3 种检索方式。

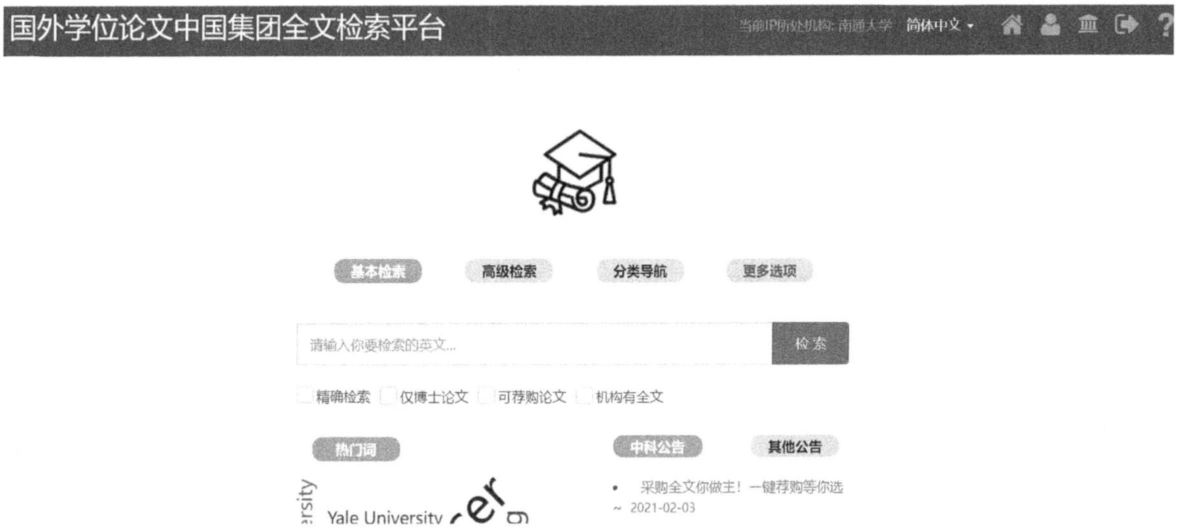

图 7 - 2 - 9　ProQuest 学位论文中国集团全文检索平台首页（选自 2022 年 12 月 13 日）

① 基本检索：平台首页为基本检索界面，在输入框输入检索词进行检索，不能限定检索字段。可以设置为精确检索、仅博士论文、可荐购论文和机构有全文等选项。

② 高级检索：点击平台首页的"高级检索"进入如图 7 - 2 - 10 的界面。可供选择的检索字段包括：所有字段、标题、摘要、作者、导师、学校/机构、学科、ISBN、FullText 和论文编号。可进行出版日期、精确检索、是否有全文、学位类型和每页显示条数的设置。排序选项有相关性和发表年度。

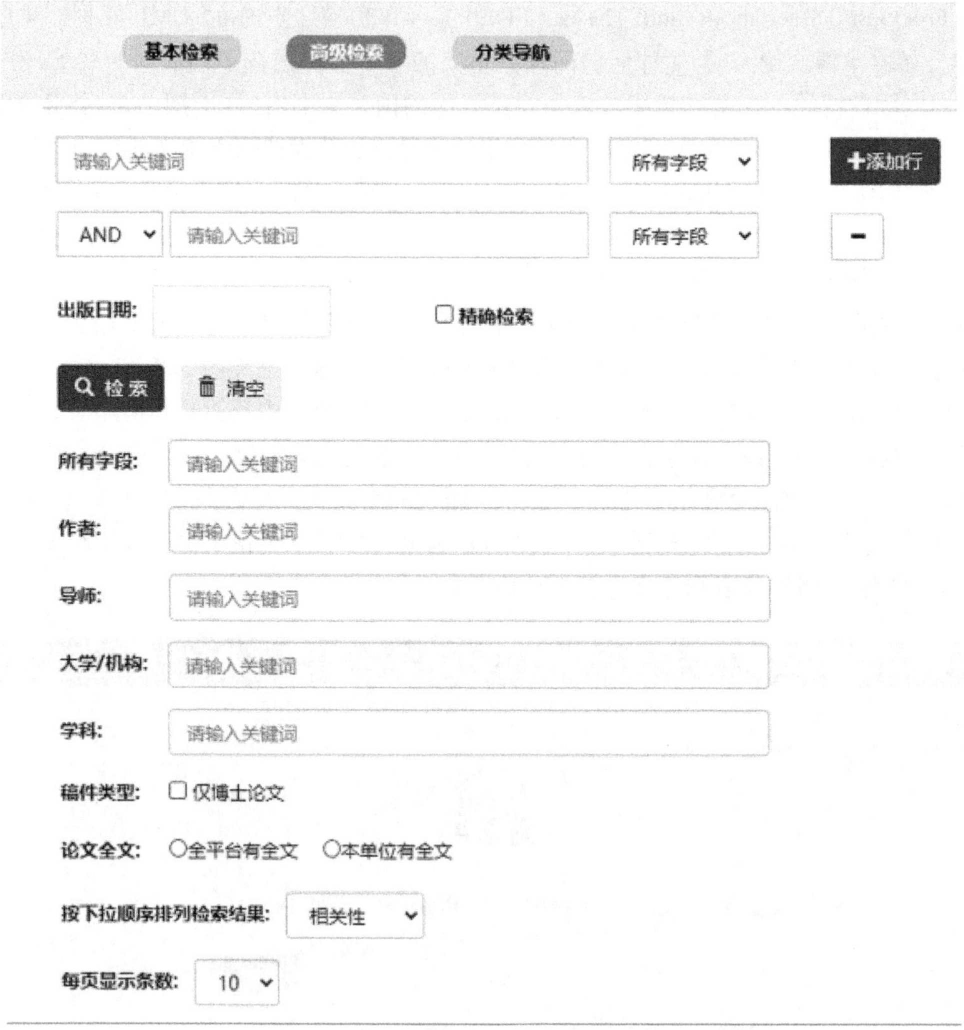

图7-2-10 ProQuest高级检索界面(选自2022年12月13日)

③ 分类导航:点击平台首页的"分类导航"进入相应的界面,可以按主题(即学科名称)字顺和学校分类查找论文。点击某个字母显示以该字母为首字母的学科名称列表,并可以进一步展示每个学科的下属学科(图7-2-11),选定所需学科后检索属于该学科的学位论文。"学校分类"如图7-2-12,按字顺查找学校名称,点击学校名称可展示下属的学科名称,选定后检索。

(4) NSTL学位论文数据库 NSTL的中文学位论文,收录1984年至今我国高校、科研院所授予的硕士、博士学位论文220多万篇,每年增加论文近20万篇。学科涉及自然科学各专业领域,涵盖全国1 093所高校及科研机构。中文学位论文中经济、医药卫生及自动化技术、计算机技术的学位论文馆藏量分列前三位。外文学位论文,收藏ProQuest公司出版的2001年以来的电子版优秀硕博士论文30多万篇,每年新增约4万篇,涉及自然科学和社会科学领域,涵盖924所国外高校及科研机构。外文学位论文中工程类、生物学、化学学科的学位论文馆藏量分列前三位。图7-2-13为NSTL学位论文库的高级检索界面,NSTL平台的使用方法参见第三章第四节。

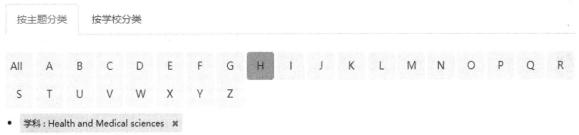

图 7－2－11　**ProQuest** 分类导航(主题分类)(选自 2022 年 12 月 13 日)

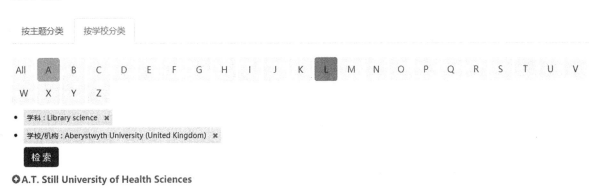

图 7－2－12　**ProQuest** 分类导航(学校分类)(选自 2022 年 12 月 13 日)

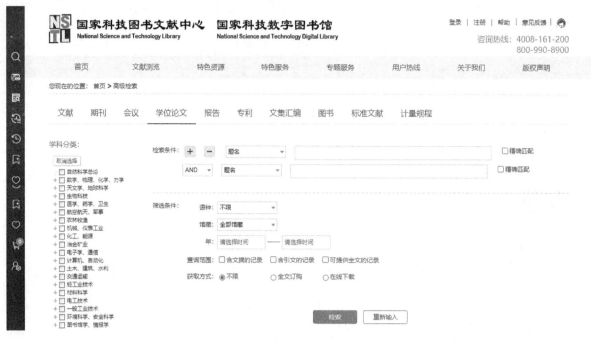

图7-2-13 NSTL学位论文高级检索界面（选自2022年12月13日）

2. 培养单位的学位论文库

近年来,硕博士培养单位都要求硕博士毕业生在离校前提交学位论文到图书馆,通常在学校图书馆的资源中心可访问该校的学位论文库,有些高校只提供学位论文的文摘信息,有些高校会提供学位论文全文,但访问权限一般仅限于校内访问。

第三节　科技报告

一、概述

科技报告(Scientific and Technical Report)是关于某科研项目或活动的正式报告或记录,多是研究、设计单位或个人以书面形式向提供经费和资助的部门或组织汇报其研究设计和开发项目的成果或进展情况的汇报。科技报告是在第二次世界大战期间及战后迅速发展起来的,并逐渐成为传播科技情报的重要工具。

科技报告内容专深新颖,往往涉及尖端学科或世界最新研究课题,常带有不同程度的保密性质。科技报告对问题的论述既系统又完整,内容丰富,信息量大。据报道全世界每年产生的科技报告在100万项以上。科技报告的种类很多,按科研活动阶段可划分为初步报告、进展报告、中间报告和终结报告。按密级可划分为绝密、秘密、非密级限制发行、解密、非密公开等。按内容性质则分为报告书、札记、论文、备忘录和通报等。

世界上许多国家都有自己的科技报告,例如英国航空委员会报告(ARC)、法国原子能委员会报告(CER)、德国宇航研究报告(DVR)、瑞典国家航空研究报告(FFA)等,但美国的"四大报告"一直是全世界科技人员注目的重心。这"四大报告"是:行政系统侧重于民用工程技术的美国商务部出版局(PB)报告、军事系统侧重于军事工程技术的AD报告[①]、报道航空航天技术的美国国家航空航天局(NASA)报告以及原子能和能源管理系统的美国能源部(DOE)报告。"四大报告"的内容涉及数学

[①] AD报告是原美国武装部队技术情报局收集、整理和出版的国防部所属的军事研究机构与合同单位的科技报告。

与计算机科学、物理学和化学、天文学与地球科学、生物学与医学、航空与航天技术、军工技术、新老能源的开发利用技术、环境科学技术以及有关的社会科学等。

二、科技报告信息的检索

1. CNKI 的中国科技项目创新成果鉴定意见数据库(知网版)

该数据库收录了 1978 年以来所有正式登记的中国科技成果,按行业、成果级别、学科领域分类。每条成果信息包含成果概况、立项、评价,知识产权状况及成果应用,成果完成单位、完成人等基本信息,并包含该成果的鉴定数据。核心数据为登记成果数据,具备正规的政府采集渠道,权威、准确。成果的内容来源于中国化工信息中心,相关的文献、专利、标准等信息来源于 CNKI 各大数据库。截至 2022 年 12 月,共收录 100 余万项成果,年更新约 4.8 万项。

该库的特点与优势在于收录了专家组对各项成果的推广应用前景与措施、主要技术文件目录及来源、测试报告和鉴定意见等内容的鉴定数据。与通常的科技成果数据库相比,《中国科技项目创新成果鉴定意见数据库(知网版)》每项成果的知网节集成了与该成果相关的最新文献、科技成果、标准等信息,可以完整地展现该成果产生的背景、最新发展动态、相关领域的发展趋势,可以浏览成果完成人和成果完成机构更多的论述以及在各种出版物上发表的文献。

从网址"http://www.cnki.net"登录中国知网主页,在数据库列表中点击"成果"标签进入成果库(图 7-3-1)。成果库的检索方式包括一框式检索、高级检索和专业检索。检索途径除了通用的主题、篇关摘、全文、关键词,还包括成果名称、成果简介、中图分类号、学科分类号、成果完成人、第一完成单位、单位所在省市、合作完成单位等。在高级检索页面还可以进行成果应用行业和成果课题来源的筛选,也可对鉴定状态进行限定(有鉴定证书和无鉴定证书)。

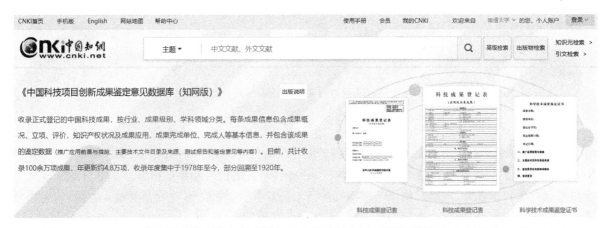

图 7-3-1　CNKI 的中国科技项目创新成果鉴定意见数据库(知网版)界面(选自 2022 年 12 月 13 日)

2. 万方的中国科技成果数据库

中国科技成果数据库收录了 1978 年以来国家和地方主要科技计划、科技奖励成果,以及企业、高等院校和科研院所等单位的科技成果信息,涵盖新技术、新产品、新工艺、新材料、新设计等众多学科领域,截至 2022 年 12 月,收录成果共计 64 余万项。数据库每两个月更新一次,年增数据 1 万条以上。数据主要来源于各省、市、部委的奖励成果、计划成果、鉴定成果。数据的准确性、翔实性已使其成为国内非常有权威性的技术成果数据库,不仅可以用于成果查新和技术转让,还可以为技术咨询、服务提供信息源,为技术改造、新产品开发以及革新工艺提供重要依据,是新技术、新成果的必查数据库。

从网址"http://www.wanfangdata.com.cn"登录万方数据知识服务平台主页,点击资源导航中的"成果"标签进入成果检索界面(图 7-3-2)。科技成果的检索方式包括简单检索、高级检索、专业检索和作者发文检索。检索途径除了通用的主题、题名或关键词、题名、关键词、摘要,还包括了科技成果独有的完成人、完成单位、科技成果—省市、科技成果—类别、科技成果—成果水平、科技成果—获奖情况、科技成果—行业分类、科技成果—鉴定单位、科技成果—申报单位、科技成果—登记部门、科技成果—联系单位、科技成果—联系人等。在检索首页提供了科技成果的行业分类导航、中图分类导航和地区分类导航。

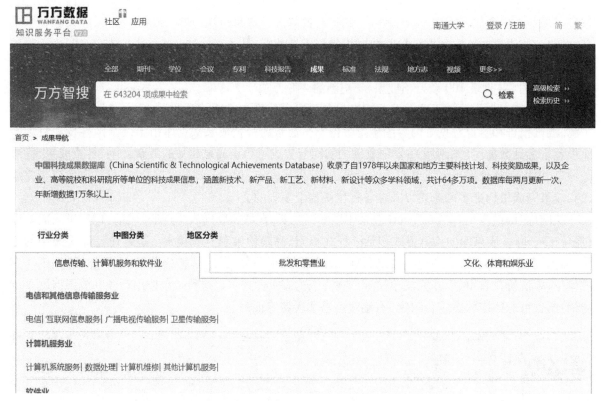

图 7-3-2 万方的中国科技成果数据库成果检索界面(选自 2022 年 12 月 13 日)

3. NSTL 的国外科技报告数据库

NSTL 的国外科技报告数据库主要收录 1978 年以来的美国政府研究报告,即 AD、PB、DOE 和 NASA 研究报告,以及少量其他国家学术机构的研究报告、进展报告和年度报告等。学科范围涉及工程技术和自然科学各专业领域,侧重于军事工程技术、民用工程技术、航空和空间技术领域、能源技术及前沿技术的战略预测等内容报告。

从网址"http://www.nstl.gov.cn"登录 NSTL 网站主页,在首页资源类型中仅保留"报告"的选择,则在科技报告中进行检索(图 7-3-3)。该检索界面与 NSTL 其他数据库具有相同的风格,故检索方法和检索结果显示可参见本章第一节 NSTL 会议论文库的介绍。

4. NTRL(National Technical Reports Library)

NTRL 是美国国家技术信息服务局出版的美国政府科技报告全文数据库(图 7-3-4),以收录 1964 年以来美国政府立项研究及开发的项目报告为主,少量收录中国、西欧、日本及其他各国的科学研究报告。收录的报告包括项目进展过程中所做的一些初期报告、中期报告、最终报告等,反映最新的政府重视的项目进展。该库 75% 的文献是科技报告,其他文献有专利文献、会议论文、期刊论文、翻译文献;25% 的文献是美国以外的文献;90% 的文献是英文文献。专业内容覆盖科学技术各个领域。检索结果为报告题录和文摘。

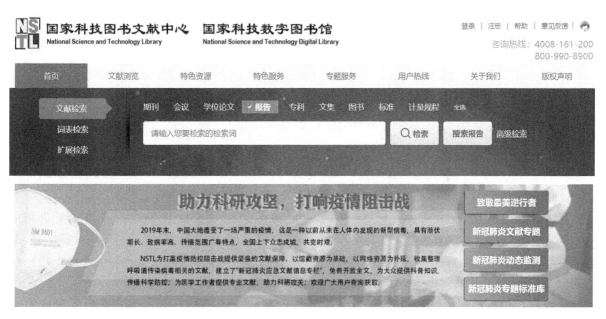

图7-3-3 NSTL国外科技报告检索界面(选自2022年12月13日)

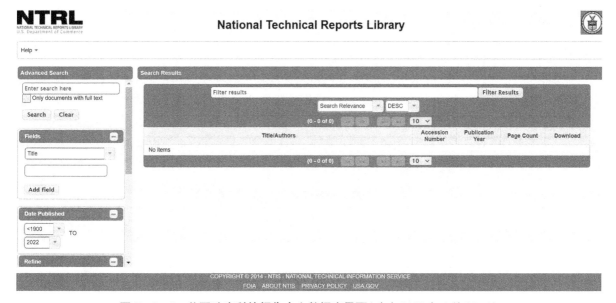

图7-3-4 美国政府科技报告全文数据库界面(选自2022年4月29日)

三、国外科技报告在我国的馆藏情况

中国科学技术信息研究所是我国引进科技报告最主要的单位。上海社会科学院信息研究所也有"四大报告"的原文馆藏。中国国防科技信息中心收藏有大量的AD报告和NASA报告。中国科学院文献情报中心是收藏PB报告最全的单位。原核工业部(现为中国核工业集团公司)收藏有较多的DOE报告。

第四节　标准文献

一、概述

标准文献(Standard Document)是指由技术标准、管理标准、规范、规程、标准草案、技术要求等具有标准性质的类似文件所组成的一种特定形式的科技文献体系。标准文献一般是公开的,但也有少数的国际工程、军事产品和尖端科学的技术标准是保密的,仅在内部发行,尤其是企业内控标准,一般都不公开。

标准文献按照使用范围可分为 6 大类:国际标准、区域标准、国家标准、行业标准、地方标准和企业标准。按标准的研究内容可分为 5 大类:基础标准、产品标准、方法标准、安全与环境保护标准、卫生标准。按是否具有法规性或标准实施的约束力可分为 2 大类:强制性标准和推荐性标准。按标准的性质可分为 3 大类:技术标准、管理标准和工作标准。

标准文献的内容几乎涉及国民经济的所有领域,在某种程度上是衡量一个国家产品质量、企业管理及工艺水平的标志,而且标准文献往往附有大量的数据、工艺参数或图表,实用性强,从技术的角度来说也有较高的参考价值。但是,标准文献更新换代频繁,使用中必须注意其时效性。

二、标准文献的分类

1. 中国标准文献分类法

中国标准文献分类法(Chinese Classification for Standards,CCS)是 1989 年由国家技术监督局(现为国家市场监督管理总局)正式发布与实施的,适用于除军工标准外的各级标准及其标准文献的分类。其分类体系以行业划分为主,适当结合科学分类,采用二级分类,一级分类的设置主要以专业划分为主,一级类目下设 24 个大类,由单个拉丁字母表示(表 7 - 4 - 1)。每个大类有 100 个二级类目,二级类目采用两位阿拉伯数字表示。

表 7 - 4 - 1　中国标准文献分类法一级类目表

A	综合	B	农业、林业	C	医药、卫生、劳动保护
D	矿业	E	石油	F	能源、核技术
G	化工	H	冶金	J	机械
K	电工	L	电子元器件与信息技术	M	通信、广播
N	仪器、仪表	P	土木、建筑	Q	建材
R	公路、水路运输	S	铁路	T	车辆
U	船舶	V	航空、航天	W	纺织
X	食品	Y	轻工、文化与生活用品	Z	环境保护

2. 国际标准分类法

国际标准分类法(International Classification for Standards,ICS)是国际标准化组织 1992 年编制的标准文献的专用分类法。它主要用于国际标准、区域标准和国家标准以及相关标准化文献的分类、编目、订购与建库,从而促进国际标准、区域标准、国家标准以及其他标准化文献在世界范围的传播。

国际标准分类法由三级类目构成,采用数字编号。第一级 41 个大类,每个大类以两个数字表示(表 7 - 4 - 2)。全部一级类目再分为 387 个二级类目,二级类目的类号由一级类目的类号和一个被圆点隔开的三位数组成,二级类目下又再细分为三级类目,共有 789 个,三级类目的类号由一、二级类目的类号和被一个圆点隔开的两位数组成。

表7-4-2 国际标准分类法一级类目表

01	综合、术语学、标准化、文献	02	社会学、服务、公司(企业)的组织和管理、行政、运输
07	数学、自然科学	11	医药卫生技术
13	环境和保健、安全	17	计量学和测量、物理现象
19	实验	21	机械系统和通用部件
23	流体系统和通用部件	25	机械制造
27	能源和热传导工程	29	电气工程
31	电子学	33	电信
35	信息技术、办公设备	37	成像技术
39	精密机械、珠宝	43	道路车辆工程
45	铁路工程	47	造船和海上建筑物
49	航空器和航天器工程	53	材料储运设备
55	货物的包装和调运	59	纺织和皮革技术
61	服装工业	62	农业
67	食品技术	71	化工技术
73	采矿和矿产品	75	石油及相关技术
77	冶金	79	木材技术
81	玻璃和陶瓷工业	83	橡胶和塑料工业
85	造纸技术	87	涂料和颜料工业
91	建筑材料和建筑物	93	土木工程
95	军事工程	97	服务业、文娱、体育
99	(没有标题)		

三、标准文献信息的检索

1. 利用传统工具书检索标准文献

目前,查找国内外标准文献的检索工具书的发展已相当成熟。

(1)查找国内标准文献的检索工具书主要有:国家标准目录、行业标准目录、地方标准目录、企业标准目录、国家军用标准目录、标准发布公告和标准化期刊等。

(2)查找国际标准文献的检索工具书主要有:ISO 国际标准目录(原文版、中文版)、IEC 国际标准目录(原文版、中文版)、27 个国际组织标准目录(中文版)、国际标准题内关键词索引(英文版)和各国标准对照手册(中文版)。

(3)查找其他国家标准文献的检索工具书主要有:美国的《美国国家标准目录》、德国的《技术规程目录》、日本的《日本工业标准目录》(日、英、中文版)、英国的《英国标准目录》(英、中文版)和法国的《法国国家标准目录》(法、英、中文版)等。

2. 利用计算机检索标准文献

(1)CNKI 的标准数据总库 CNKI 的标准数据总库包括中国国家标准全文数据库、中国行业标准全文数据库以及国内外标准题录数据库。

中国国家标准全文数据库收录了 1950 年至今由中国标准出版社出版的,国家标准化管理委员会发布的所有国家标准,占国家标准总量的 90% 以上,截至 2022 年 12 月,共收录国家标准约 6 万项。标准的内容来源于中国标准出版社,相关的文献、专利、科技成果等信息来源于 CNKI 各大数据库。可以通过标准号、标准名称、发布单位、起草人、发布日期、实施日期、中国标准分类号、国际标准分类号等检索项进行检索。

中国行业标准全文数据库收录了 1950 年至今现行、废止、被代替以及即将实施的行业标准,全部标准均获得权利人的合法授权。相关的链接文献、专利、科技成果等信息来源于 CNKI 各大数据库。可以通过全文、标准号、标准名称、起草单位、起草人、发布单位、发布日期、中国标准分类号、国际标准分类号等检索项进行检索。截至 2022 年 12 月,中国行业标准全文数据库收录了电子、轻工、黑色冶金、有色金属、稀土、中医药、卫生、医药、纺织、林业、煤炭、烟草等近 40 个行业标准的数据约 3 万项。

国内外标准题录数据库是国内数据量较大、收录相对完整的标准数据库,分为中国标准题录数据库(SCSD)和国外标准题录数据库(SOSD)。SCSD 收录了所有的中国国家标准(GB)、国家工程建设标准(GBJ)、中国行业标准的题录摘要数据,共计标准 10 余万项;SOSD 收录了世界范围内重要标准,如:国际标准(ISO)、国际电工标准(IEC)、欧洲标准(EN)、德国工业标准(DIN)、英国标准(BS)、法国标准(NF)、日本工业标准(JIS)、美国标准(ANSI)、美国部分学协会标准(如 ASTM、IEEE、UL、ASME)等 18 个国家的标准题录摘要数据,共计标准 30 余万项。标准的内容来源于山东省标准化研究院,相关的文献、科技成果等信息来源于 CNKI 各大数据库。可以通过标准号、标准名称、关键词、发布单位、起草单位、发布日期等检索项进行检索。与通常的标准库相比,国内外标准题录数据库每项标准的知网节集成了与该标准相关的最新文献、科技成果、专利等信息,可以完整地展现该项标准产生的背景、最新发展动态、相关领域的发展趋势,为研究每一项标准及其所处技术领域的发展动态提供了完备的信息集成服务。

从网址"http://www.cnki.net"登录中国知网主页,点击数据库名称列表中的"标准"按钮进入相应数据库(图 7-4-1),检索界面与 CNKI 其他数据库的界面类似。检索操作参见本章第一节 CNKI 会议论文的检索。

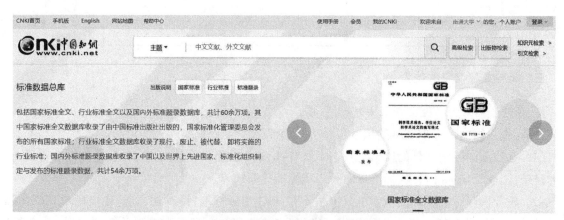

图 7-4-1　CNKI 标准数据库检索界面(选自 2022 年 12 月 13 日)

(2)万方的中外标准数据库　万方数据知识服务平台的中外标准数据库收录了所有中国国家标准(GB)、中国行业标准(HB),以及中外标准题录摘要数据,截至 2022 年 12 月,共计 200 余万条记录,其中中国国家标准全文数据内容来源于中国质检出版社,中国行业标准全文数据收录了机械、建材、地震、通信标准以及由中国质检出版社授权的部分行业标准。从网址"http://www.wanfangdata.com.cn"登录万方数据知识服务平台主页,点击资源导航中的"标准"标签进入标准文献数据库(图 7-4-2)。检索操作参见本章第一节万方会议论文的检索。

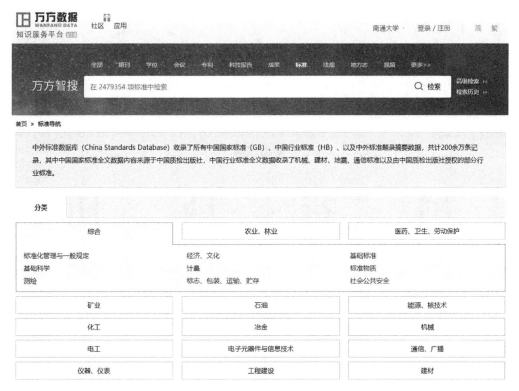

图 7-4-2　万方的中外标准数据库检索界面(选自 2022 年 12 月 13 日)

（3）标准专业网站介绍　除上述综合性文献数据库网站外,我们还可以通过标准专业网站直接检索标准文献。

① 中国标准服务网(http://www.cssn.net.cn)（图 7-4-3）:创建于 1998 年,是中国标准化研究院主办的国家级标准信息服务网站,由中国标准化研究院标准信息研究所负责运营。提供的栏目内容有资源检索、标准服务、资源总览、购买帮助等。中国标准服务网的文献资源收藏了齐全的中国国家标准、70 个种类的行业标准、我国各省（市、自治区、直辖市）省级地方标准及部分市级地方标准、团体标准、ISO 标准、IEC 标准、ASTM 标准和韩国标准。下面介绍中国标准服务网的检索方法和检索结果。

·简单检索:中国标准服务网首页的检索框提供用户按标准号或中英文关键词进行标准文献的检索。

·高级检索:点击首页检索框右侧的"高级检索"进入高级检索页面（图 7-4-4）。高级检索提供关键词、国家/发布机构、国际标准分类、中国标准分类、起草单位、起草人、发布年等多字段的组合检索,还可限定标准状态（现行、未生效、作废、被代替、废止、历史）。国家/发布机构、国际标准分类、中国标准分类对应的检索框内不能直接输入检索词,点击检索框在下拉列表中选择相应的分类,选中的分类可自动添加到相应的检索框内。检索字段之间默认布尔逻辑运算"与"的运算关系。

·浏览检索:首页检索框下方提供了标准品种,选择所需标准品种进入相应品种的标准浏览页面,如图 7-4-5 所示为国家标准的浏览页面,默认列出所有的国家标准。该页面进一步对所有的国家标准按国际标准分类、中国标准分类、发布年代、标准状态进行了分类统计,类目名称后列出该分类的标准数目,点击类目名称或勾选类目名称前的复选框,则显示该类目下的标准文献,也可在该页面右上方的检索框内输入检索词,即在当前标准品种中检索。

·检索结果:中国标准服务网提供标准文献的标准号、标准中英文名称、发布日期、实施日期、国际标准分类号、中国标准文献分类号、适用范围、研制信息、关联标准、相似标准等标准文献信息（图 7-4-6）。

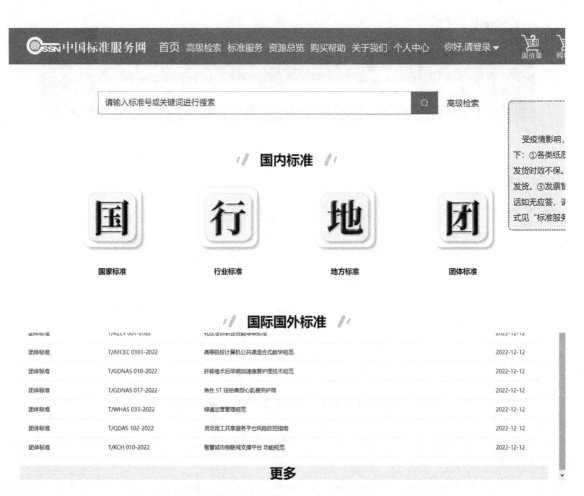

图7-4-3　中国标准服务网首页(选自 2022 年 12 月 13 日)

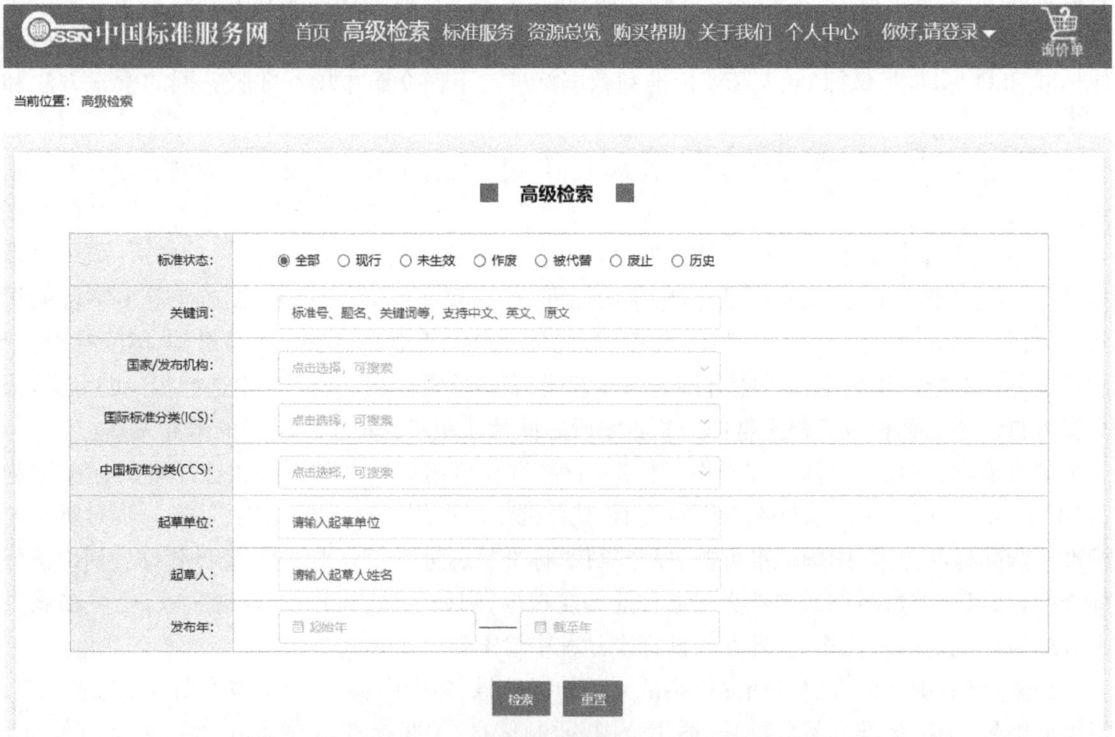

图7-4-4　标准文献高级检索界面(选自 2022 年 12 月 13 日)

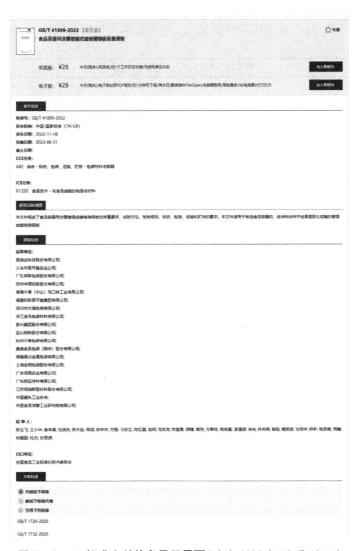

图 7 - 4 - 5　国家标准文献浏览检索界面(选自 2022 年 12 月 13 日)

图 7 - 4 - 6　标准文献信息显示界面(选自 2022 年 12 月 13 日)

② 国际标准化组织(ISO)(http://www.iso.org):ISO 是一个全球性的非政府组织,是国际标准化领域中一个十分重要的组织。ISO 的任务是促进全球范围内的标准化及其有关活动,以利于国际间产品与服务的交流,以及在知识、科学、技术和经济活动中开展国际间的相互合作。它由各国国家级标准化机构组成,制定自愿性技术标准,并且只制定那些为市场所需的标准。自 1947 年以来,ISO 已经出版了 46 000 余个国际标准,其工作项目的范围从用于传统活动,如农业和建筑、机械工程的标准直到信息技术的最新发展,如用于多媒体应用的视听信号的数字编码标准。

ISO 于 1995 年开通了在互联网上的标准信息检索服务,通过互联网发布制定标准的动态信息和有关文件。

③ 国际电工委员会(IEC)(http://www.iec.ch/):IEC 是从事电气工程和电子工程领域中的国际标准化工作的国际机构,成立于 1906 年。其宗旨是促进电气、电子工程领域中的标准化及相关问题的国际合作,增进相互了解。目前 IEC 的工作领域已由单纯研究电气设备、电机的名词术语和功率等问题扩展到电子、电力、微电子及其应用、通信、视听、机器人、信息技术、新型医疗器械和核仪表等电工技术的各个方面。IEC 成员国包括了绝大多数的工业发达国家及一部分发展中国家。这些国家拥有世界人口的 80%,其生产和消耗的电能占全世界的 95%,制造和使用的电气、电子产品占全世界产量的 90%。IEC 标准的权威性是世界公认的。IEC 每年要在世界各地召开一百多次国际标准会议,世界各国的近 10 万名专家参与了 IEC 的标准制订、修订工作。IEC 通过其网站提供标准的检索及其他出版物的信息服务,并提供新出版标准信息、标准作废替代信息等。

第五节 专利文献

一、专利相关知识

1. 专利的概念和类型

专利一词包含三层含义:一指专利法保护的发明创造,二指专利权,三指专利说明书等专利文献。其核心是受专利法保护的发明创造,而专利权和专利文献是专利的具体体现。由于各国的专利法不同,专利种类的划分也不尽相同。美国分为发明专利、外观设计专利和植物专利。中国、日本、德国等国分为发明专利、实用新型专利和外观设计专利。

(1)发明专利 发明专利是指对产品、方法或者其改进所提出的新的技术方案,是属于改造客观世界的成就。认识客观世界的科学发现和科学理论不属此列。发明专利是三种专利中技术含量最高的一种,我国对发明专利的保护期为 20 年。

(2)实用新型专利 实用新型专利是指对产品的形状、构造或者将两者结合所提出的适于实用的新技术方案。实用新型专利比发明专利在技术水平的要求上要低一些,大都是一些改进性的技术发明。我国对实用新型专利的保护期为 10 年。

(3)外观设计专利 外观设计专利是对产品的形状、图案、色彩或者综合其外观所做的富有美感并适于工业上应用的新设计方案。它偏重于产品的装饰性与艺术性。我国对外观设计专利的保护期为 10 年。

实用新型专利和外观设计专利都涉及产品的形状,两者的区别是:实用新型专利主要涉及产品的功能,外观设计专利只涉及产品的外表。如果一件产品的新形状与功能和外表均有关系,申请人可以申请其中一个,也可分别申请。

2. 专利权的概念和特点

从法律上来说,专利是一项产权。产权有三种:动产权、不动产权、知识产权。知识产权又叫智力成果权,是指智力劳动者对其创造性的智力劳动成果依法享有的专有权利。智力劳动成果主要指科学技术、文学艺术、文化知识等精神产品,它们是非物质化的知识形态的劳动产品,没有一定的形体,也不占据一定的空间,人们对它的占有不表现为实在的、具体的控制,而表现为认识和利用。因此,知识产权是一种无形产品的财产权,保护这种财产权免受侵犯就不像保护有形财产权免受侵犯那么明确、那么容易实现或做到。为了实现对知识产权的保护,必须通过特殊的法律措施,所以就产生了不同以往的财产法的新的法律制度:在与商品生产直接相关的科学技术发明领域出现了专利权;与商品销售活动密切关联的商品标记方面出现了商标权;在文学艺术创作及科学作品以商品形式流通的领域出现了著作权。这些法律形式最后逐步扩大为知识产权。

专利权是知识产权的一种,是指专利权人在法律保护下享有的权益。一般而言,专利包括三方面的特点:其一是专有性,即专利权人对其发明创造具有独占性的制造、使用、销售的权利,其他任何单位或个人未经专利权人许可不得生产、经营、制造、使用、销售其专利产品或者使用其专利方法。其二是地域性,即专利具有在其专利授予国或地区内有效的特性。某个国家或地区依照其本国或地区的专利法律授予的专利权,仅在该国或地区法律管辖范围内有效,对其他国家没有约束力,对其专利权不承担法律保护义务。其三是时间性,即专利权人对其发明创造所拥有的法律赋予的专有权只在法律规定的时间内有效的特性。超过法律赋予的时间,专利权人对其发明创造就不再享有制造、使用、销售的专有权。其发明创造就成为公开的可共享的社会的公共财产,任何人与任何单位均可无偿使用。

3. 专利权的授予条件

专利权的授予必须建立在专利的新颖性、创造性和实用性基础上。

新颖性是指申请的专利发明必须是创新的、未曾出现过的。对新颖性的具体描述,各国也有不同的说法,一种称世界新颖性或绝对新颖,即申请专利的发明在申请日之前在世界上从未在出版物上公开发表或以其他方式为公众所知,也未被人公开使用;二是本国新颖性或称相对新颖性,即申请专利的发明在申请日之前在本国范围内从未公开发表或以其他方式为公众使用即可;三是混合新颖性,即在世界范围内未公开发表,在本国范围内未公开使用的发明。

创造性是指申请的专利与在申请日之前已存在的所有技术相比,该申请具有突出的实质性特点和显著的进步。

实用性是指申请专利的发明能够制造或使用,并能在运用中产生实际的使用效果。

二、专利文献概述

1. 专利文献的概念

专利文献是实行专利制度的国家及国际性专利组织在审批专利过程中产生的官方文件及其出版物的总称。按功能不同,专利文献一般可分为三大类:① 详细描述发明创造具体内容及其专利保护范围的各种类型的专利说明书;② 刊载专利题录、专利文摘、专利索引的专利公报、专利年度索引;③ 专利分类表等。

专利说明书是申请人向政府递交说明其发明创造的书面文件,上面记载着发明的实质性内容及付诸实施的具体方案,并提出专利权范围,是专利文献的核心,通常由题录、说明书正文和附图三部分组成。题录部分包括发明名称、发明人和申请人姓名、地址、申请日期、申请号、分类号、专利号、文摘等。说明书正文包括序言、发明细节叙述及权利要求三部分。附图一般放在说明书的最后,用于解释发明的内容原理。

2. 专利文献的特点

专利文献具有不同于其他科技文献的如下特点:

(1) 内容新颖、实用、规范、具体　专利需经过新颖性、创造性、实用性的审核,因而其内容新颖、实用、可靠。专利文献集法律性与技术性于一体,兼有技术文献与法律文献的特点。专利文献要求格式规范、内容具体、编排方式统一,一般采用统一的专利分类表、统一的著录项目代码和相近的说明书格式,便于检索、阅读和计算机处理。

(2)出版迅速、数量庞大、涉及范围广　专利文献几乎涵盖人类生产活动的全部技术领域。由于专利的新颖性特点,因而要求其出版速度快。目前,世界上约有100个国家、地区、国际性专利组织用大约30种官方文字出版专利文献,全世界每年出版的专利文献达到150万件以上,占世界年科技文献出版物总量的1/4。

(3)时效性与地域性强　专利文献的时效性与地域性是由其专利的基本特性决定的。专利保护的最终目的是使其能大范围推广应用,成为人类的共同财富。因此,各国的专利权法律均规定了一定的保护时效,时间长短各国有不同的规定,但专利权的适用范围只限于授予专利权的国家和地区。专利在其保护期满或在非授权国使用,均不会构成对专利权人的侵权。

(4)不同阶段的专利文献,其效用与内容不同　专利的获取一般要经历三个阶段:申请、审定、授权。在不同阶段产生的专利文献,其文献内容与信息提供的方式各异,因而其效用与价值也不同。

3. 专利文献的作用

随着各国工业和贸易的发展,国际科技合作的加强,查找专利文献和利用专利情报的必要性愈来愈被广大科研、生产、设计和外贸人员所认识和重视。专利文献的作用如下:

(1)专利文献是申请专利和专利审查工作的必备资料　专利申请首先必须了解与本发明有关的国内外专利情况,确定本申请专利是否具备"三性"(新颖性、创造性、实用性)和是否侵犯他人的专利权(俗称侵权)。专利机构为了审查鉴定新的技术发明是否符合条件,也必须进行大量查新工作,即通过检索专利文献来确定申请案是否"新颖"或"非显而易见"。根据专利合作条约这个国际组织的规定,审查发明是否具有新颖性,必须查阅的最低限度的文献量应是美国、英国、日本、德国、法国、俄罗斯和瑞士7个国家以及2个国际组织(专利合作条约和欧洲专利局)从1920年以来的全部专利文献,还有169种水平较高的非专利专业期刊近5年内发表的文章,可见查新工作十分艰巨和慎重。

(2)从专利文献可以获得最新的技术信息　由于新颖性是获得专利权必须具备的"三性"之一,毋庸置疑,所批准的专利在当时是内容最新的,是超过现有水平的。另外,为了保密的需要,绝大多数发明的技术内容都是在专利文献上公布之后才披露于其他文献类型中。国外有调查指出,专利文献中报道的技术内容,只有5.77%刊载于其他文献上。这表明,绝大多数的发明和革新只有通过查阅专利文献才能知道。如果一个科技人员不懂得利用专利文献,他将失去取得新技术知识的绝大部分机会。因此,专利文献已成为人们在大量的技术开发中不可缺少的信息来源,它可以为科研及工程技术人员开发新的研究课题或新的技术产品提供宝贵资料。通过专利文献了解国外先进技术发展情况,对帮助拟定研究课题、制订研究计划、试制新产品、进行技术革新和技术攻关,都会起到很好的作用。人们普遍称专利文献为科技界、制造业人士的"必读文献",因而其科技信息价值愈来愈高,使用率也愈来愈大。

(3)通过大量专利调查,进行技术预测　专利文献中记载着一种新产品、新工艺、新设备,从最初发明到以后的每一步改进,都在陆续公布的一系列专利中反映出来。如果能系统地、深入地查阅这些专利文献,就可以了解某一技术领域已有技术的沿革、发展水平及其发展趋势,从而可以从市场需求和科学规律两个方面寻找新的突破口,选择研制目标,安排合理投资,避免重复研究、重复投资。

(4)专利文献提供技术经济情报,在外贸进出口和技术交流、参观、考察中显示重要作用　随着改革开放的发展,外贸和技术交流日益活跃。在计划引进国外技术设备时,事先要比较各国和各公司的技术、设备的先进程度,以及是否满足我国国情的其他条件,这就需要查阅专利文献;外商提供的专利项目,也要通过查阅专利文献进行核实是否确有专利,专利权人是谁,技术是否先进,专利是否有效,专利寿命还有多久等。只有充分了解,才能加强己方的谈判地位,避免上当;在引进技术中也常常涉及专利和专用技术,只有熟悉要购买的产品及其技术水平,才能在谈判中定出合理的价格,敢下成交的决心,这也需要及时查阅专利文献;在计划出口技术或产品时,也要事先仔细查阅专利文献,弄清楚出口会不会侵犯别人的专利权,设法摆脱被动局面,并努力在原基础上做出新的突破,使自己的发明超过对方;通过查阅相同专利,根据授予专利权的不同国家的地理分布,可分析产品和技术的销售规模、潜在市场等情况;在出国参观、考察前查阅专利文献能了解对方近期有哪些新技术、发明创造,以便心中有数,有的放矢地进行参观考察。

总之,专利文献蕴含法律信息、技术信息和经济信息,增强专利意识,掌握查阅专利文献的方法十分重要。

4. 国际专利分类法

世界上很多国家都有本国的专利分类法,但随着专利制度走向国际化,需要一种国际通用的专利分类法,即国际统一化、标准化管理专利文献的科学、系统、完善的专利分类体系。国际专利分类法(International Patent Classification,IPC)就是使各国专利文献获得统一分类及提供检索的工具。

IPC 能提供如下服务:① 作为工具来编排专利文献,使用者可以方便地从中获得技术上和法律上的信息;② 作为对所有专利信息使用者进行有选择的信息传播的基础;③ 作为某一技术领域中现有技术调研的基础;④ 作为进行工业产权统计的基础,从而可以对各个领域的现有技术做出评价。

IPC 结合了功能分类原则及应用分类原则,兼顾了各个国家对专利分类的要求,因此适用面较广。目前,世界上已有 50 多个国家及 2 个国际组织采用 IPC 对专利文献进行分类。

IPC 按照专利文献中所包括的全部技术主题来设立类目,它采用混合分类体系,系统分成部、大类、小类、大组和小组五级结构,分类号按等级排列。IPC 共有 8 个部,将现有的专利技术领域进行总体分类,每个部包含了广泛的技术内容。8 个部的技术范畴如下。

A 部:人类生活必需(Human Necessities),如食品与烟草;保健与娱乐;个人与家用物品。

B 部:作业、运输(Performing Operation Transporting),如分离、混合;成型;印刷;交通运输。

C 部:化学(Chemistry and Metallurgy),如化学;冶金。

D 部:纺织、造纸(Textiles and Paper),如纺织;造纸。

E 部:固定建筑物(Fixed Construction),如建筑;采矿。

F 部:机械工程(Mechanical Engineering),如发动机或泵;一般工程;照明、加热;武器;爆破。

G 部:物理(Physics),如仪器;核子学。

H 部:电学(Electricity),如太阳能电池。

5. 专利文献检索的种类

(1)专利技术文献检索 专利技术文献检索是指就某一技术主题对专利文献进行检索,从而找出一批参考文献的过程,可分为追溯检索和定题检索。追溯检索是指人们利用检索工具,由近而远地查找专利技术信息的工作。定题检索是指在追溯检索的基础上,定期从专利数据库中检索出追溯检索日之后出现的新的专利文献的工作。

(2)新颖性检索 新颖性检索是指专利审查员、专利申请人或代理人为确定申请专利的发明创造是否具有新颖性,从发明专利的主题对包括专利在内的全世界范围内的各种公开出版物进行的检索,其目的是找出可进行新颖性对比的文献。

(3)创造性检索 创造性检索是指专利审查员为对某项申请专利的发明创造获得专利权的可能性进行判断而进行的检索,它是在确定发明创造的新颖性基础上,再检出若干件用以确定发明的创造性的对比文献。

(4)侵权检索 侵权检索分为避免侵权检索和被动侵权检索。避免侵权检索是指对一项新的工业项目或进出口产品中可能涉及的现有专利进行检索判断,以避免发生侵权纠纷的一种检索。被动侵权检索是指企业受到侵权指控后采取的一种自卫性检索,检索目的是查明原告依据的专利是否仍然有效,以及是否有过先行技术,从而力图从根本上否定专利的有效性,使自己摆脱困境。

（5）专利法律状态检索　专利法律状态检索是指对专利的时间性或地域性进行的检索,可以分为:专利有效性检索和专利地域性检索。专利有效性检索是指对一项专利或专利申请当前所处的状态进行的检索,其目的是了解该项专利是否有效。专利地域性检索是对一项发明创造在哪些国家和地区申请了专利进行的检索,其目的是确定该项专利申请的国家范围。

（6）专利族检索　专利族检索包括相同专利检索和相关专利检索两类。相同专利检索主要是判断某一发明在哪些国家取得了专利保护以及在不同国家的保护范围,据此间接地判断发明的价值,判断在技术合作及开辟技术市场方面各国及公司间的联系。

（7）技术贸易检索　技术贸易检索根据要达到的目的分为:技术引进检索和产品出口检索。技术引进检索是一种综合性检索,它是指把专利技术信息检索和专利法律状态检索结合到一起交叉进行的专利信息检索,其目的是对引进的技术做综合性评价。产品出口检索也是一种综合性检索,它是指把防止侵权检索和专利法律状态结合到一起交叉进行的专利信息检索,其目的是对出口的技术做综合性评价。

三、专利文献的检索

1. 万方的中外专利数据库

（1）数据库简介　中外专利数据库包括中国专利文献、国外与国际组织专利两部分。其中,中国专利收录始于1985年,截至2022年12月,共收录3 900万余条专利全文,可本地下载专利说明书,数据与国家知识产权局保持同步,包含发明专利、外观设计和实用新型3种类型,准确地反映中国最新的专利申请和授权状况,每月新增30万余条。截至2022年12月,收录国外专利1亿余条,均提供欧洲专利局网站的专利说明书全文链接,收录范围涉及中国、美国、日本、英国、德国、法国、瑞士、俄罗斯、韩国、加拿大、澳大利亚11国,以及世界知识产权组织、欧洲专利局2个组织的数据,内容涉及自然科学各个学科领域,每年新增300万余条。

（2）数据库登录　从网址"http://www.wanfangdata.com.cn"登录万方数据知识服务平台主页,点击资源导航的"专利"标签进入如图7-5-1所示的检索界面。

（3）数据库使用　万方的中外专利数据库提供文献检索和文献浏览两种功能。文献浏览是进行IPC的浏览,选择IPC中的相应类目,进行该类目下专利文献的浏览。文献检索的检索操作参见本章第一节万方会议论文的检索。

2. NSTL专利类数据库

（1）数据库简介　国家科技图书文献中心(NSTL)专利数据库收录国内外16个国家和地区的专利文献。

中国专利库主要收录中国国家知识产权局自1985年以来的所有公开的发明、实用新型和外观专利共4 011余万条。美国专利库主要收录美国专利商标局自1972年以来的所有公开(告)的发明和实用新型专利共739万余条。英国专利库主要收录英国国家知识产权局自1979年以来的所有公开(告)的发明和实用新型专利共198万余条。法国专利库主要收录法国国家知识产权局自1985年以来的所有公开(告)的发明和实用新型专利共106万余条。德国专利库主要收录德国国家知识产权局自1981年以来的所有公开(告)的发明和实用新型专利共379万余条。瑞士专利库主要收录瑞士国家知识产权局自1978年以来的所有公开(告)的发明和实用新型专利共73万余条。日本专利库主要收录日本国家知识产权局自1976年以来的所有公开(告)的发明和实用新型专利共2 899万余条。欧洲专利库主要收录欧洲专利局自1978年以来的所有公开(告)的发明和实用新型专利共413万余条。世界知识产权组织专利主要收录世界知识产权组织自1978年以来的所有公开(告)的发明和实用新型专利共423万余条。

此外,NSTL还收录了韩国专利1 107万余条,印度专利102万余条,以色列专利57万余条,俄罗

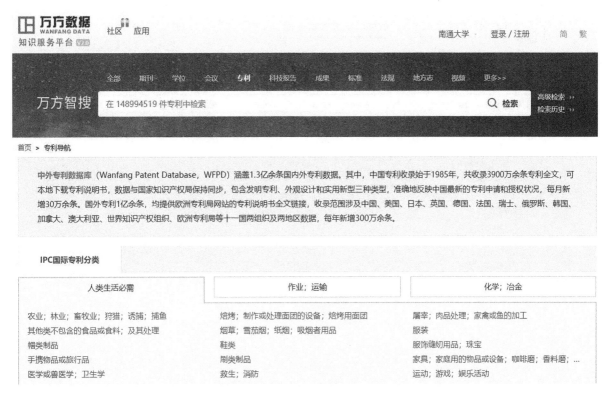

图 7-5-1 万方的中外专利数据库检索界面（选自 2022 年 12 月 13 日）

斯专利 154 万余条,苏联专利 153 万余条,加拿大专利 43 万余条。以上数据统计截至 2022 年 4 月。

（2）数据库登录及使用 从网址"http://www.nstl.gov.cn"登录 NSTL 网站主页,在首页资源类型中仅保留"专利"的选择,则在中外专利文献中进行检索（图 7-5-2）。该检索界面与 NSTL 其他数据库具有相同的风格,点击首页检索框右侧的高级检索进入专利的高级检索页面（图 7-5-3）,高级检索的检索字段包括申请（专利权）人、发明人、申请者、摘要、申请号、公开（公告）号、申请日期、公开（公告）日期、分类号、优先权号等,默认在所有检索条件之间进行布尔逻辑运算"与"的组合检索。

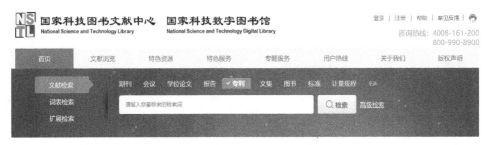

图 7-5-2 NSTL 专利检索界面（选自 2022 年 5 月 3 日）

3. CNKI 专利数据库

CNKI 专利数据库包括中国专利全文数据库和海外专利摘要数据库。其中,中国专利全文数据库收录了 1985 年以来在中国申请的发明专利、实用新型专利、外观设计专利,截至 2022 年 12 月,共 4 660 余万项,每年新增专利约 250 万项。

与通常的专利库相比,CNKI 的中国专利数据库每条专利的知网节集成了与该专利相关的最新文献、科技成果、标准等信息,可以完整地展现该专利产生的背景、最新发展动态、相关领域的发展趋势,可以浏览发明人与发明机构更多的论述以及在各种出版物上发表的信息。

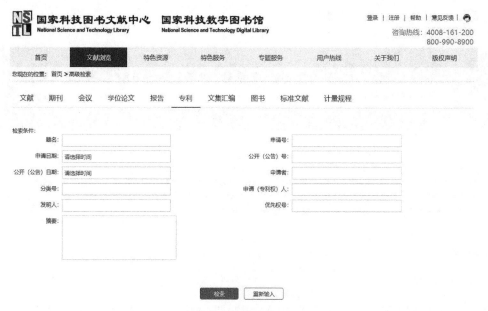

图7-5-3 NSTL专利高级检索界面(选自2022年5月3日)

从网址"http://www.cnki.net"登录中国知网主页,点击检索框下方数据库名称列表中的"专利"按钮进入专利文献检索页面,该检索界面的功能与CNKI其他数据库相同。

4. 专利专业网站介绍

(1)中华人民共和国国家知识产权局(以下简称"国家知识产权局")网站(https://www.cnipa.gov.cn/) 它是政府性官方网站,提供中文和英文两种界面,向公众提供免费专利检索服务。此外,还承接国内外专利申请、专利审查、专利保护和专利代理等业务。同时,解答一些专利申请上的问题咨询,如申请费用、申请程序、申请表格、请求书和说明书的撰写、代理机构通信地址、司法保护案件的分析等。该网站还与中国政府网、知识产权(专利)地方管理机构网站、知识产权服务网站及国外知识产权机构网站链接,为用户查阅相关信息提供了方便。专利检索与分析系统于2011年4月上线,收录103个国家、地区和组织的专利数据,其中涵盖了中国、美国、日本、韩国、英国、法国、德国、瑞士、俄罗斯、欧洲专利局和世界知识产权组织的专利数据,专利检索与分析页面如图7-5-4所示。

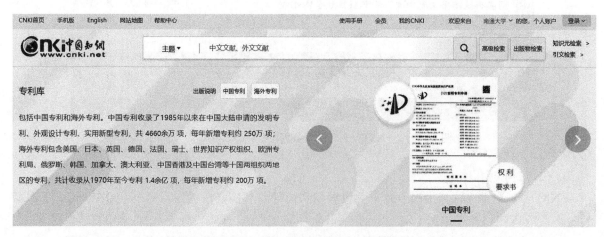

图7-5-4 中华人民共和国国家知识产权局专利检索与分析界面(选自2022年12月13日)

① 专利检索:专利检索提供了常规检索、高级检索、命令行检索、药物检索和导航检索等检索方式。专利检索及分析首页即常规检索,选择数据范围后,输入关键词、申请号/公开号、申请人/发明

人、申请日/公开日、IPC分类号等进行检索,支持检索词之间的布尔逻辑运算"与"和布尔逻辑运算"或"的检索。高级检索可设定数据的检索范围,选择检索项,输入检索词进行检索项之间的布尔逻辑运算"与"的组合检索,也可以直接编辑检索式进行检索(图7-5-5)。命令行检索通过选择检索字段,输入检索词,选择算符,完成基本检索式的构建,进行检索(图7-5-6)。药物检索是基于药物专题库的检索功能,为从事医药化学领域研究的用户提供检索服务,使用此功能可检索出西药化合物和中药方剂等多种药物专利(图7-5-7)。导航检索可以了解指定分类号的含义或指定技术所属分类体系(图7-5-8)。

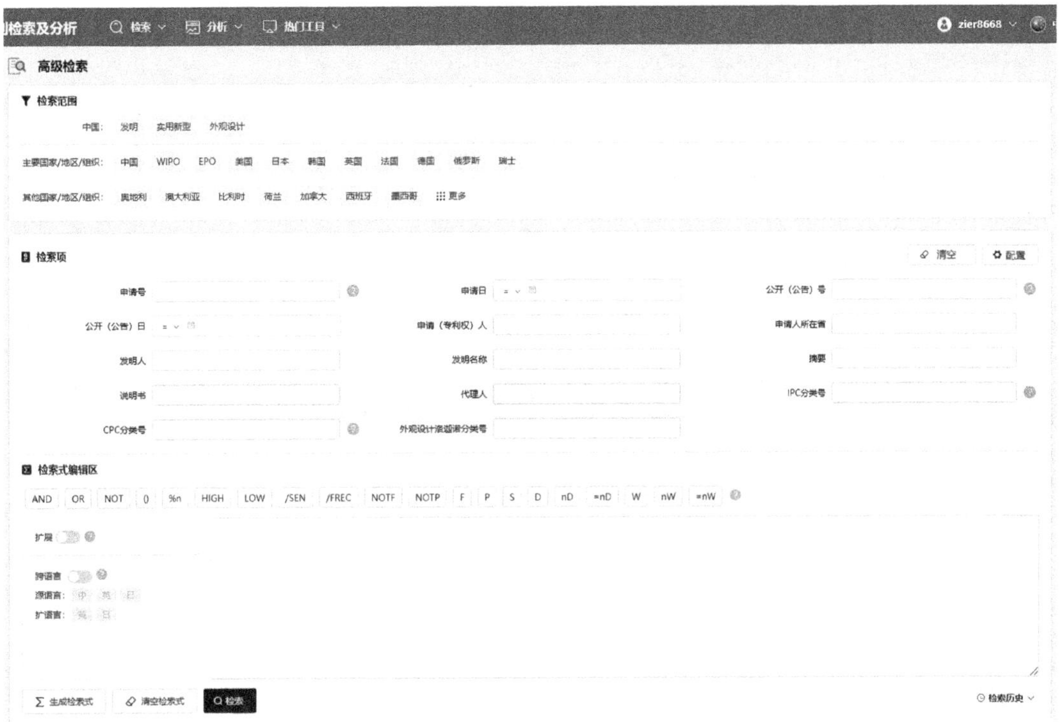

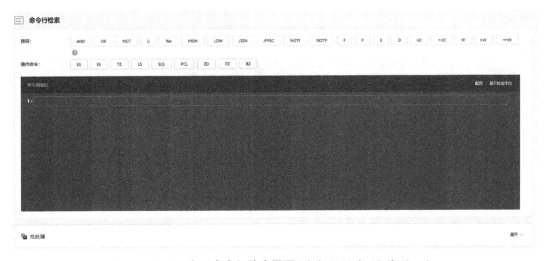

图7-5-5　专利高级检索界面(选自2022年12月13日)

图7-5-6　专利命令行检索界面(选自2022年12月13日)

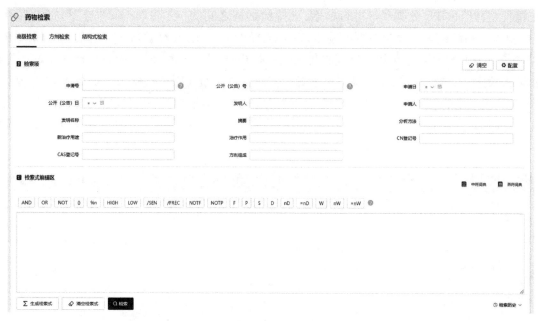

图7-5-7 药物检索界面(选自2022年12月13日)

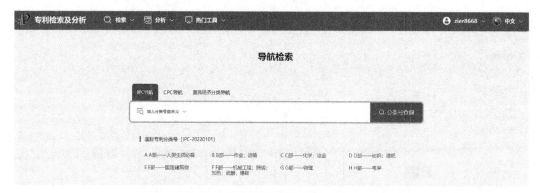

图7-5-8 导航检索界面(选自2022年12月13日)

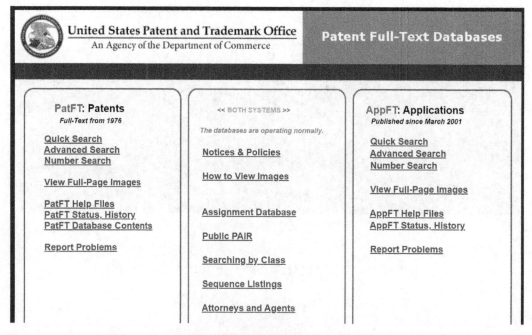

图7-5-9 美国专利商标局网站界面(选自2022年5月3日)

② 专利分析:国家知识产权局网站除了提供专利检索外,还提供专利分析功能。专利分析包括分析文献库、申请人分析、发明人分析、区域分析、技术领域分析、中国专项分析、高级分析等。

(2)美国专利商标局网站(United States Patent and Trademark Office, USPTO)(http://patft. uspto. gov/)　该网站包含专利全文数据库(PatFT:Patents Full-Text)和专利申请数据库(AppFT: Applications)(图 7-5-10)。PatFT 可以检索 1790 年至最近一周美国专利商标局公布的全部授权专利文献。其中 1790 年至 1975 年的专利只有全文图像页,只能通过专利号和美国专利分类号检索。1976 年 1 月 1 日以后的专利除了全文图像页,还提供可检索的授权专利基本著录项目、文摘和专利全文数据(包括说明书和权利要求书)。AppFT 可检索 2001 年至今的记录。

(3)欧洲专利局(European Patent Office, EPO)　作为欧洲专利组织的执行机构,EPO 与美国专利商标局、日本特许厅并称世界三大专利机构。欧洲专利局于 1998 年联合各成员国的国家专利局在互联网上设立 Espacenet 数据库,向用户提供免费专利文献检索,网址为"https://www. epo. org/searching-for-patents. html"(图 7-5-10)。Espacenet 数据库的数据由欧洲专利局及其成员国提供,收录时间跨度大,涉及的国家多,由三部分构成:世界专利数据库,收录了 1920 年以来(各国的起始年代有所不同)世界上 90 多个国家(地区)和专利组织公开的专利;世界知识产权组织专利(WIPO)数据库;欧洲数据库。Espacenet 数据库提供全球范围内约 1.3 亿件专利文献的免费检索,涉及 1782 年至今的发明和技术信息。

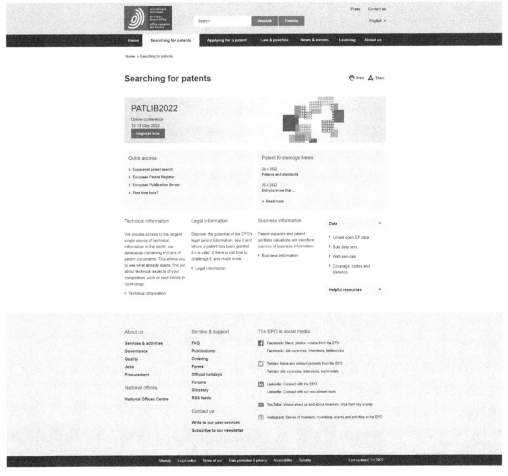

图 7-5-10　EPO 专利检索界面(选自 2022 年 5 月 3 日)

(施李丽　蒋　葵)

第八章　医学参考工具书

参考工具书是相对于"检索工具书"而言的,是事实检索和数据检索常用的工具书。它所提供的不是获取原始文献的线索,而是某一学科或学术领域的特定资料、基本概念和基本知识,如名词概念、计算公式、统计数据、图表、分子式、史实、观点、人物或机构简介等。医学参考工具书还提供疾病的病因、临床表现和治疗、药物的理化性质、用法等简单事实问题的参考信息。随着计算机和网络技术的发展,网络版参考工具书和一些网站中的相关参考功能在人们学习生活中的影响越来越大。

第一节　参考工具书概述

参考工具书(Reference Book),是根据某种需要,汇集一定范围内的、比较成熟的知识材料,以特定形式和方法编排而成,专供查考之用的工具性图书。

参考工具书更广义的概念,可以泛指一切用以查找相关知识的资料来源的总称,有很多人又把其称为参考资源(Reference Source),包括一切可以解答咨询的知识载体。

一、参考工具书的类型

按文种可划分为中文和外文工具书。

按学科内容可划分为社会科学和自然科学工具书。

按撰写时间可划分为古代和现代工具书。

按出版形式可划分为印刷版、电子版和网络版。

按功能可划分为字典、词(辞)典、百科全书、类书、政书、年鉴、手册、年表、文摘、目录、题录、索引、地图、图谱、总集汇编等。

二、参考工具书的特点

与普通图书相比,工具书具有参考性、概述性和易检性等特点。

1. 参考性

工具书是在大量普通图书的基础上,经过整序、提炼和浓缩而成的信息密集型文献,其编制目的不是供人们进行系统阅读,而是供人们临事查考、释疑解难之用的。

2. 概述性

从内容材料来看,参考工具书广采博收,旁征博引,论述精炼,为人们提供尽可能准确的资料或文献信息,它的内容比较广泛、概括。

3. 易检性

工具书讲究科学的编排体例,或按部首,或依笔画,或用号码,或以音韵,或按分类主题,或以时间地域为序,使读者能够通过多种途径查阅,一目了然,一索即得。

三、参考工具书的功能

利用工具书,有助于解决查考字词、文句、成语、典故、人名、地名、诗词、论文、图书、法规、条约、纪年、典章制度等方面的问题。如果使用得法,能迅速而准确地查到所需要了解的知识、资料以及文献的线索。

1. 指导读书门径

它具有辅导自学、指导读书门径的功能,因此常被人们称之为"良师益友""案头顾问"。参考工具书以其比较成熟的基本知识、较为可靠的数据信息和方便快捷的检索途径,可使人们看书学习、科学研究收到事半功倍的效果。

2. 解决疑难问题

人们在读书学习中常常会碰到疑难问题,诸如不认识的字、不理解的概念、不了解的人物、不知道的历史事件等,在临床医疗和科研教学中,常常需要获取某些数据或确切的概念,利用参考工具书便可找到准确的答案。

3. 提供参考资料

参考工具书能为学习和研究提供可靠程度较高的权威资料,与学术专著和论文等相比,其负载的知识信息更为成熟。

4. 掌握学术进展

通过年鉴、百科全书等工具书,可查获某学科、某专业或某一科研领域的学术进展和研究状况的有关信息。

5. 传播思想文化

人类的进步离不开图书,工具书是人类知识的精华,它保存了人类的思想文化,传播科学,使特定的社会思想形态、文化技术成果在更广阔的时间、空间内得到交流和传播,促进社会的进步。

但是在了解工具书作用的同时,也要正确认识工具书的性质。就思想内容来说,综合性和社会科学偶读工具书,从收录范围、资料取舍、思想观点,甚至编排方法等方面,都可看到它的政治倾向性,从工具书中查出的资料要注意分析与鉴别。就知识性来说,工具书也必然受编者所生活的时代及其社会地位、学术水平的限制,我们一定要善于从中汲取精华,扬弃谬误。就资料性来说,任何一部工具书都难以完美无缺,从工具书中查出的资料,必要时要与相关文献进行核对,以去伪存真。就功能来说,工具书不是万能的,不是什么资料都可以从工具书中查到的,要注意利用相关的资料书与参考书,予以补充。

四、参考工具书的排检方法

参考工具书因其内容的不同,其主体部分和辅助索引的编排也有所不同,在使用前应仔细阅读前言、凡例,深入了解工具书的排检方法,以便更为快捷地获取所需资料。参考工具书的排检方法主要有字顺法和类序法两大类。

1. 字顺法

西文参考工具书字顺排检法通常按照字母顺序编排,查找方法简便易学。而中文参考工具书的字顺排检法比较复杂,主要有形序法、音序法和号码法。

(1)形序法 形序法包括部首法和笔画法,指按汉字的形体结构,笔画数目多少,偏旁部首的异同进行排检的方法。

① 部首法:部首法是根据汉字的形体结构,按照偏旁、部首归类的一种排检方法。部首按笔画数排序,同部首的字按笔画多少排列。目前我国的大型语文性字(词)典(如《汉语大词典》《汉语大字典》等)都采用此法。

② 笔画法:笔画法也称笔数法,是根据汉字的形体结构,按笔画数目的多少为排列次序的检字法。笔画数相同的,再按每个字的部首或起始笔形加以区别。此法在医学工具书中使用普遍,例如,《中国医学大辞典》《中国药学大辞典》等均采用此法。

(2)音序法 音序法是根据汉字的发音规律,按照一定的语言符号,将汉字序列化的排检方法,常用的是汉语拼音字母排列法。

在医学参考工具书中,用汉语拼音字母排检法的很多,如《现代临床医学辞典》《汉英医学大词典》等。有的医学参考工具书虽然采用部首法编纂,但大多也辅以汉语拼音索引。

(3)号码法 号码法是根据汉字的形体结构,用数码代表汉字的各部位笔形并按数码大小排列起来的方法,最有影响的一种是四角号码法。编纂年代较早的工具书,用四角号码法排检的较多。

2. 类序法

类序法是根据一定的学科体系、事物性质、主题范畴、时空观念来排检有关知识的方法,书目、索引、文摘、年鉴、手册、名录等工具书多采用此种方法。类序法又可分为分类法、主题法、时序法和地序法等。

(1)分类法 分类法是将所收载的知识材料按其内容性质、学科属性分门别类地加以组织的排检方法。一般分为以下两大类型:

① 学科体系分类法:是将文献或知识内容,按照学科属性归类,并按学科体系编排的一种方法。有些采用此法的工具书是根据图书分类法编排的,有些则按自己拟定的分类表编排,如《中国医学百科全书》(单卷本)将所收载的资料按社会医学与卫生管理学、医学统计学、儿童少年卫生学、流行病学、免疫学、传染病学等92个学科分类编排。

② 事物性质分类法:是将知识内容按事物性质归类的一种排检法。这是传统的分类排检法,古代的类书、政书,现代的一些年鉴、手册等多采用这种方法编排。如现在出版的《中国卫生年鉴》,共分"政策法规""工作进展""军队卫生工作""省、自治区、直辖市卫生工作""台港澳卫生工作"等部分,其中"工作进展"下又分十几个类。

(2)主题法 主题法是根据代表事物或概念的名词术语的字顺进行排检的方法。因为它是围绕主题汇集资料,可弥补分类法的不足。按主题编排的主要有资料型工具书、教科书、专著等书后所附的主题索引或关键词索引,通过查找书后辅助索引,可快速查到某一主题内容在书中的具体页次。例如,《中国医学百科全书》(预防医学综合本)书后有关键词索引。

(3)时序法 时序法是按内容的时间顺序排检,多用于年表、历表、大事记及历史纲要之类的工具书,供人们查考换算历史时间、历史事件以及图像资料。例如,《中国医史年表》《中国历代名医名方全书》等。

(4)地序法 地序法是按内容的地域顺序排检,多用于地图集和年鉴等类工具书,主要用于查考地理和地方资料。例如,《中国血吸虫病地图集》《中国中医机构志》等。

五、工具书指南

工具书指南是对相应范围的工具书按学科及类型进行汇编的一种书目,它向读者介绍已出版的重要工具书,它是收录、报道、评论工具书的工具书,被称之为"工具书之工具书"。其中,外文工具书类别繁多,数量庞大,要能有效地选择和利用工具书,还须借助于工具书指南和有关工具书的书评刊物。

第二节 网络版参考工具书

随着科学技术的发展,人们越来越不满足于对传统的印刷型参考工具书的利用,而更趋于通过计算机和网络来获取所需的参考资料,因此已有很多大型工具书(百科全书、年鉴等)都出版了光盘版和网络版。

一、网络版工具书的概念

网络工具书也称工具书在线(Tool Books Online),是伴随现代电子信息技术,特别是互联网技术和信息存储技术迅猛发展而诞生的一种新型工具书服务模式。它是在传统印刷版工具书的基础上,结合互联网特点而兴起的一种新的参考源。这种参考源一般以网站的形式出现。

《工具书学概论》将网络工具书定义为:以数据库为基本信息储存单位,以网络为传输媒体,将工具书的内容以电子数字编码形式通过网络传输,由出版机构提供一种"在线"的即时服务。由此,网络工具书是传统工具书在新的技术环境下的发展。目前,网络版工具书发展势头迅猛,且逐渐趋于规范成熟,典型的例证是国内外涌现出来受到普遍欢迎的各种综合性或专业性数据库,如《不列颠百科全书》网络版在其免费供应使用的第一周内,查阅人数超过了1 000万人次,这在使用传统纸质工具书的年代里是不可想象的。

与传统工具书相比,网络工具书具有使用成本低、出版周期短、时效性强、内容广泛、无纸印刷、多媒体表现形式、检索快速方便、可与读者互动等特点。

二、网络版工具书的类型

从广义的层面上理解,网络工具书也称工具书在线,不仅包括印刷版工具书的内容,还包括该网站所集成的其他工具书甚至它所提供的网络链接。网络工具书大致可以分为衍生型、集成型和开放型三种类型。

1. 衍生型网络工具书

它是指传统工具书数字化后形成的网络版。工具书的发展有着悠久的历史,传统工具书的排列、阅读方式已经在人们心目中形成根深蒂固的使用习惯,因而出现了既迎合人们传统阅读习惯,又能提供数字化快速查找方式的参考工具书网站。此类型工具书以印刷版为依托,不改变传统工具书的内容、体例,只增加相关知识点之间的链接。如中国大百科全书出版社数据库检索系统,在《中国大百科全书》(共74卷)基础上采用超文本数据库结构来揭示每个条目之间的逻辑关系,相关条目之间使用超链接可跳转阅读。

2. 集成型网络工具书

它包括两种情况:一种是多种工具书的集成整合网站,如智慧藏百科全书网,它集成了《不列颠百科全书》《中国大百科全书》,以及字典辞典和网络知识库等多种资源;另一种是以某一知名工具书为基础并整合其他资源,既保留了原有工具书的权威性、科学性与内容特色,又集成了其他工具书,同时对网络资源进行筛选与提供。如不列颠在线(Britannica On-line),是不列颠百科全书公司推出的网络服务,其收录内容大大多于印刷版,集成了《梅里亚姆-韦伯斯特大词典》(Merriam-Webster's Dictionary and Thesaurus)、《世界地图全集》(World Atlas)、《不列颠百科全书年鉴》(Britannica Books of the Year)等多种资源,以对信息做更全面的揭示。

3. 开放型网络工具书

它是指使用维基(Wiki)技术的网上免费参考工具书,也称为维基百科。Wiki一词来自夏威夷语"Wiki-Wiki",意思是迅速、快捷。Wiki是一种超文本系统,这种超文本系统支持面向社群的协作式工作,不但可以在Web的基础上对维基文本进行浏览,还可以任意创建和更改。也就是说,每位访问者可以同时扮演读者和作者的双重角色。其权威性和准确性尚未得到学术认可,只具参考意义。

三、网络版工具书介绍

（一）在线医学词典

在线医学词典(Online Medical Dictionary)是一种特殊的、重要的网络信息资源。随着科学技术的飞速发展,几乎每天都有各种各样的新名词出现。医学教学、科研和临床工作人员在每日的学习与工作之中,总会遇到这样或那样不熟悉的单词或短语。现简要介绍一些免费的在线医学词典的使用。

1. Medical Dictionary Online(http://www.online-medical-dictionary.org/)

Medical Dictionary Online 是一个集医学术语及缩略语、药学、医疗(护理)设备、健康状况等在内的在线医学辞典,提供搜索引擎和字顺表两种检索方式(图 8-2-1)。

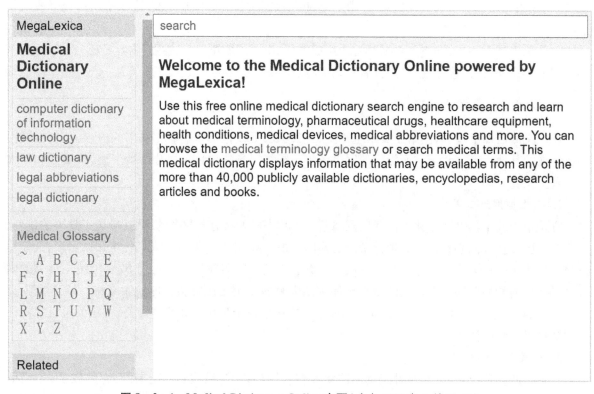

图 8-2-1　Medical Dictionary Online 主页(选自 2022 年 4 月 21 日)

2. MedicineNet MedTerms Dictionary

(http://www.medicinenet.com/medterms-medical-dictionary/)

MedicineNet 医学专业词汇词典,收录超过 16 000 条医学术语解释,帮助医生查阅比较难以理解的医学术语,方便快捷地检索到拼写困难或容易拼写错误的医学词汇(图 8-2-2)。MedicineNet 提供搜索引擎和字顺表两种查询方式,可以通过字顺浏览或者直接在检索框中输入检索词进行查找。

3. 生物医药大词典(https://dict.bioon.com/)

生物医药大词典共收录 160 万词汇,其中有 60 万通用词汇,40 万科技主词汇,另外包括了 60 万专业词汇(图 8-2-3)。该词典可为生物医药领域专业人员的写作、阅读和翻译提供方便,是能实现自我编辑、自我完善的公共词典。用户可以进行简体中文、繁体中文、英文、缩略语等任意组合模糊查询。

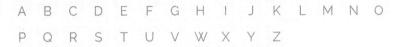

Medical Terms: Medical Dictionary

med·i·cal dic·tion·ar·y /médikəl dikshəneree/ *n.* MedTerms™

1. Medical Term (medical dictionary) is the medical terminology for MedicineNet.com. Our doctors define difficult medical language in easy-to-understand explanations of over 19,000 medical terms.

2. Medical Term online medical dictionary provides quick access to hard-to-spell and often misspelled medical definitions through an extensive alphabetical listing.

Explore Medical Term Medical Dictionary by Letter:

A B C D E F G H I J K L M N O
P Q R S T U V W X Y Z

Health News of the Week

- 'Forever Chemicals' Linked to Heart Risks
- Justin Bieber Reveals Facial Paralysis
- Eat Lots of Fish? Your Melanoma Risk May Rise
- Scientists Pinpoint the Brain's 'Sickness Center'
- Did Monkeypox Go Airborne?
- New Cancer Treatment Brings Remission in Every Patient

More Health News »

Privacy & Trust Info

Featured Slideshows

What Is COPD?
Learn About This Progressive Lung Disease

Lung Cancer
Causes, Symptoms, Treatment and Living With It

Understanding Cancer
Metastasis, Stages of Cancer, and More

图 8 - 2 - 2 MedicineNet MedTerms Dictionary 主页(选自 2022 年 6 月 15 日)

生物医药大词典

词典 | 诗词 | 成语 | 翻译 | 百科 | 论坛

查词典

◉ 模糊匹配 ○ 精确匹配 ○ 缩略语 ○ google

在线背单词 TOP 50 论坛 帮助 输入法 更多产品

每日一句：If this is indeed the case，then the current situation shou...
今天的历史：1582年7月9日 张居正逝世
每日一诗：题义门胡氏华林书院

分享到：

成为编辑 - 词典APP下载 - 关于 - 推荐 - 手机词典 - 隐私 - 版权 - 链接 - 联系 - 帮助
©2008-2022 生物医药大词典- 自2008年3月1日开始服务 由生物谷www.bioon.com团队研发
沪ICP备14018916号-1

友情链接：MedSci 生物谷 生物在线 临床研究学院 行云学院

图 8 - 2 - 3 生物医药大词典主页(选自 2022 年 7 月 9 日)

4. 其他在线医学词典

（1）OneLook 在线词典（https：//www.onelook.com/） 一次能够查询到多个词典的释义。

（2）网上牛津英语词典（http：//www.oed.com/） 有多种牛津词典可供查询。

（二）在线百科全书、大全

1. 不列颠百科全书网上数据库（EB Online）

诞生于 1768 年的 *Encyclopedia Britannica*（《不列颠百科全书》，又称《大英百科全书》），历经 200 多年修订和再版，发展成为当今享有盛誉的 32 册百科巨著。《不列颠百科全书》由世界各国、各学术领域的著名专家学者（包括众多诺贝尔奖得主）为其撰写条目。该书囊括了对人类知识各重要学科的详尽介绍，以及对历史及当代重要人物、事件的翔实叙述，其学术性和权威性为世人所公认。2012 年 3 月不列颠百科全书公司宣布停印纸质版，全面转向数字版。

《不列颠百科全书》网络版是因特网上的第一部百科全书。世界各地的用户都可通过网络查询《不列颠百科全书》的全文。不列颠百科全书公司以其强大的内容编辑实力及数据库检索技术，成为全球工具书领域的领航者。

除印刷版的全部内容外，《不列颠百科全书》网络版还收录了最新的修订和大量纸本中没有的最新文章及相关网址。《不列颠百科全书》（在线英文版）收录内容包括 *Encyclopedia Britannica*、*Britannica Student Encyclopedia*、*Britannica Elementary Encyclopedia*、*Britannica Concise Encyclopedia* 4 部百科全书，共整合 225 000 多篇文章，23 000 多篇传记，27 000 多篇的图解、地图、统计图，3 300 多段动画、影片等，可链接近千种期刊，如 *Buddhist-Christian Studies*、*Education Digest*、*USA Today Magazine* 等。此外，还收录了《大英网络指南》（*Britannica Internet Guide*）、《韦氏大学生辞典》（*Merriam-Webster's Collegiate Dictionary and Thesaurus*）、《世界地图》（*World Atlas*）、大英主题（Spotlights）、时间序列主题（Timelines）等内容。

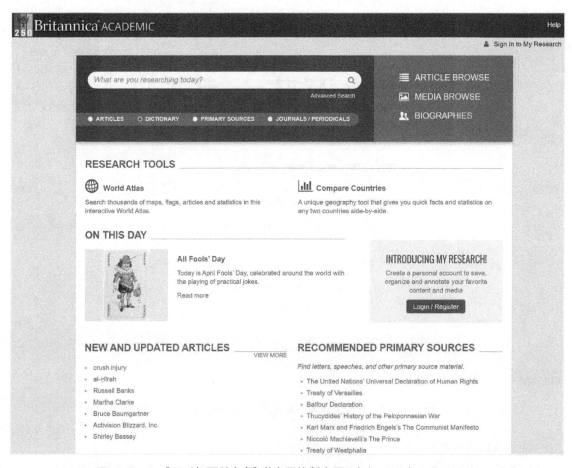

图 8-2-4 《不列颠百科全书》学术网络版主页（选自 2022 年 6 月 19 日）

　　《不列颠百科全书》学术网络版（Britannica Academic Online），是不列颠百科公司专门为高校和研究机构设计的在线综合研究平台,其检索主界面如图 8－2－4 所示。《不列颠百科全书》学术网络版提供智能模糊检索和高级检索两种方式。智能模糊检索支持在全文中检索,在检索框输入任何单词或短语,点击"GO"按钮,即可进行百科词条标题及正文的"全文检索",从而找到所需信息。高级检索提供了四种逻辑关系供选择:"包含全部检索词（AND）""精确短语检索（强制检索）""至少包含任一检索词（OR）"和"不包含检索词（NOT）",另外还可进行词距限制（图 8－2－5）。

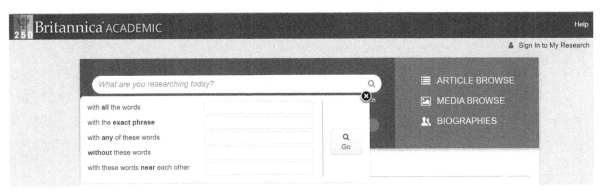

图 8－2－5　《不列颠百科全书》学术网络版高级检索选项（选自 2022 年 5 月 19 日）

　　《不列颠百科全书》学术网络版还提供浏览查询功能,可按文献主题、多媒体资源集、名人传记等浏览方式查询相关内容（图 8－2－6）。

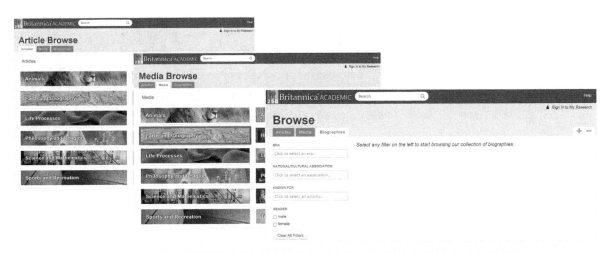

图 8－2－6　《不列颠百科全书》学术网络版浏览查询方式（选自 2022 年 6 月 19 日）

　　2. 中国大百科全书数据库（http://h. bkzx. cn）

　　中国大百科全书数据库是一套大规模数字化的百科综合性工具数据库,以《中国大百科全书》和中国百科术语数据库为基础,向用户提供在局域网范围内检索使用的《中国大百科全书》。该库收录共计逾 16 万条目,近 100 万知识点,2 亿文字量,并配有数万张高清图片、地图,内容涵盖哲学、社会科学、文学艺术、文化教育、自然科学、工程技术等 80 余个学科领域。此外该数据库还收有多种附录数据及特殊数据资源。

　　中国大百科全书数据库主页界面简洁,如图 8－2－7 所示。

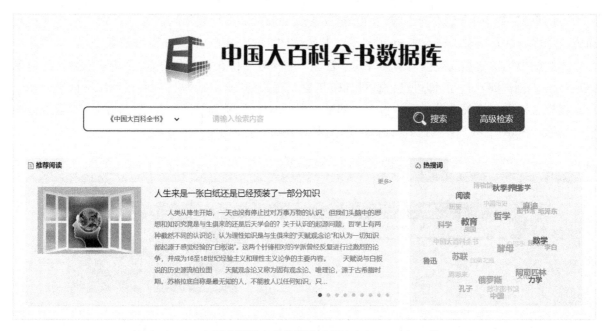

图 8-2-7 中国大百科全书数据库主页(选自 2022 年 6 月 19 日)

在中国大百科全书数据库的高级检索界面,可以利用"中文名称""正文""作者检索""图片检索"及"任意词"途径检索所要查询的词条内容,同时还可以根据需要在《中国大百科全书》的不同版本中完成指定检索,如图 8-2-9 所示。

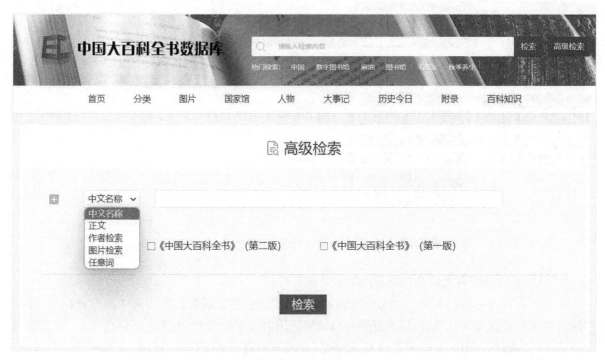

图 8-2-8 中国大百科全书数据库高级检索界面(选自 2022 年 7 月 10 日)

3. Medlineplus Medical Encyclopedia (http://www.nlm.nih.gov/medlineplus/encyclopedia.html)

Medlineplus Medical Encyclopedia 是美国国立医学图书馆网站的医学百科全书。它包括 4 000 多篇涉及疾病、试验、症状、外科等方面的文献,而且含有大量的医学图片及图解数据,是一部以概念条目字顺形式出现的百科全书,也可进行单词检索(图8-2-9)。

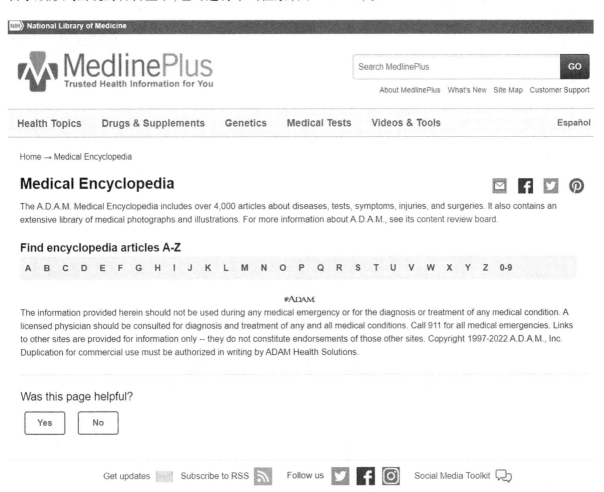

图 8-2-9　**Medlineplus Medical Encyclopedia 主页**(选自 2022 年 4 月 22 日)

4.《中国医学百科全书》网络版

《中国医学百科全书》是由上海科学技术出版社出版的大型医学参考工具书,从酝酿、编著到出版,历经 30 余载,凝聚了 4 000 多名医药学专家的智慧和心血。这部全书包括现代医学各个领域(含中医学、少数民族医学),涉及基础医学、临床医学、预防医学、军事医学等学科,堪称代表我国医学科学水平的一部现代巨著。《中国医学百科全书》网络版由中国学术期刊(光盘版)电子杂志社出版,并被收录在中国工具书网络出版总库中。

通过中国工具书网络出版总库中的"书目"界面,在"工具书类型"中选择"百科全书",在检索框中输入"中国医学百科全书",按书名找书,获得结果 80 册(图 8-2-10)(http://gongjushu.cnki.net/refbook/default.aspx)。此库中除了 76 个分册以外,还包括朝医学、蒙医学、藏医学和维吾尔医学 4 个分册。用户可以通过词条、词目、书目浏览等途径查询所需资料。

5. 细胞因子百科全书(http://www.copewithcytokines.de)

该网站能够提供各种细胞因子及受体的基因结构、氨基酸序列的详尽资料,最新版本为 Version 54.9(Spring 2021 Edition)(图 8-2-11)。该网站收录了 54 954 多个条目,122 561 多条参考文献,2 237 835 多个站内超链接,完全集成了有关细胞和细胞因子方面所有分主题的信息资源,是进行细胞因子研究不可多得的信息源。

(三) 在线医学图谱

在线医学图谱(Medical Atlas Online)是因特网上描述医学实体的图像数据库(Image Database)。

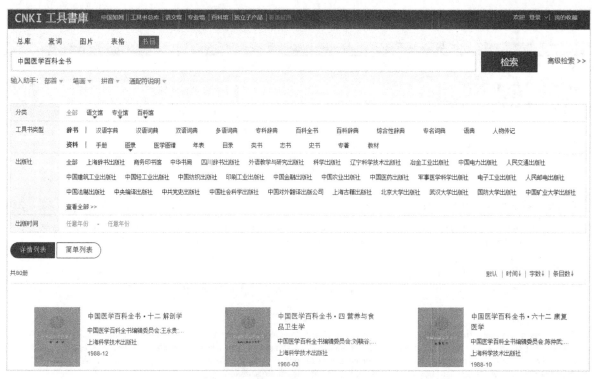

图 8-2-10　CNKI 工具书库《中国医学百科全书》检索结果(选自 2022 年 4 月 22 日)

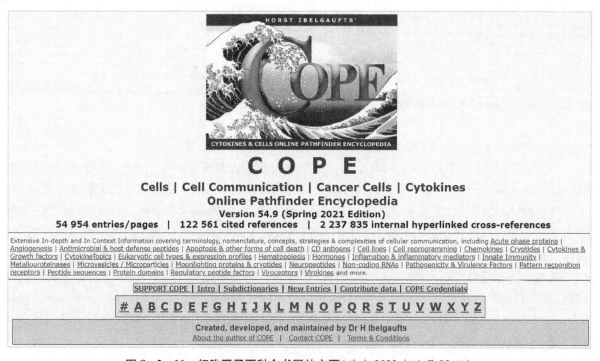

图 8-2-11　细胞因子百科全书网站主页(选自 2022 年 4 月 22 日)

近年来,随着数字化技术的应用普及,在线医学图谱的数量剧增,品种繁多,已成为医学生和医务人员重要的学习参考资源。

在线医学图谱资源主要有实体相片、计算机模拟图片、显微镜下图片、各种放射学图谱等,内容包括解剖学、生理学、病理组织学、寄生虫学、内科疾病、外科手术、皮肤病损伤以及眼底图谱等,涉及医学基础和临床各学科。通过 Yahoo 的 health 分类表输入 atlas 进行检索,可获得许多图库站点;通过国外医学图书馆网站,也可以检索到欧美一些国家医学图书馆的医学图谱。目前网上提供的血液学图谱、寄生虫学图谱、解剖学、病理组织学、内镜、外科学、眼科学、放射学、综合类等医学图库的网址较多,下面简要介绍几个重要的医学图谱资源数据库。

1. 中国知网在线医学图谱

CNKI 中国知网免费在线医学图谱,被收录在中国工具书网络出版总库中,是全球领先的医学图谱在线服务网站,收录了 469 部医学图谱,提供有关解剖、生理、病理、药理、生化、中药等方面的医学图片、照片,并附文字说明,所收录的医学图谱均为权威的专家编写。CNKI 在线医学图谱包含了《本草纲目彩色图谱》《颅底外科临床应用解剖学图谱》《人体系统解剖学实物图谱》《胸部 CT 图谱》《甲真菌病诊治彩色图谱》等经典书目。网站提供"条头(精确)""条目""图书""出版社"等检索入口,同时提供简单检索、高级检索和书目索引等几种检索途径。检索主界面如图 8 - 2 - 12 所示(https://gongjushu.cnki.net/rbook/Search/SimpleSearch? range = Book)。

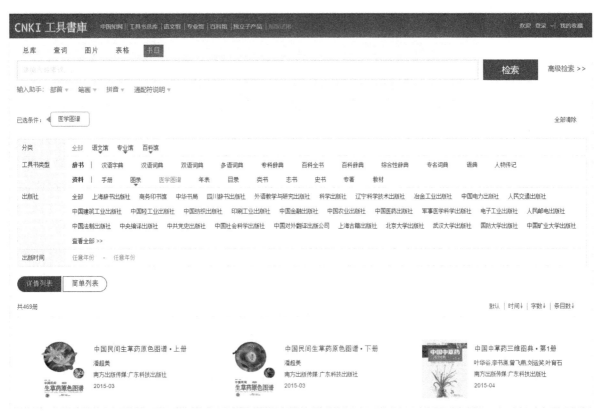

图 8 - 2 - 12　中国知网在线医学图谱检索界面(选自 2022 年 7 月 10 日)

2. 可视人计划(http://www.nlm.nih.gov/research/visible/visible_human.html)

可视人计划(The Visible Human Project,VHP)是美国国立医学图书馆(NLM)于 1986 年开始规划的一项研究项目,他们预见到数字图像的存储、传输和查阅将成为可能,这对临床和生物医学研究极为重要,于是着手组建医学图像图书馆,并于 1989 年确定首先组建一个完整的正常男性或女性测量体积数据的数字图像数据集,使生物医学工作能像使用文献检索一样简便。1991 年立项称为可视人计划,如图 8 - 2 - 13 所示。当年,NLM 与美国 Colorado 大学签约,由 Victor M. Spityer 博士和 David G. Whitlock 博士负责建立图像数据库。

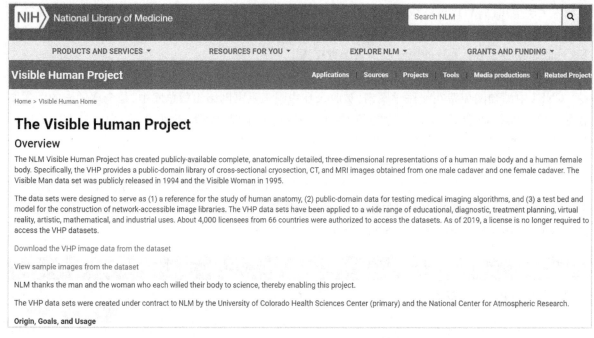

图 8 - 2 - 13　NLM 可视人计划网站主页(选自 2022 年 4 月 22 日)

　　可视人计划的目标是建立一个完整的、解剖详细的、三维的男性人体及女性人体数字化可视模型。NLM 分别于 1994 年和 1995 年宣布完成可视男、女解剖数据集的提取。可视人数据集由正常人尸体冷冻切片的数字照相、电子计算机断层扫描(CT)和核磁共振成像(MRI)数字图像组成。可视人数据集分成略有重叠的 6 个亚集,分别是:头部(Head)、胸部(Thorax)、腹部(Abdomen)、盆部(Pelvis)、大腿(Thighs)和足部(Feet)。

　　在 1996 年、1998 年、2000 年及 2002 年,NLM 召开了 4 届可视人计划使用者大会,尔后越来越多的医师和科学家应用可视人替代医学院的实体解剖培养医学生、训练外科医生、模仿手术损伤细节。自 2019 年起,访问 VHP 数据集不再需要许可证。

　　3. The Whole Brain Atlas (http://www. med. harvard. edu/aanlib/home. html)

　　1995 年由哈佛大学医学院的 Keith A. Johnson 博士和麻省理工学院的 J. Alex Becker 开发的 The Whole Brain Atlas(全脑图谱)提供了用 CT、MRI 和 SPECT /PET (单光子/正电子衍射计算机断层扫描)采集到的正常人脑和病理状态下人脑的数字影像集。"全脑图谱"的主体内容分 5 个部分:Normal Brain (正常脑), Cerebrovascular Disease (stroke or " brain attack")(脑血管疾病),Neoplastic Disease(brain tumor)(脑肿瘤), Degenerative Disease(退行性病变), Inflammatory or Infectious Disease (炎症或感染性疾病)(图 8 - 2 - 14)。

　　例如,从 Normal Brain 部分选择"Top 100 Brain Structures"链接,可得到 106 个正常人脑不同部位结构名称一览表,点击其中的脑部位结构名称,即可获得带有文字标注的特定部位系统的脑横断面图像(图 8 - 2 - 15)。

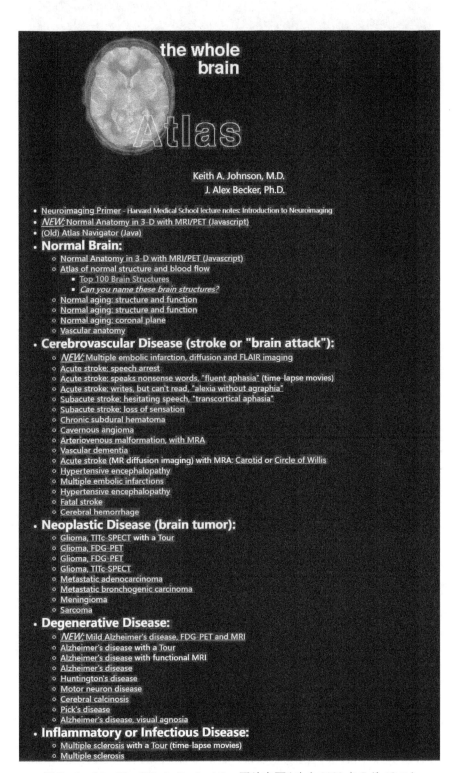

图 8 - 2 - 14　**The Whole Brain Atlas** 网站主页(选自 2022 年 7 月 10 日)

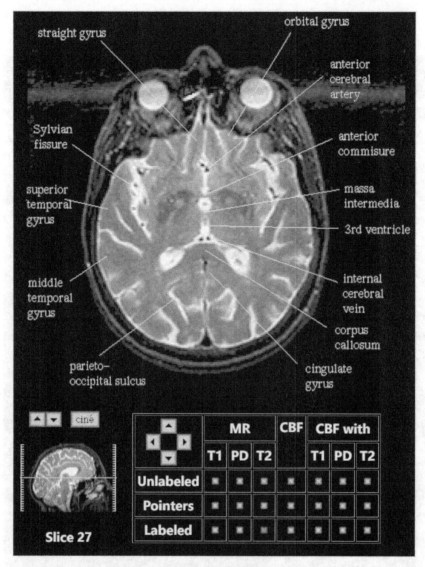

图 8-2-15　特定部位系统的脑横断面图像(选自 2022 年 4 月 22 日)

（四）药物在线(http://www.drugfuture.com/Index.html)

药物在线(Drug Future Online)网站不仅汇集了《中国药典》《美国药典》《英国药典》《日本药典》《印度药典》《欧洲药典》《马丁代尔药物大典》等国内外大型药物标准查询工具书,而且还收录美国FDA 药品数据库、化学物质索引数据库、化学物质毒性数据库以及中外专利等。药物在线网站主页不仅提供各类工具书单独检索链接,同时提供站内资源快速检索(图 8-2-16)。

1. 药品标准查询数据库(http://www.drugfuture.com/standard/)

Drug Future 的药品标准查询数据库收载国内外药品标准和药典目录及全文,提供标准索引查询,部分提供全文下载,不定期增加收录内容。该数据库可以药品通用名、专论名为关键字进行检索,支持模糊检索和精确查询,同时可对检索范围进行“全部”“国内标准”“国外标准”进行限定。检索界面如图 8-2-17 所示。

2. 美国 FDA 药品数据库(U. S. FDA Drugs Database)(http://www.drugfuture.com/fda/)

Drug Future 提供的美国 FDA 药品数据库,涵盖了至目前为止所有在美国上市或曾经上市的全部药品,可查询美国食品药品管理局(U. S. Food and Drug Administration, FDA)批准的药品审批注册信息及相关文件、专利数据、市场保护等。数据库每周更新。检索结果包括:商品名、有效成分、通用名、剂型、规格、申请号、产品号、市场状态、治疗等效代码、批准日期、是否参比药品、药品类别、申请机构;该药品的美国专利信息、市场保护情况;药品注册审批信息包含全部历史审批数据、审批时间、审批类别、药品说明书、综述、通知件等。

美国 FDA 药品数据库主页提供简单检索和高级检索两种方式,可以药品名称、活性成分、申请号、剂型或给药途径、剂量规格等为关键词进行检索(图 8 - 2 - 18)。检索条件支持模糊查询和组合查询,各条件之间为布尔逻辑运算"与"的关系。例如在药品通用名或有效成分栏中输入 Levofloxacin,即可查询所有在美国上市的左氧氟沙星品种。

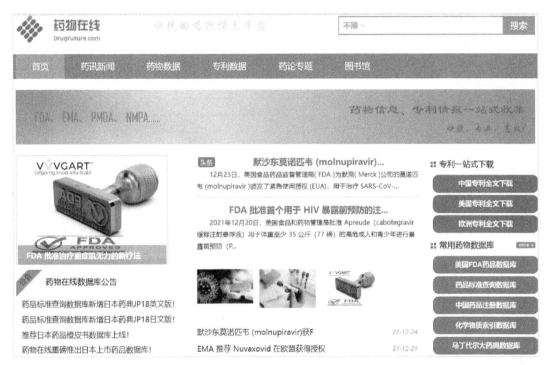

图 8 - 2 - 16 Drug Future 网站主页(选自 2022 年 4 月 22 日)

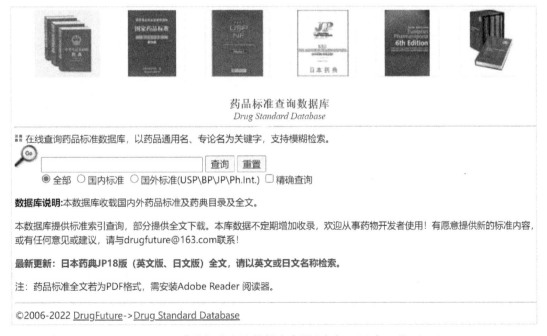

图 8 - 2 - 17 药品标准查询数据库主页(选自 2022 年 6 月 24 日)

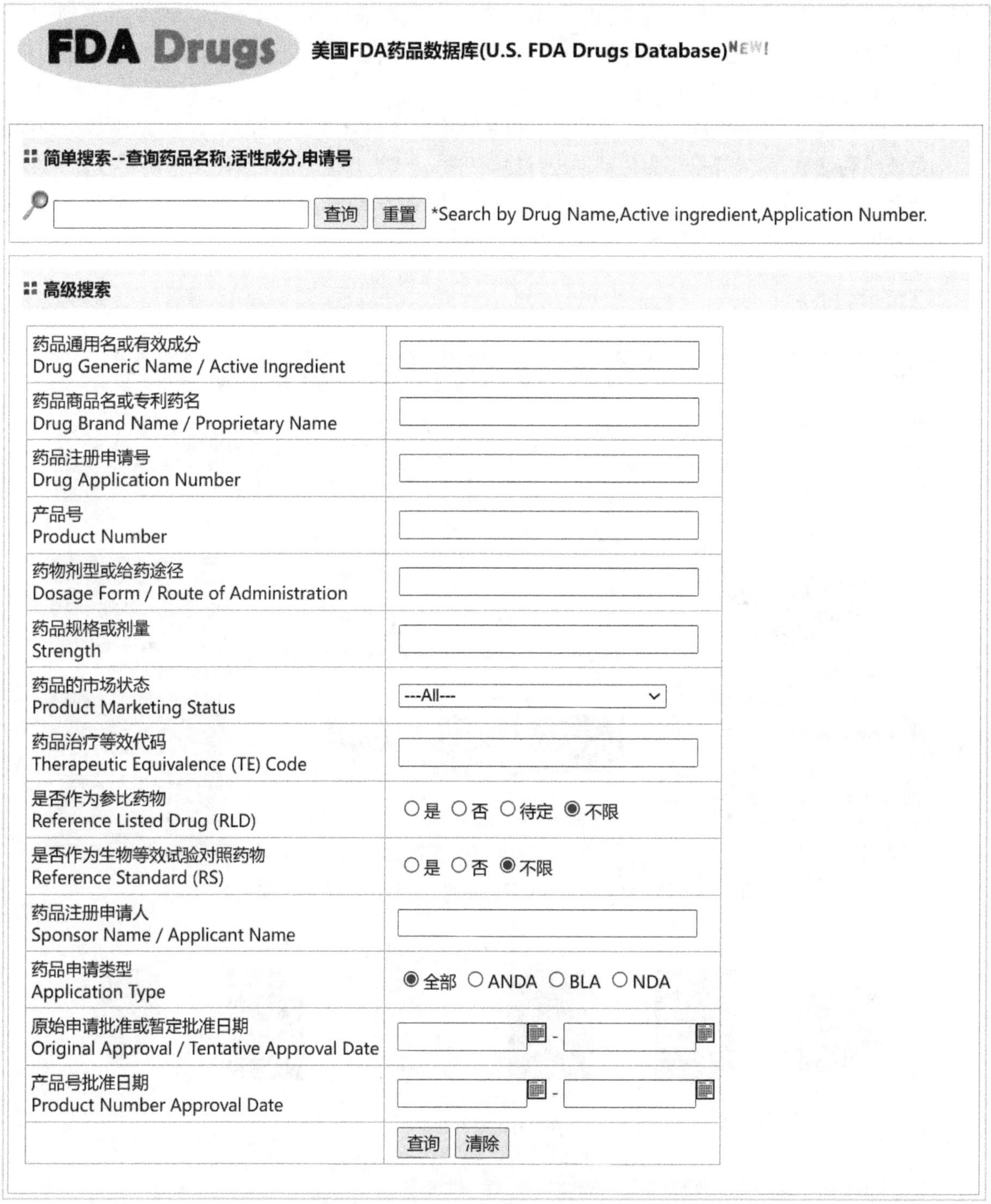

FDA Drugs 美国FDA药品数据库(U.S. FDA Drugs Database)ᴺᴱᵂ!

⠿ 简单搜索--查询药品名称,活性成分,申请号

🔍 [_____] 查询 重置 *Search by Drug Name,Active ingredient,Application Number.

⠿ 高级搜索

药品通用名或有效成分 Drug Generic Name / Active Ingredient	[_____]
药品商品名或专利药名 Drug Brand Name / Proprietary Name	[_____]
药品注册申请号 Drug Application Number	[_____]
产品号 Product Number	[_____]
药物剂型或给药途径 Dosage Form / Route of Administration	[_____]
药品规格或剂量 Strength	[_____]
药品的市场状态 Product Marketing Status	---All--- ⌄
药品治疗等效代码 Therapeutic Equivalence (TE) Code	[_____]
是否作为参比药物 Reference Listed Drug (RLD)	○是 ○否 ○待定 ◉不限
是否作为生物等效试验对照药物 Reference Standard (RS)	○是 ○否 ◉不限
药品注册申请人 Sponsor Name / Applicant Name	[_____]
药品申请类型 Application Type	◉全部 ○ANDA ○BLA ○NDA
原始申请批准或暂定批准日期 Original Approval / Tentative Approval Date	[_____📅] - [_____📅]
产品号批准日期 Product Number Approval Date	[_____📅] - [_____📅]
	查询 清除

图 8-2-18 美国 FDA 药品数据库检索界面(选自 2022 年 6 月 24 日)

(五) 网络版工具书集锦

1. 中国工具书网络出版总库(https://gongjushu.cnki.net/rbook/)

中国工具书网络出版总库(简称"工具书库")集精准、权威、可信于一身,是全球非常大的中文工具书在线检索平台。工具书库集成了近 200 家知名出版社的 1.2 万余部工具书,类型包括语文词典、双语词典、专科辞典、百科全书、鉴赏辞典、医药图谱、人物传记、图录、表谱、语录、手册等,约 2 000 万个条目,100 万余张图片,所有条目均由专业人士撰写,内容涵盖哲学、文学艺术、社会科学、文化教育、自然科学、工程技术、医学等各个领域,是释疑解惑的超级工具,是集成化的、便于快速查询的工具书检索系统。

工具书库主页如图 8 - 2 - 19 所示,为用户提供了方便快捷的查阅方式,可以进行模糊检索或精确检索,此外还提供高级检索和书目浏览查询。

图 8 - 2 - 19 中国工具书网络出版总库主页(选自 2022 年 7 月 11 日)

工具书库分为语文、专业和百科分库。语文分库收录汉语语文字词典和其他语种的语文词典,供语言文字学习用。专业分库覆盖人文社会科学、自然科学、工程技术、医学、农学、教育、管理、信息等各个专业领域,类型包括专业词典、手册、图录图鉴、年表、史书、教材和专著等,适合专业工作人员使用。百科分库收录历史、文化、科普、鉴赏、生活等方面的百科全书、辞典、手册、图录等工具书,适合大众知识拓展用。

工具书库数据丰富、体系完整,资源覆盖各分库各领域,对纸本内容进行了全文数字化,配合高效的全文检索系统,完全突破了传统工具书在检索方面的局限性。同时,工具书库还开发了图片、表格等特色搜索功能,帮助读者更好地利用工具书,并与知网学术期刊、博硕学位论文、会议论文、报纸、年鉴、专利等产品之间建立了链接,实现了不同数据库内相关条目的跳转阅读,帮助读者开阔视野。

2. Credo 全球工具书大全(http://search.credoreference.com/)

Credo Reference Ltd(原 Xrefer Limited)是一家领先的图书馆与信息中心参考资源提供商,自 1999 年以来开始向图书馆提供完全定制的参考信息。其 Credo Reference(原 Xreferplus Reference)服务汇集了全球最好的工具书出版社的最主要的专题内容,通过独有的跨资源技术,向全球 400 万用户提供最权威的答案(图 8-2-20)。目前,Credo Reference 向读者提供全球范围内近 103 家出版社的 3 900 多种参考工具书的全文,共计 300 多万个条目,1 亿个链接,20 万个音频文件与 30 万余张高清图像。

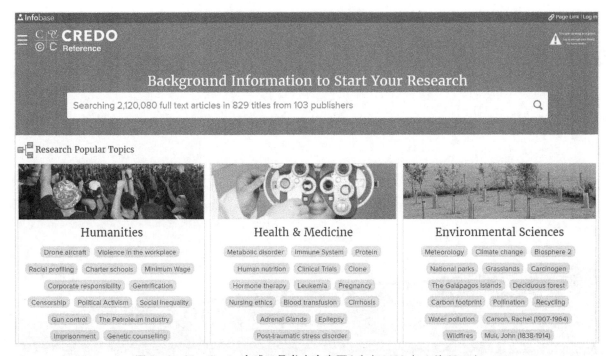

图 8-2-20　Credo 全球工具书大全主页(选自 2022 年 4 月 22 日)

(六) 网上名录

在众多的信息源中,人物信息与机构信息也是重要的信息来源。与同行进行学术交流,向著者索取原始文献,寻找科研合作伙伴,求职求学等,都离不开人物信息与机构信息的查询。医学人物资料可利用医学名人录或医学传记词典等,医学机构信息的查找可利用医学机构名录等工具书。随着现代信息技术和网络技术的发展,一些著名的名人录和机构名录网络版也相继问世。

比如中国资讯行(http://www.chinainfobank.com)是香港专门收集、处理及传播中国商业信息的高科技企业,其数据库 China InfoBank(中文)建于 1995 年,搜集了许多机构、人物数据库,如中国医疗健康库、中国科研机构库、中国科技信息机构库、中国人物库等(图 8-2-21)。该数据库适合查询各类统计数据、法律法规、动态信息、人物信息等事实与数据信息。中国资讯行网站主页提供简单检索和专业检索两种方式,并可选择"全部字词命中""任意字词命中""全部词不出现"的条件限定。

如要查询著名肝胆外科学家吴孟超的有关信息,可选择"中国人物库",在检索框中输入"吴孟超",点击"检索"按钮即可获得条目信息(图 8-2-22)。

由于电子版和网络版工具书具有存储信息量大,检索途径多,方便快捷,查全率和查准率高,内容更新及时,图像、声音、视频表现丰富等特点,人们改变了查阅工具书的传统方式,在浩如烟海的文献资料中查询所需资料变得轻而易举,瞬间即得,而且还为读者分析信息、使用信息提供了多方位的知识挖掘和智能化服务,提高了信息的利用率,加快了知识传播的速度。

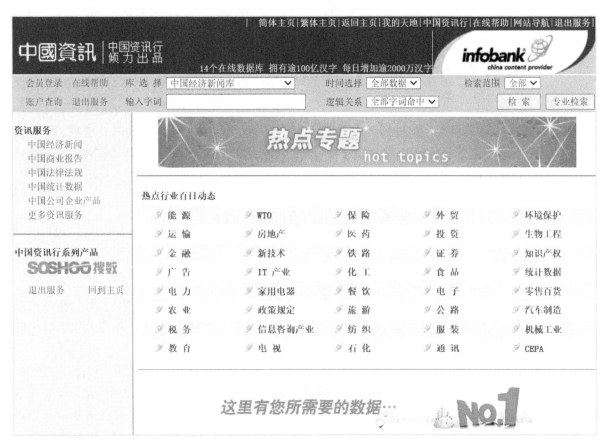

图 8 - 2 - 21　中国资讯行主页(选自 2022 年 4 月 22 日)

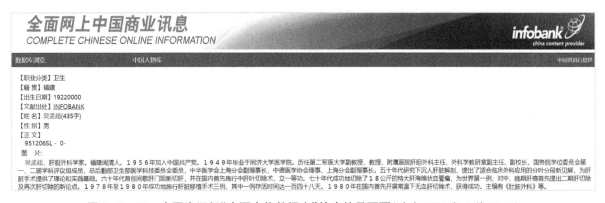

图 8 - 2 - 22　中国资讯行"中国人物数据库"检索结果页面(选自 2022 年 4 月 22 日)

（张志美　陈亚兰）

第九章 医学文献综合利用和管理

利用各类检索工具获取文献资料只是信息查询的第一步,对获取的文献信息进行整理、甄别、再搜集和分析,并进行充分有效利用,使其服务于科学研究和临床实践才是医学信息查询的根本和最终目的。因此,医学文献综合利用包括查询、收集、加工、整理和分析。

第一节 医学信息分析

一、概述

医学信息分析是根据课题研究目标,收集国内外相关医学信息,经过鉴别筛选后,对有价值的医学信息进行综合分析,编写出有根据、有分析、有对比、有评价和有预测的报告,为医学教学、科研、临床检测、卫生服务、卫生管理和市场商务提供知识管理和科学服务的劳动过程。

医学信息分析对跟踪国内外医学科研的发展状态、预测医学科研发展趋势、分析国内外医学科研环境、制定医学科研发展规划等起着重大作用。在课题选题时,通过信息分析可以帮助用户了解课题研究的相关背景,国内外研究现状,决定课题的定向、创意、实际可行性。如:国内外已有哪些相关研究以及研究水平,目前的研究中尚有哪些问题有待解决,国内外研究的动向和主攻点。在课题研究中,通过信息分析,用户可了解同类研究的最新方法,解决科研过程中的各种技术问题,掌握相关研究领域的最新动态,不断地完善课题,使课题更富有新意,也有利于科研课题更趋于成熟合理。课题完成后,通过信息调研,将本课题与国内外相关研究进行科学性、新颖性、先进性和实用性比较,找出本课题的创新点,确定成果研究水平是世界领先还是国际水平或国内领先。

因此,医学信息分析具有以下特性:① 目的性。医学信息分析是建立在用户需求的基础上,并最终服务于用户的知识再创造过程。② 研究性。医学信息分析是在收集相关医学信息资料的基础上,经过一系列相对规范的综合、分析、研究等对信息深度加工环节,是一项具有研究性质的智力活动和高层次的信息服务模式。③ 价值型。泛在的医学信息,经过一系列相对规范的综合、分析、研究等加工环节,形成了一种科学、高质量、增值的信息产品,对用户的科学决策、发展预测、医学研究和临床决策具有积极的指导作用。④ 从属性。医学信息分析不是漫无边际的自由工作,一般从属于各级各类医疗卫生机构,医学信息分析产品通用性也较差,大多从属于某位或某些特定的用户和机构的决策需求。

医学信息分析分类标准较多,按照其研究内容可分为:医学科学发展全局信息分析和医学科学专题信息分析。医学科学发展全局信息分析主要通过医学科学的发展现状、重大成就、最新进展、重要理论、实验技术、未来发展以及各种科学数据的分析,提出涉及医学科研政策、规划科技发展方向及对社会影响较大的决策与方案等。医学科学专题信息分析涉及面广,专业指向性强,一般面向某一专业领域的某一方面,如医药卫生重点产品、关键技术、制造工艺等医药卫生技术信息分析;基础医学发展研究,临床或实验发展研究;临床诊治方案选择;公共卫生、群体医学专题研究等。

二、医学信息分析步骤

1. 确定信息分析的目标

医学信息分析要根据课题的需要和用户特定委托的需求,确定信息分析要求和信息分析目标,为使信息分析更具针对性,分析人员应直接接触课题主要决策者,沟通并了解信息分析的真实需求,同时也要和国内外信息系统建立有效的联系,掌握国内外科学技术相关信息资源建设的情况,以使信息分析工作更具针对性,满足用户需求。

2. 制订信息分析计划

分析要求和分析目标确立后,为了保证分析工作的顺利进行,必须制订详细的计划,明确信息分析研究的目的、主要内容,确定文献资源及收集的范围及时间,制订实施计划的措施、研究的方法、完成时间与步骤。

3. 搜集信息资料

医学信息分析主要的研究对象是医学文献资源,广泛搜集分析所需的信息资料是信息分析的重要条件。及时掌握完整、可靠的信息资料,以及具备熟练的信息检索技能方法是有效地完成搜集信息资料工作最重要的保障。

4. 信息资料的鉴别、整理与分析

通过检索文献和实际调查所得的资料是原始素材,必须经过筛选、鉴别、整理,才能加以应用。在此基础上,运用科学的方法予以分析,进行逻辑推理、归纳、综合等思维方法以及统计、分类与文献计量学方法,才能得出信息分析的结论。

5. 撰写信息分析报告

信息分析的成果必须以文字的形式加以表达和反映,同时信息分析工作的最终质量反映在分析报告上。

三、医学信息分析方法

信息分析是一项综合性很强的学科,它与自然科学、社会科学、管理科学、决策学、科学学、系统工程等诸多学科相互联系和交叉。这种特点决定了信息分析的方法多数是从自然科学、社会科学和某些边缘学科的研究方法中借鉴过来的。信息分析也已进入计算机辅助的新阶段,对于计算机辅助信息分析而言,软件技术及有关的计算机应用技术使信息分析的方法和手段产生某些重大的甚至是意想不到的变化。

1. 内容分析法

内容分析法(Content Analysis)是一种对文献内容做客观系统的定量分析的专门方法,其目的是弄清或测验文献中本质性的事实和趋势,揭示文献所含有的隐性情报内容,对事物发展做情报预测。内容分析法是一种规范的方法,类目定义和操作规则十分明确与全面,不同的研究者或同一研究者在不同时间里重复这个过程都应得到相同的结论。它以定性研究为前提,找出能反映文献内容的一定本质的量的特征,并将它转化为定量的数据。内容分析法可以揭示文献内容的本质,查明几年来某专题的客观事实和变化趋势,追溯学术发展的轨迹,描述学术发展的历程,揭示大众关注的焦点等。

运用内容分析法进行研究大致可分为六个步骤,包括确定研究问题或假设、抽取样本、界定分析单元、分析的内容分类、建立量化系统、分析资料与做出解释推论,其中分析单元和内容分类是两个关键的步骤。

词频分析是内容分析法的常用手段,词频分析又包括主题词词频分析和指示词词频分析。主题词词频分析以主题词作为分析单元,从分析对象中统计有关主题词出现的频次,并进行分析和推断。所用的主题词取自现成的、通用的高度规范的主题词表或数据库的叙词表,所以要求熟悉文献标引和有关专业的知识。指示词词频分析是用特定的指示词作为分析单元,根据其频次进行分析判断。指示词是依据具体的分析对象和分析目标专门选定的,是非标准或非规范的,由于无法利用现成的规范的文献标引,要在所选定的指示词的基础上专门建立有关的数据库,因此往往工作量要大得多。

2. 引文分析法

引文分析法(Citation Analysis)是文献计量学的重要组成部分,根据文献间存在的相互引证的关系和特点,利用图书馆学、统计学及数学、逻辑思维等方法,对文献的引用和被引用现象进行分析,在杂乱、无序的文献中寻找统一、有序的规律,用来评价论文的质量、某机构或著者的学术水平和预测某学科的发展趋势。

科学的引文分析对于改善文献信息工作和管理,提高文献信息定量研究的水平都具有重要意义。对引文的数量进行分析,可用于评价期刊、论文;对引文间的网状和链状关系来分析,可用于揭示学科的发展及联系;对引文的主题相关性方面分析,可揭示科学结构、学科的相关程度和进行文献检索。引文指标分析包括引文年代、引文语种、引文类型、引文国别、引文作者、引证经典著作等的分析等。

3. 德尔菲法

德尔菲法(Delphi Method)又名专家意见法或专家函询调查法。该方法主要是由调查者拟定调查表,按照既定程序,以函件的方式分别向专家组成员进行征询,专家组成员又以匿名的方式(函件)提交意见。经过几次反复征询和反馈,专家组成员的意见逐步趋于集中,最后获得具有很高准确率的集体判断结果。德尔菲法是一种利用函询形式进行的集体匿名思想交流过程。它有三个明显区别于其他专家预测方法的特点,即匿名性、多次反馈、小组的统计回答。

德尔菲法的工作流程大致可以分为五个步骤,在每一步中,组织者与专家都有各自不同的任务。① 组建预测领导小组。② 根据研究主题的专业需要和对专家的熟悉程度选择专家,建立专家库。③ 形成专家函询问卷。④ 经历四轮专家函询。⑤ 结果统计分析处理。

德尔菲法的优点有:① 被调查的专家事前有准备;② 可阅读前次调查结果,了解别人的意见;③ 匿名形式,被调查的专家无束缚,敞开思路,避免正面冲突;④ 调查表格化,便于进行定量分析。其主要缺点是过程比较复杂,花费时间较长。

德尔菲法作为一种主观、定性的方法,不仅可以用于预测领域,而且可以广泛应用于各种评价指标体系的建立和具体指标的确定过程。

4. Meta 分析

Meta 分析(Meta Analysis)又称元分析或荟萃分析,是指全面收集某个主题所做的众多实证研究,并逐个进行严格评价和分析,再用定量合成的方法对资料进行统计学处理得出综合结论的整个过程。Meta 分析强调对研究课题进行系统全面的文献检索,确定文献纳入和排除的标准,并对纳入文献进行严格评价,在此基础上对结果进行定量合并。因此,与传统的文献综述相比 Meta 分析能最大限度地减少偏倚,保证结论的客观性、真实性和可靠性。

Meta 分析本质上是一种观察性研究。其研究过程总体包括以下几个方面:① 提出问题,制订研究计划。明确指出所要解决的问题是后面几步的基础,然后应制订详细的研究计划书,包括研究目的、研究意义等背景材料,文献检索的途径和方法,文献纳入和排除的标准,数据收集的方法及统计分析步骤,结果的解释等。② 检索相关文献。系统、全面地收集相关文献是 Meta 分析有别于传统文献综述的重要特征之一,也是完成一份高质量 Meta 分析报告的基础。文献资料来源可包括专家或研究组织在本领域的研究工作报告、计算机数据库、出版的索引、被公认的有关论文的参考文献等。检索文献时应保证较高的查全率,综合考虑检索结果的敏感性和特异性。保证较高的查全率是最重要的,尽量避免漏检和误检,漏检了重要文献可能直接影响 Meta 分析结论的可靠性和真实性。③ 筛选文献。根据研究计划书中提出的文献纳入和排除标准,在检出的相关文献中选择符合要求的文献。例如可根据研究对象、研究方法、样本大小、取样方法、结果测量、统计分析方法等各项特定指标筛选文献,使 Meta 分析结果有较好的可重复性。④ 评价文献质量。纳入文献的质量高低可以用权重表示,也可以用量表或评分系统进行评分,也可以组织专家对入选文献进行评分。⑤ 提取数据信息。从符合纳入要求的文献中摘录用于 Meta 分析的数据信息,可以设计专用表格记录,一般包括基本信息、研究特征、结果测量等内容。⑥ 处理资料的统计学。统计学处理是 Meta 分析最重要的步骤之一,正是这种定量合并的方式使 Meta 分析有别于一般意义上的文献述评。数据计算可借助 Excel 或专用的统计软件 SAS、SPSS 等完成,目前也出现了一些 Meta 分析的专用软件。⑦ 分析结果和讨论。在得到 Meta 分析结果后,应对结果进行分析和讨论,指出研究中实验设计、数据分析等的不足,并为这一主题将来的研究指明方向。

第二节　文献管理软件

一、文献管理概述

在学习和项目研究的过程中,需要检索和收集大量的文献信息,并对已检索到的文献信息进行有效的组织与管理,对加快学习和研究进程,提高学习效率有着重要的作用。同时,在科技论文写作过程中,每篇论文都会引用一定数量的参考文献,特别是投稿论文,其参考文献还有着不同的著录格式要求。因此,如何科学地管理文献、有效而准确地使用文献就显得特别重要。科技文献的快速增长促进了文献管理软件的开发和应用。

文献管理软件是用于记录、组织、调阅、引用文献的计算机程序。文献管理软件能够对收集的文献进行检索和整理、标注引文、按格式要求生成参考文献列表,可以解决传统手工文献管理效率低下的弊端,正日益受到越来越多科研工作者的喜爱。目前,主要的文献管理软件有 EndNote、Refworks、NoteExpress、Biblioscape、知网研学、医学文献王等。这些文献管理软件的基本功能相似,主要包括以下功能:

① 建库:将本地计算机或远程数据阵的参考文献导入资料库中,实现参考文献的组织和管理。

② 检索:可按特定数据搜索本地资料库和联网文献检索。

③ 储存:按照特定的格式存储参考文献,以满足随时调用的需要。

④ 管理:去重、排序、分类组织参考文献等。

⑤ 输出:按参考文献的标引格式进行自动编排。

二、EndNote

EndNote 是 Thomson Scientific 公司出品的个人文献管理软件,是一个优秀的在线检索工具,也是一个具有下载、存储、查询等功能的个人文献管理软件,更是一个有力支持论文写作的引文管理工具。EndNote 的最新版本为 EndNote 20。

1. EndNote 20 的优点

① EndNote 支持 3 776 种国际期刊的参考文献格式,几百种写作模板,几乎涵盖各个领域的期刊。使用这些格式和模板,可有效帮助和支持 SCI 论文的撰写和投稿。

② EndNote 与上千个数据库直接连接,并提供通用的检索方式,帮助用户提高科技文献的检索效率。

③ EndNote 能管理大于 10 万条之多的参考文献,从外文数据库下载的数据基本上都支持 EndNote 格式,方便用户使用。

④ EndNote 嵌入 Word 编辑器的快捷工具栏及"所引即所得"的引文模式,可以很方便地边书写论文边插入引文、格式化引文等。

⑤ 自动调整参考文献格式。参考文献数据库一经建立,可根据杂志的要求自动调整参考文献格式。此外,对文章引文的增、删、改以及位置调整都会自动重新排序。

⑥ EndNote 分为单机版和网络版,作为网络版的 EndNote Web 与 Web of Knowledge 完全整合。

Web of Knowledge 用户可以免费登录 EndNote Web 来标记研究文献和撰写科技论文,方便地支持与同事协同工作。

2. 主界面

打开 EndNote,可在默认指定目录建立名称为 My EndNote Library. enl 的文献数据库,用户可以根据需要修改文献数据库名称和存储目录。EndNote 操作主界面主要由操作菜单区、分组管理区、在线检索区、文献列表区、文献信息区和工具区 6 个部分组成(图 9 - 2 - 1)。

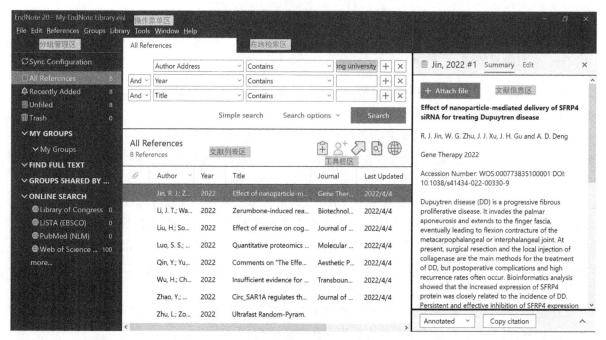

图 9 - 2 - 1　EndNote 文献管理工具界面(选自 2022 年 4 月 2 日)

(1)操作菜单栏　"文件菜单"主要实现文献数据库的新建、打开、导入和导出等功能。"编辑菜单"主要实现复制、剪切、粘贴及软件的偏好设置等功能。"参考文献菜单"主要实现参考文献的新增、编辑、复制、移动以及参考文献的查找、分组、工具等功能。"分组菜单"主要实现分组的新增、改名、编辑、删除以及参考文献的加入等功能。"文献数据库菜单"主要实现库内容的同步、检索、排序、去重等功能。"工具菜单"主要实现输出样式的选择和设置、导入过滤器的管理与新建、检索库文件的选择与设置、边写边引等功能。

(2)分组管理　提供参考文献分类组织导航,包括软件预设的"所有参考文献""导入的参考文献"等群组和用户自定义群组;提供 PubMed、Web of Science 等常用数据库的联网检索以及 EndNote Web 和在线查找全文导航。

(3)在线检索　提供简单检索和高级检索两种检索模式。简单检索即可同时检索所有文献字段内容,可快速发现关注的重点文献信息。高级检索可以设置检索范围和检索字段,输入检索词以及建立组合条件进行检索,检索结果显示在下方的文献列表区。

(4)文献列表显示　以列表形式显示文献题录,每一行为一条题录。单击题录上部的某个字段,则可以对显示题录进行递增/递减排序;拖动字段,则可调整字段显示顺序;右击题录标题行,则可增加或减少题录的显示字段。单击某条题录,则在左侧窗口分别浏览和编辑该题录详细数据信息以及浏览文献全文。

(5)文献信息区　可以浏览该文献的详细题录,可以手动添加全文,选择引用格式和复制参考文献引用等。有全文的文献,可对全文进行浏览、改名、删除等操作。单击上侧的"编辑"选项卡,则可直接进行题录的快速编辑。

（6）工具栏　包括新增、分享、导出参考文献以及参考文献的全文查找和 Web of Science 引证报告等功能。

3. EndNote 偏好设置

偏好设置可以根据个人使用习惯和使用条件设置 EndNote 的相关参数，点击"Edit"菜单，选择"Preference"，在图 9－2－2 的弹出对话框中设置相应项目。设置参数包括改变大小写、设置题录显示字段及字段标题、设置显示字体、在线检索结果查重模式、查找全文途径、存储目录、格式化参考文献选项、启动 EndNote 打开的库、已读文献标记以及与 EndNote Web 同步等。

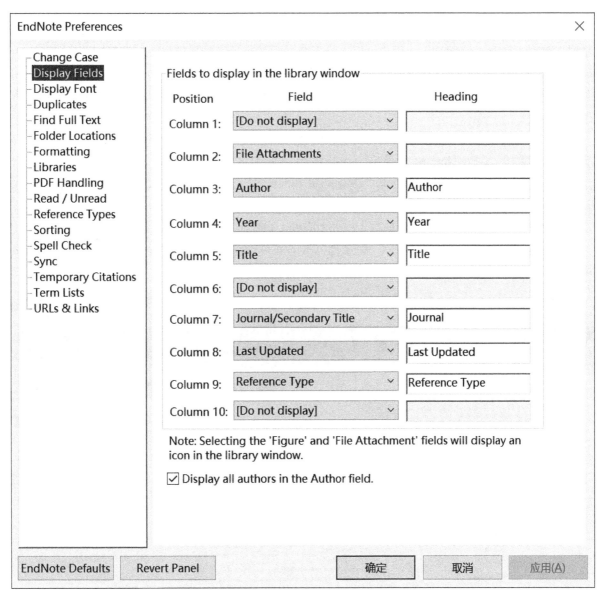

图 9－2－2　EndNote 偏好设置（选自 2022 年 4 月 2 日）

4. 建立个人题录数据库

建立个人题录数据库是文献管理及应用的基础，其目的是将来源不同的文献资料聚合到一个文件中，同时剔除重复记录，形成一个数据库文件，便于分析、管理与应用。点击菜单"File"—"New"，选择文献数据库保存的位置和数据库名称，即完成文献数据库空库的建立。此后，可在文献数据库中添加参考文献。EndNote 添加参考文献的方法有 4 种：手工建立、EndNote 联网检索、导入其他数据库检索结果以及由 PDF 文档建立。

（1）手工建立　常用于添加零散收集到的文献信息。单击工具栏的"New Reference"图标，或者在 References 菜单下选择"New Reference"选项，在弹出的新窗口中，首先选择所要添加文献的类型，系统默认为"Journal Aritcle"，用户选择文献类型后，系统将自动调整文献信息题录模板。EndNote 共提供 55 种文献类型模板，如期刊文献、会议文献、图书、专利等。其次，根据模板，输入相应内容，输入时需注意多个作者、关键词等必须分行输入。无论哪种类型模板，都带有"File Attachments"和"Figure"两个字段，用户根据需要可以对题录添加附件。

（2）EndNote 联网检索　利用 EndNote 内置的数据库进行远程联网检索，可下载检索结果信息到 EndNote 题录数据库中。可直接点击左侧分组管理区已列出的在线数据库下的"More"，选择在线数据库后，在检索区按简单检索或高级检索输入检索条件后，点击"Search"按钮，系统自动远程检索，并在文献列表区显示检索结果。用户可以选择下载其中部分检索结果信息。在线联网检索的信息为暂存信息，必须将这些文献信息拷贝至新的文献数据库或已有文献数据库中才能保存。如直接关闭系统时，这些信息将会丢失。选择检索到的文献，通过右击选择"Find Full Text"功能，系统会自动查找文献全文。

（3）导入其他数据库检索结果　目前，大多数的文献数据库如 PubMed、Web of Science、CNKI 等都支持检索结果以 EndNote 格式导出。在数据库中查询完毕后，勾选需导出的数据记录，点选"Export""Download""Export Citation""Download Citation"或"导出"等按钮，即可实现文献题录导入 EndNote 中。例如：从 PubMed 导入查询结果至 EndNote。

① 进入 PubMed 查询数据（http://www.ncbi.nlm.nih.gov/pubmed/）。

② 勾选所需数据，点击"Send to"，并选择"Citation manager"，点击"Create File"按钮，生成后缀为".nbib"的文件（图 9-2-3）。

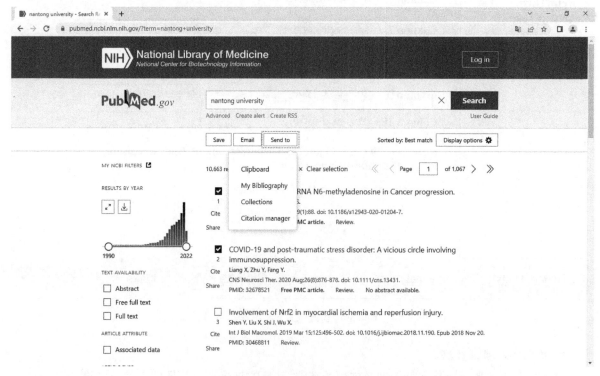

图 9-2-3　PubMed 中导出题录（选自 2022 年 4 月 2 日）

有些数据库在题录导出时，提供导出引文格式多种选择。在 CNKI 数据库检索和勾选记录完成后,点击"导出/参考文献",将出现图 9-2-4 的导出数据操作界面,用户可直接选择 EndNote 格式,点击"导出"按钮,即可自动生成文件名为"CNKI-635543528113452500. TXT"的 EndNote 格式的引文记录文件。

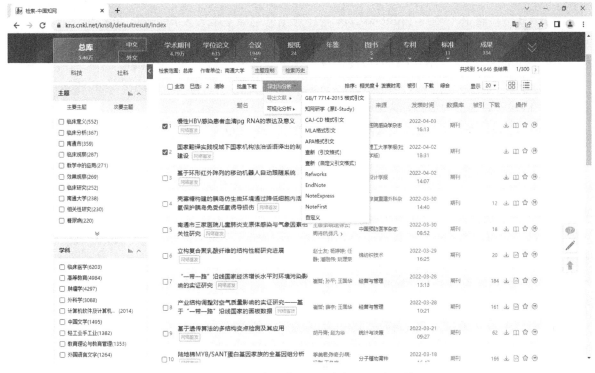

图 9-2-4　CNKI 中导出题录(选自 2022 年 4 月 2 日)

③ 直接打开该文件或在 EndNote 中点击菜单"File"—"Import"—"File",选择导入文件和设置"Import Option"为"EndNote generated XML",点击"Import"按钮,相关记录则导入"Import reference"分组中(图 9-2-5)。

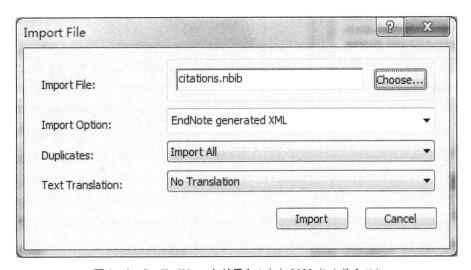

图 9-2-5　EndNote 文献导入(选自 2022 年 4 月 2 日)

外部题录导入 EndNote 时,都需要一个特定的过滤器进行导入,不能混用。过滤器的功能相当于一个解读器,它将源文献资料内的字段信息转入 EndNote 相应的字段中。EndNote 自带 367 种过滤器,可以导入相应数据库的资料。用户也可以编辑和创建新的过滤器。常见的过滤器含义有:

EndNote Library：将另一个 EndNote 文献库导入数据到文献库，导入完成后，还需要将该映像文件拷贝到新文献库内。

EndNote Import：将从网络数据库下载或从 EndNote 导出并转换成 EndNote 格式的文本导入新的 EndNote 文献库。

Refer/BibIX：将 Refworks 和 Biblioscape 程序导出的题录文本导入 EndNote 文献库。

ProCite：将从 ProCite 导出的题录文本导入 EndNote 文献库。

Tab Delimited：将以跳格键(Tab)分隔信息的题录文本导入 EndNote 文献库。

Reference Manager(RIS)：将 Reference Manager、Reference Update、Reference Web Poster 和其他任何 RIS 格式资源导出的文档导入 EndNote 文献库。

ISI-CE：将来自 ISI 数据资源的文本文档导入 EndNote 文献库。

Multi-filter(Special)：将具有不同来源文献的文档导入 EndNote 文献库。

EndNote generated XML：将从 EndNote 导出的 XML 格式的文件导入 EndNote 文献库。

Other Filters：可以选择 EndNote 自带的大量的对应于不同的网络数据库过滤器，每个数据库都需要一个特定的滤镜，即使供应商相同也不可混用。

Use Connection File：将一个 connection file 作为过滤器。当用 EndNote 的 Connect 命令搜索某一数据库时会生成 Connect. log 文件，将此文件导入成文献库数据。该 Connect. log 应该包含 all references from your previous session。

导入数据的重复处理模式如下：

Import All：导入所有文献，包括与目的库内有重复的文献。

Discard Duplicates：导入文献时剔除与目的库内有重复的文献。

Import into Duplicates Library：导入文献到目的库，但将所有重复文献放入一个名为"File-Dupl. enl"的库中，"File"是目的库的库名。使用者可以在稍后浏览这些文献或者合并两个库。

(4) 由 PDF 文档建立　点击菜单"File"—"Import"—"Folder"，选择需要导入的 PDF 论文文件，过滤器选择 PDF，系统根据论文的数字对象唯一标识符(DOI)自动识别相关字段数据并填入。对于没有 DOI 和中文论文，系统无法正确识别和导入(图 9 - 2 - 6)。

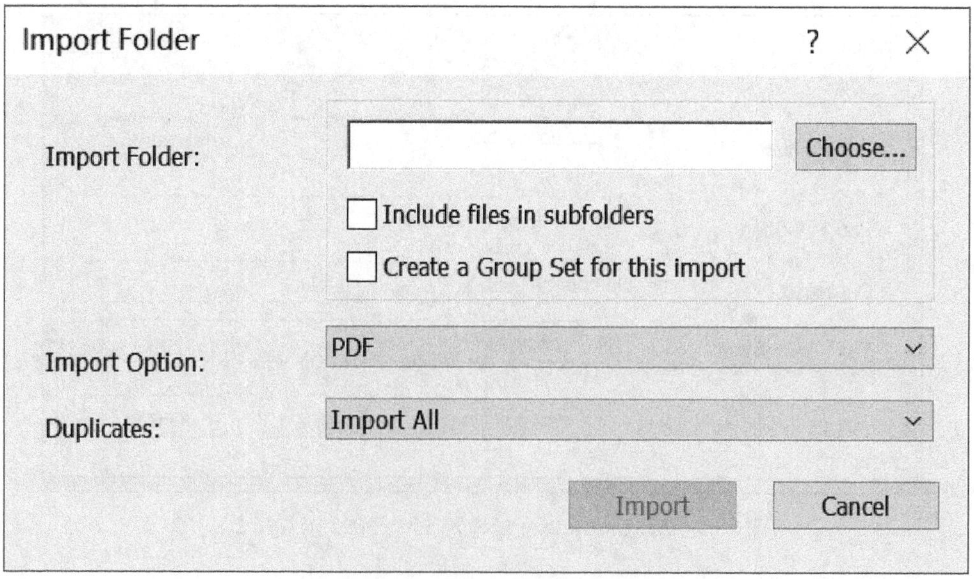

图 9 - 2 - 6　**EndNote PDF 文献导入**(选自 2022 年 4 月 2 日)

5. 管理文献库

（1）管理群组　群组具有分类和浏览导航作用，EndNote 有 All References、Imported References、Search Results、Unfiled 和 Trash 五个预定义群组，其中 Imported References 和 Search Results 为临时群组，在关闭程序后消失。用户也可自定义群组（My Groups）和群组集（Groups Set），并将文献加入自定义群组或群组集中。任意一篇文献可以同时加到不同群组中，还可通过建立智能群组（Smart Group），系统则动态地将数据库中的题录分配到智能群组中。删除自定义群组中文献，不会清除数据库的该文献信息。

（2）文献排序　通过菜单"Library"—"Sort Library"命令可建立按多个字段组合的文献排序规则，便于浏览、查看文献，也可以直接单击题录显示窗口的某个字段进行升序或降序排列。

（3）记录查重　在建立 EndNote 数据库的过程中，数据可来源于多个不同数据库，因而，可能得到重复记录。通过菜单"Library"—"Find Duplicates"命令，可发现重复文献，并且在重复文献对比窗口中可以选择、删除、编辑文献。EndNote 的偏好可以设置查找重复文献的标准。

（4）附件管理　EndNote 数据库包括的文献信息为题录和摘要以及以附件形式管理的 PDF 文件、Word 文档、网页、图片、表格或网络链接等。以添加文件形式产生的附件，将存放在 EndNote 数据库的附件文件夹下，附件将随数据库一并复制或移动。

（5）记录搜索　在选定分组管理区中的分组后，通过在线检索区，选择搜索的字段与搜索条件、内容等，以及布尔逻辑运算符、匹配程度等。单击"Search"按钮即可在本地数据库中进行搜索。通过选择检索字段"Any Field+PDF"或"PDF"，还可对 PDF 文件进行全文检索。

（6）数据库文件压缩　EndNote 支持数据库压缩功能，选择菜单"File"—"Compressed Library （.enlx）"命令，既可以对群组，也可以对选择的文献进行压缩，压缩后的文件名后缀为.enlx，便于文件的移动或复制。

6. 写作辅助

（1）插入参考文献　EndNote"边写边引"（Cite While You Write，CWYW）可以有效帮助作者在文献写作时自动插入、编排参考文献。EndNote 安装完成后，在 Word 工具菜单中将自动添加菜单项 EndNote 20 以及如图 9-2-7 的子菜单。

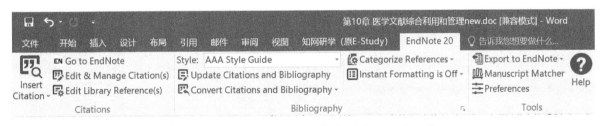

图 9-2-7　Word 中的 EndNote 菜单（选自 2022 年 4 月 2 日）

分别打开 EndNote 数据库和 Word 文档，在数据库中找到并选中需引用的参考文献（按"Ctr"和"Shift"可以间隔或连续选中多个文献），在 Word 中将鼠标指针停留在要插入文献的位置上，点击"Insert Selected Citation（s）"图标即可将选择的文献作为参考文献插入论文，并在 EndNote 的群组中自动增加了正在撰写论文的参考文献列表。EndNote 插入默认的"Annoteated（注解）"参考文献显示样式，如｛Billoski, 1992 #6；Forbes, 1860 #8｝这样的字符，这些是 Endnote 用来识别它的参考文献格式的字符串，通过"Convert Citations and Bibliography"—"Convert Reference Manager Citations to Endnote"操作，可以转换成用户需要格式的参考文献。

（2）格式化引文　点击上述的"Convert Reference Manager Citations to Endnote"操作，在弹出对话框的"With Output Style"下拉列表框中选择合适的格式，也可点击"Browse…按钮"，选择合适的投稿期刊,Word 中参考文献的格式会重新编排。

（3）利用模板撰写论文　EndNote 提供 200 多种杂志的全文模板,可以按照模板输入相关信息。打开 EndNote 本地数据库后,选择"Tools"—"Format Paper"命令,选择要投稿的期刊模板,自动生成 Word 文档,根据提示在文档内输入论文内容即可。

（4）去除域代码投稿　格式化后的文稿内含有许多域代码,有的杂志要求提供的电子版稿件需要去掉文稿里的域代码。点击"EndNote 20"菜单选择"Convert Citations and Bibliography"—"Convert to Plain Text",该操作将创建一个新的去掉了所有域代码的 Word 文档,原文件仍然打开且无改动,点击"确定"将新文件存到指定地点。新文件内容和原文件完全相同,只是无域代码,因此不能再对引文进行格式化。执行此操作前,应对原稿做好保存操作。

（5）EndNote Web　EndNote Web 与 Web of Knowledge 和 EndNote 完全整合。Web of Knowledge 用户可以免费登录 EndNote Web 来统一管理不同来源的文献信息,并在论文写作过程中自动插入参考文献和按照要求期刊的格式生成参考文献列表,从而使文献管理与论文写作更快捷,EndNote Web 是对单机版 EndNote 的补充,为不在自己电脑前的使用者提供了一种管理文献的方法。

三、NoteExpress

NoteExpress 是由北京爱琴海乐之技术有限公司自主研发且拥有完全知识产权的文献检索、管理与应用系统,全面支持简体中文、繁体中文和英文。

1. NoteExpress 核心功能

（1）数据收集　内置几百个收费、免费电子资源库的接口,可以快速下载大量题录(文摘),针对性下载对读者有价值全文。

（2）管理　可以高效地管理电子文献题录以及全文,做到海量数据,井然有序。

（3）分析　对检索结果进行多种统计分析,有的放矢,事半功倍。

（4）发现　综述阅读方式,快速发现有价值文献,与文献相互关联的笔记功能,随时记录思想火花。

（5）写作　支持 Word 以及 WPS,在论文写作时自动生成符合要求的参考文献索引,烦琐的工作一键完成。

用户可以到 http://www.inoteexpress.com/aegean/ 网站上下载 NoteExpress 的安装程序,并购买授权码进行安装和使用。NoteExpress 的工作主界面如图 9-2-8 所示。

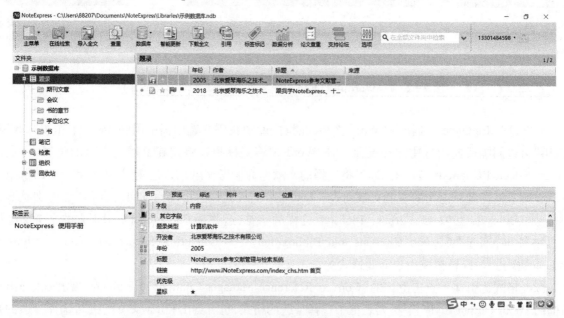

图 9-2-8　NoteExpress 的工作主界面(选自 2022 年 4 月 2 日)

2. 新建数据库

可以通过"文件→新建数据库"菜单命令或点击工具栏的数据库图标,选择新建数据库,在弹出对话框中指定新建数据库的名称和存储位置,同时,需选择数据库附件的保存位置以及附件保存方式。NoteExpress 默认在建立数据库的位置建立附件文件夹,如需要将附件存放在别的地方,可自行设置。空白数据库建立时,系统已自动建立了题录、笔记、检索、组织、回收站等目录。用户可以根据研究的需要,为数据库建立其他分类目录以及对目录进行增删改和排序等。用户也可以根据需要建立多个数据库,NoteExpress 支持打开多个数据库,并在这些数据库中移动和复制数据。

3. 收集数据

NoteExpress 通过题录(文献、书籍等条目)为核心来对文献进行管理的,建立新的题录数据库后,用户还需要把文献题录数据添加到数据库中,NoteExpress 提供了四种数据收集的方式。

(1)手工录入 选定手工录入的题录所存放的目录,右击→选择新建题录,并选定新建题录的类型,在编辑界面中录入相关数据后保存数据,即完成了手工录入的数据收集。手工录入作为题录收集的补充收集方式,费时费力,差错率高。需要手工录入时,也可以先复制一个与录入题录内容较为接近的题录,然后通过修改这条新题录来降低手工录入的劳动强度。

(2)外部数据库检索结果导入 NoteExpress 支持国内的维普、万方、CNKI 以及国外的 PubMed、ProQuest 等多家数据库的检索结果直接导入。系统自带了近 200 种导入过滤器以及 1 600 多种文献样式。外部数据库检索结果导入分为两个步骤:一是在外部数据库中将检索结果按某种格式导出;二是在 NoteExpress 中选择对应的过滤器将数据导入数据库。

(3)联网检索导入 NoteExpress 提供了在线检索和内嵌浏览器两种方法将检索结果保存到题录数据库。在线检索步骤:点击"在线检索"按钮及"选择在线数据库…"菜单项,在弹出对话框中选择所需检索的数据库,在检索界面,输入检索词检索,即可看见检索结果,用户可勾选检索结果,或使用"批量获取"功能,一次性可勾选多页检索结果,点击"保存勾选的题录",即可将需要的题录保存到指定目录(图 9-2-9)。通过浏览器在数据库页面上进行文献搜集,是用户最为熟悉的方式,也是最为常用的方式。用户可在 NoteExpress 内置的浏览器进行数据库检索,完成数据库检索后,点击某个记录后面的"保存当前题录到 NoteExpress"图标或点击检索结果列表上方的"批量保存当前页面的题录到 NoteExpress"图标,即可实现联网检索数据的导入。

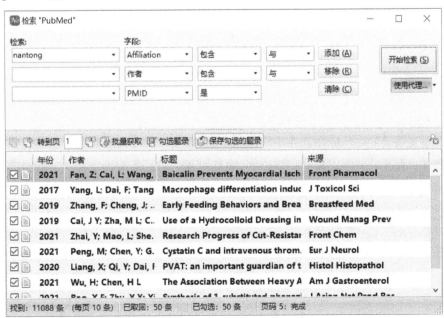

图 9-2-9 NoteExpress 在线检索结果导入(选自 2022 年 4 月 2 日)

（4）全文导入、智能识别、更新　对于已经下载了大量全文的用户，导入全文的功能可以快速实现将大量全文用 NoteExpress 管理起来，自动生成题录并将文献作为附件，实现文献管理的基本功能。NoteExpress 一次能导入多个文件，也可导入整个目录及其子目录下的所有文件，系统能自动根据目录的结构在数据库中建立对应的文件夹结构。NoteExpress 支持 PDF 和 CAJ 文件题录部分内容的智能识别及智能更新，还可手动选择在线更新，提高题录获取的效率及正确率。点击"全文导入"图标，即可完成已有全文导入文献数据库(图 9 - 2 - 10)。

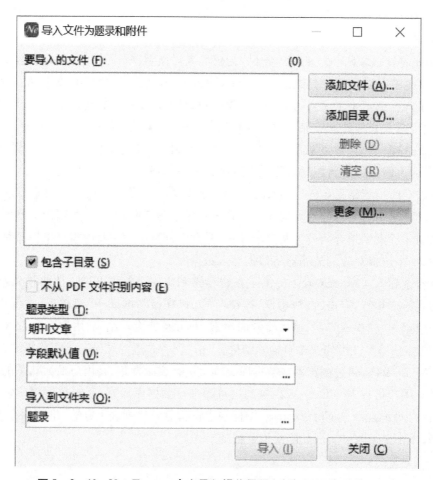

图 9 - 2 - 10　NoteExpress 全文导入操作界面(选自 2022 年 4 月 2 日)

4. 数据库管理

导入文献题录基本形成了个人文献数据库，NoteExpress 具有强大的管理功能，对纷繁的题录进行整理，为进一步的研究设计或文章撰写等提供服务。

（1）查找重复题录　在不同数据库中用相同检索条件进行检索，或者分次检索合并，都不可避免地出现重复题录。重复题录不仅浪费磁盘空间，而且对其中的一条进行了修改，别的相同题录不能同时更新，对文献管理阅读以及引用都会造成麻烦。点击工具栏中的"查重"按钮，启动查重功能，选择需查重的文件夹和字段范围，限定查重标准和比较选项，重复的题录高亮显示，右击选择菜单项"特殊删除"，指定删除重复题录的文件夹。

（2）虚拟文件夹　NoteExpress 提供虚拟文件夹功能管理同一数据库中一条题录分属于两个或几个不同的分类目录的跨学科文献。同一条文献可以属于多个文件夹但数据库中只保存一条。修改任何文件夹中的该条题录，在其他文件夹下都会同时修改；删除其中一个文件夹下的这条题录，其他文件夹中仍然存在，只有将最后一条题录删除掉，这条题录才会彻底从数据库中消失。选择属于多个文件夹的一条或多条题录,高亮选择后,点击鼠标右键,选择菜单项"链接到文件夹",弹出"选择文件夹"对话框,选择需要保存的文件夹,这样,选择的题录就属于两个文件夹了。

(3)附件管理 NoteExpress 提供强大的附件管理功能,常见的 PDF、Word、Excel、视频、音频文档以及文件夹、URL 等都可作为题录的附件。添加了全文附件的题录,在"题录相关信息命令"栏显示一个回形针标志,点击回形针,可以迅速打开附件。NoteExpress 在用户第一次添加附件时,会询问用户需要将附件存放在哪个文件夹中,用户可以根据自己的需要,将附件存放在需要的位置,作为附件文件夹。添加附件即将题录与全文相关联起来进行管理。NoteExpress 支持一条题录添加多个附件。高亮选中需要添加附件的题录,点击附件选项卡,选择要添加的附件,即可完成为单条题录添加附件。通过 NoteExpress 提供的批量下载全文的功能,可将全文快速下载到本地并与题录关联。从 NoteExpress 题录列表头的不同颜色的小方块中可直接看到每个题录的附件情况。左上角红色表示关联文件附件,右上角紫色表示关联笔记,左下角黄色表示关联文件夹,右下角棕色表示关联题录。

(4)标签标记 NoteExpress 提供多种标签来标记某一文献状态和重要性。如:未读已读状态标记、星标、优先级、标签云等。

(5)本地检索 NoteExpress 提供了简单检索和高级检索两种模式对本地数据库中的文献进行检索,以实现快速地帮助用户找到自己所需文献。

(6)数据备份 执行菜单"文件→数据库备份"命令,即可实现包含题录、标签、笔记、附件存放位置等信息的数据备份。由于 NoteExpress 的附件单独保存在附件文件夹中,因此在备份数据的时候,附件是需要单独备份的;自定义的题录类型及笔记类型、自己制作的 Style、自己制作的过滤器、自定义的表头列表等也需要单独备份。

(7)分析 NoteExpress 提供方便快捷的文献信息统计分析功能,帮助用户快速地了解某一领域的重要专家、研究机构、研究热点等。分析结果能导出为 TXT 和 CSV 等多种格式,方便做出精准的报告。

(8)综述与笔记 Note Express 提供包括作者、标题、来源、关键词、摘要等字段内容的综合阅读视图,帮助研究者快速阅读,发现有价值的文献。同时,可随时记录看文献时的想法和关于研究的设想,便于日后进一步开展工作。

5. 辅助写作

NoteExpress 内置了多种国内外学术期刊、学位论文和国标的格式规范,通过 NoteExpress 插入文献,并用需要的格式进行格式化,可以快速自动地生成参考文献,而且可以根据需要随时调整参考文献的格式,用户也可以非常方便地编辑自己需要的格式,实现"即写即引"的功能。NoteExpress 首创的多国语言模板功能,自动根据所引用的参考文献不同实现差异化输出。

四、知网研学

知网研学是中国知网(CNKI)推出的一个数字化学习与研究平台。它主要用于文献管理,旨在为用户量身定做探究式学习工具,展现知识的纵横联系,洞悉知识脉络,实现文献资源一站式阅读和管理、文献检索和下载、深入研读、数字笔记、知识管理、写作和排版、在线投稿等功能。其操作主界面如图 9-2-11 所示。知网研学主要特征如下:

① 一站式阅读和管理平台:支持多类型文件的分类管理,支持目前全球主要学术成果文件格式,包括:CAJ、KDH、NH、PDF、TEB 等文件的管理和阅读。新增图片格式文件和 TXT 文件的预览功能。支持将 Word、PPT、TXT 转换为 PDF。

② 知识深度学习:支持在线阅读,运用 XML 碎片化技术,实现全文结构化索引、知识元智能关联,提供强大的原文编改工具,深化研究式阅读体验。

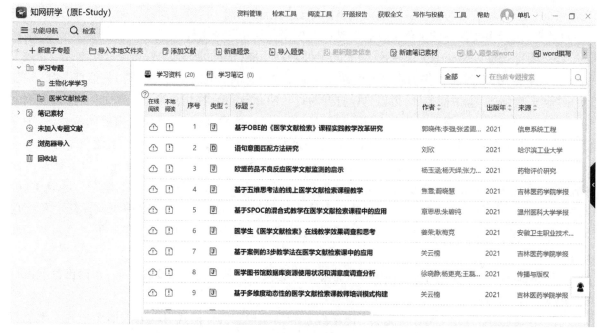

图 9 - 2 - 11　知网研学操作主界面(选自 2022 年 4 月 2 日)

③ 深入研读:支持对学习过程中的划词检索和标注,包括检索工具书、检索文献、词组翻译、检索定义、Google Scholar 检索等;支持将两篇文献在同一个窗口内进行对比研读。

④ 记录数字笔记:支持将文献内的有用信息记录笔记,并可随手记录读者的想法、问题和评论等;支持笔记的多种管理方式:包括时间段、标签、笔记星标;支持将网页内容添加为笔记。

⑤ 文献检索和下载:支持 CNKI 学术总库、CNKI Scholar、CrossRef、IEEE、PubMed、Science Direct、Springer 等中外文数据库检索,将检索到的文献信息直接导入专题中;根据用户设置的账号信息,自动下载全文,不需要登录相应的数据库系统。

⑥ 支持写作与排版:基于 Word 的通用写作功能,提供了面向学术等论文写作工具,包括:插入引文、编辑引文、编辑著录格式及布局格式等;提供了数千种期刊模板和参考文献样式编辑。

⑦ 在线投稿:撰写完排版后的论文,作者可以直接选择要投稿的期刊,即可进入相应期刊的作者投稿系统进行在线投稿。

⑧ 云同步:Web 端、桌面端(Windows/Mac/iPad)、移动端上实现三端专题数据实时同步。只要一个 CNKI 账号,用户就可以同步在电脑或手机上创建专题、管理收藏的文献,随时随地畅享文献。

⑨ 浏览器插件:支持 Chrome 浏览器、Opera 浏览器;支持将题录从浏览器中导入、下载到知网研学(原 E-Study)的指定专题节点中;支持的网站:中国知网、维普、百度学术、Springer、Wiley、Science Direct 等。

1. 学习专题

学习专题用于管理所需学习的文献、书籍、论文等资料以及辅助学习。可将本地计算机上的文献添加到不同的学习专题内进行分类阅读和管理;每个学习专题内还可以创建多层级文献夹,用于有效管理文献,构建知识脉络。在文献阅读学习过程中,还可以对学习专题内的文献记录笔记,并将笔记与文献一起保存在学习专题内。选择左侧的专题栏目,可实现专题的新建、导入、删除以及添加文献等。

2. 检索工具

系统提供学者检索、科研项目检索、工具书检索、学术概念检索、数字检索、图形检索、表格检索、Google Scholar 检索、工具栏中检索和翻译助手等多种检索途径和方法,实现文献信息资源的联网查找。

3. 文献题录管理

题录是描述文献的外部特征的条目,例如文献的重要度、标题、作者、发表时间等。文献的题录管理如图 9 - 2 - 12 所示。

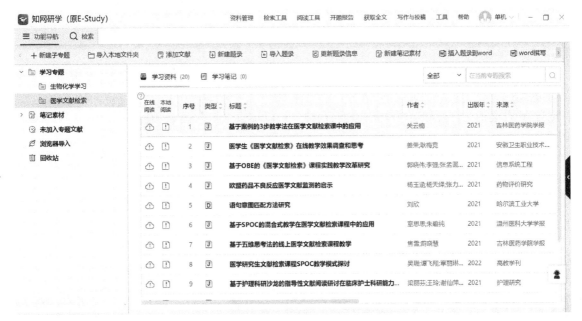

图 9 - 2 - 12　知网研学文献的题录列表(选自 2022 年 4 月 2 日)

（1）新建题录　选择"新建题录",在弹出的新建题录对话框中输入题录详细信息,也可以在这里为题录"添加附件"和"添加链接",填写完成后进行保存。

（2）更新题录　右键单击准备更新的文献题录,然后单击快捷菜单上的"更新题录信息",则系统自动将当前的文献题录与 CNKI 上的最新题录信息同步,并做对应修改;同时,底边栏的"题录"中的内容也会自动更新。

（3）导入题录　可以将从 CNKI 或其他文献数据库中下载的文献题录导入学习专题,还可以从其他文献管理软件(如 NoteExpress)中将文献题录导入学习专题。右键点击学习专题的文献夹,单击快捷菜单上的"导入题录"或者单击"导入题录"菜单,选择题录文件和样式过滤器(样式包含:"CNKI""NoteExpress""EndNote""RIS""BibTex"),单击"导入"即可;若导入预览出现乱码,则可尝试更改文件编码后再次预览或导入。

（4）检索题录　点击"检索",选择某个"学习专题"或相关在线数据库,然后选择检索字段并在检索内容框中输入检索关键词即可。

4. 文献阅读

（1）打开全文文献　打开文献全文有四种方式:① 右击文献题录,单击快捷菜单上的"打开全文"。② 双击需要打开文献的题录。③ 单击左侧导航栏中的文献。　④ 直接双击打开本地计算机上的文献文件,该文献即在"临时阅读"处打开,"临时阅读"处可以打开多篇文献,但只保存最后打开的 10 篇文献。同时,临时阅读文献记录的笔记无法保存,需要将文献拖动到相应的学习单元内,才能保存文献笔记。

（2）文字识别　单击工具栏"文字识别"图标,光标变为文字识别的"+"形状,按住鼠标左键对文献中的内容进行拖拽,选择需要识别的文字后,释放鼠标左键,识别出来的文字可以选择"复制到剪贴板"或"发送到 Wrod"。

（3）对比阅读　将学习专题内的两篇文献全文并排对比,以便查看文献之间的异同。单击菜单栏中的"阅读工具"→"左右对比阅读"或"上下对比阅读",在弹出的对话框中勾选需对比阅读的文献,单击"确定"按钮即可。

5. 记录笔记

阅读文献时,可以对该文献记录笔记,笔记分为知识点、注释、问题和读后感四类。

(1)添加笔记 选定需要记录笔记的文字,附近会自动浮现一条快捷工具条,点击"添加笔记"图标,在输入框内输入笔记内容即可。

(2)标注文献 标注是指用高亮工具、直线工具、曲线工具、矩形工具和椭圆工具对文献中部分内容予以标注。

(3)查看笔记 打开导航栏中的"笔记素材",可以检索、排序、查看相应的笔记。主界面显示该学习单元内的所有文献笔记,默认按笔记学习时间排序。

(4)删除笔记 在文献中的笔记记录位置,浮现"删除"菜单,选择"删除",删除后的笔记放到左侧导航栏中"回收站"的"笔记回收"。

(5)管理笔记 系统提供按时间、按标签内容和加星标三种方式查看和管理笔记。

6. 参考文献的格式化

当知网研学安装完毕后,Windows Word 中会增加一个"知网研学"(原 E-Study)工具栏(图 9-2-13)。

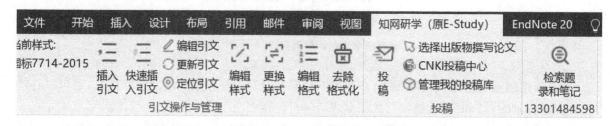

图 9-2-13 知网研学 Word 工具栏(选自 2022 年 4 月 2 日)

(1)插入引文 单击工具栏"插入引文"按钮,在弹出的对话框的文献列表中选择需要插入 Word 中的参考文献,单击"确定",在所编辑的论文的光标处自动插入参考文献编号,同时在论文的最后自动插入参考文献条目内容。

(2)编辑引文 在引文编号处,单击"编辑引文"按钮,在弹出的对话框中选中一条引文,单击"修改",即可对引文的不同字段进行编辑。

(3)更新引文 如果知网研学已经将文献的题录做了修改,单击"更新引文",参考文献即可与知网研学中的文献题录信息保持一致。

(4)定位引文 可实现引文编号与引文内容间的双向定位。

(5)更换引文样式 可按照预先设定的引文格式,更换引文的格式。

7. 写作和投稿

知网研学提供数千种论文模板和相应的参考文献样式,实现选刊投稿。通过菜单栏"选择出版物撰写论文",即选择一种出版物,并按照该出版物的投稿要求撰写论文,如没有相关的出版物,可以自己从 CNKI 投稿中心添加。撰写论文过程中,基于 Word 的通用写作功能,提供了面向学术等一系列论文写作工具,包括插入引文、编辑引文、编辑著录格式及布局格式等,可以批量修改参考文献格式和样式。撰写论文后,通过菜单栏 CNKI 投稿中心,即选择一种要投稿的期刊,可快速进入该期刊的作者投稿系统进行论文投稿。

五、医学文献王

医学文献王是北京医脉互通公司开发的面向医学生、医学工作者的文献管理工具。自 2004 年 1.0 版本上市以来,历经多年来的不懈努力,医学文献王已成为中国医学工作者重要的文献管理工具。目前最新版本是 Version 6 版。用户可在网站(http://refer.medlive.cn)下载软件,注册医脉通账号。用户均可免费使用该产品,但是部分功能受限,如需使用全部功能,需使用激活码激活为专业版。医学文献王与其他文献管理软件有许多功能相似,如支持中外文数据的导入导出、管理文献题录并插入各种附件、辅助写作等。

1. 特色功能

(1)加强医学文献检索　检索功能除了有预设的 PubMed、万方和 CNKI 数据库检索外,还增加了 MeSH 主题词检索功能,在期刊检索处还加入了核心期刊和影响因子的查询。

(2)实时汉化外文文献　在题录编辑界面,增加了快捷汉化按钮,对题录中的标题、关键词、摘要等可以实时汉化,帮助阅读。

(3)全文求助和 RSS 订阅功能　和医脉通全文求助软件绑定,可以向同行求助全文。软件中另外设计了 RSS 订阅功能,可以订阅医学数据库及医学论坛的专题信息。

(4)丰富的医学期刊著录格式　软件收集了 1 500 多种医学文献著录格式,方便医学科研者使用。

(5)期刊抢先读　软件中预设了呈现医脉通期刊文献频道整理的几十种医学期刊最新文摘信息。

2. 操作主界面

医学文献王具有智能化文献收集、专业化文献管理、便捷全文获取和自动化写作辅助四大特点,可以大大简化文献管理工作,提高学习和工作效率(图 9 - 2 - 14)。操作主界面分为五个部分,即菜单栏、工具栏、文献库导航栏、题录列表栏和题录编辑栏。

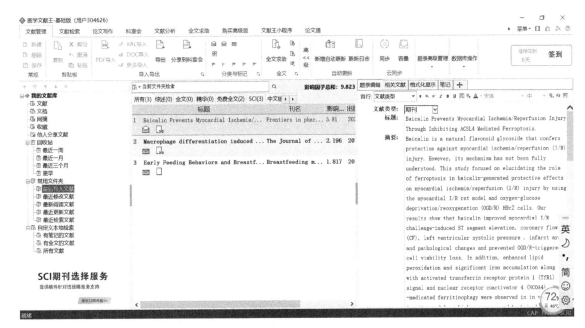

图 9 - 2 - 14　医学文献王主界面(选自 2022 年 4 月 2 日)

(1)文献库导航栏　文献库导航是实现文献管理的基础,其操作类似于 Windows 系统的资源管理器,可以根据需要新建、修改和删除目录,还可以通过该软件自带或自定义的过滤器把本地机中的文献导入医学文献王的目录中进行统一管理。

(2)题录列表栏　选择文献库导航栏中的某个目录,在题录列表区显示其所有题录信息,可对这些题录进行更新、标记、排序、查重、导出等操作。

（3）题录编辑栏　该栏由格式化显示窗口和题录编辑显示窗口组成。格式化显示窗口可浏览题录内容。题录编辑显示窗口可编辑题录内容，可编辑内容包括标题、作者、作者地址、出版年、摘要等文献的题录信息。

3. 建立文献库

（1）检索结果导入　软件提供的文献检索有两种方式，在线检索和浏览器检索模式来导入检索结果。点击在线检索，可以进行各种条件的限定检索和布尔逻辑运算检索，其中 PubMed 检索更支持中英文转换，大大降低语言门槛（图 9-2-15 和图 9-2-16）。浏览器检索与日常用 IE 等浏览器登录数据库的检索的习惯相同。选中检索结果，点击"保存此页选择题录到医学文献王"可将检索结果直接导入文献库中（图 9-2-17）。

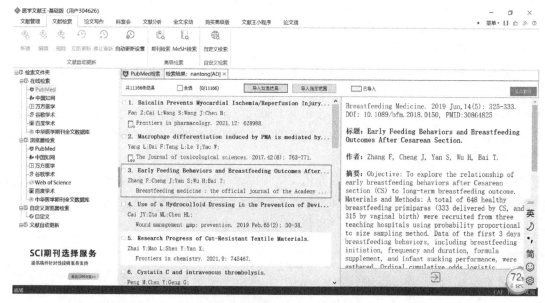

图 9-2-15　在线检索文献导入界面（选自 2022 年 4 月 2 日）

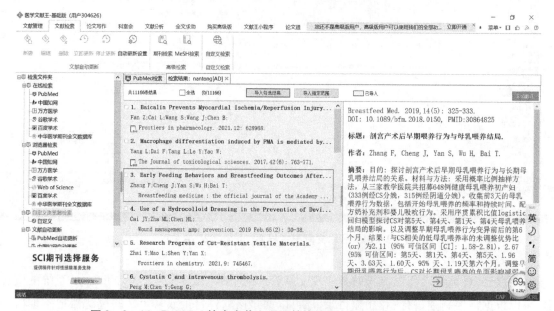

图 9-2-16　PubMed 检索中英文翻译转换界面（选自 2022 年 4 月 2 日）

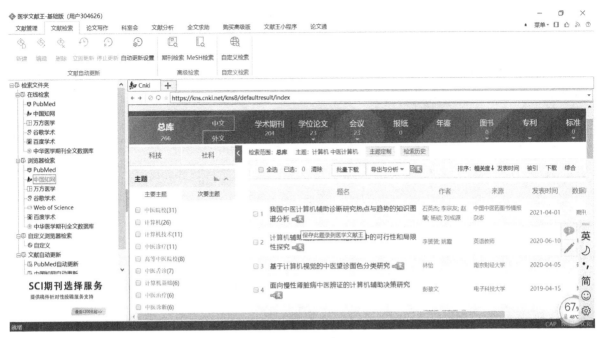

图 9 - 2 - 17 浏览器检索文献导入界面(选自 2022 年 4 月 2 日)

（2）网页检索导入 在医学文献王浏览器界面浏览网页或实时检索时，单击鼠标右键，选择弹出的保存格式菜单（如图 9 - 2 - 18），则可将题录等保存到医学文献王中。

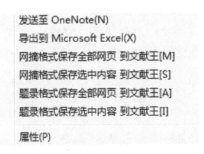

图 9 - 2 - 18 医学文献王保存格式选项(选自 2022 年 4 月 2 日)

（3）过滤器导入 首先，在其他数据库中检索，并将检索的题录结果以特定格式导出至题录文件；其次，在医学文献王中点击菜单"文献管理→更多导入"，在弹出的对话框中选择合适的过滤器，并注意勾选"导入时过滤重复文献"，即可实现批量题录数据的导入。当过滤器选择为"PDF 导入智能插件"或"MyDoc 导入插件"，则可同时选择多个 PDF 或 Word 文档导入。

（4）手工录入 点击"文献管理→新建"，在题录编辑栏中输入题录信息，保存即可。

4. 更新文献库

医学文献王可以实现对 PubMed、CNKI、维普和万方数据库的检索、下载和自动更新。通过建立如图 9 - 2 - 19 的自动更新任务，医学文献王会在设定时间自动把指定数据库中最新的相关文献下载至指定的文献库存储目录中。也可选择具体文献，手动更新相关信息。

5. 管理文献库

医学文献王提供了题录排序、库内检索、笔记标识及内容汉化等操作功能，帮助用户便捷和高效地管理文献数据库。

（1）排序 可以单击题录标题栏字段对数据库中的文献进行排序，也可以利用高级排序功能，按多个字段进行排序。

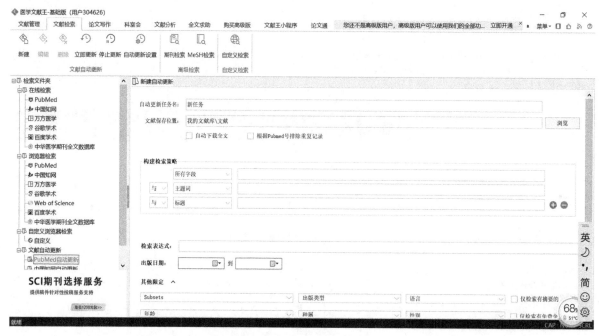

图 9 - 2 - 19　医学文献王自动更新界面(选自 2022 年 4 月 2 日)

(2)查重　选择"文献管理➡题录高级管理➡查重除重"命令,设置需要查重的字段,软件自动将查重结果中重复的题录选中并锁定,按 Delete 键,可一次性将显示重复的题录全部删除。

(3)完善题录　可以为题录做笔记、做标识,添加题录的全文、相关网址及文件等。

(4)本地检索　选择"文献管理➡题录高级管理➡高级检索"命令,可使用"与""或""非"等布尔逻辑运算符进行组合,快速从所建数据库中查找需要的文献。

(5)管理不同来源的文献资料　选择"文献管理➡导入或导出"等命令,可以与 EndNote、NoteExpress、Reference Management 等文献管理软件进行数据交换,还能通过过滤器导入其他格式的题录。

(6)全文获取　选择"文献管理➡全文求助、下载全文、插入全文"等命令,软件不仅可以自动下载全文(需要有全文下载权限),还可以直接发送全文求助信息到医脉通平台求助全文,一般情况下两个小时内可得到全文。

6. 文献分析

对管理的数据库文献,软件提供按照主题词、关键词、作者、发表时间、发表期刊和发表单位等对数据库中文献情况进行分析。选择"文献分析"命令后,可继续选择"基本分析"和按自定义标记及分类标签对文献分布情况作简单统计,还可对文献进行二次分析。

7. 辅助写作

医学文献王安装完成后,在 Word 中会出现如图 9 - 2 - 20 所示的工具条。

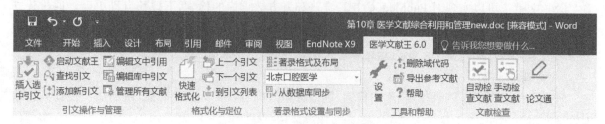

图 9 - 2 - 20　医学文献王 Word 工具条(选自 2022 年 4 月 2 日)

工具条常用功能有:

（1）查找并插入引文　点击"查找引文"按钮后,弹出"查找并插入引文"窗口,在该窗口中检索到满足条件的引文,选中需要插入的引文后,点击"插入"按钮,在 Word 文档中的光标处自动插入引文标记并且在文章末尾插入引文。

（2）插入选中引文　在医学文献王中选中要插入的参考文献后,在 Word 中将光标置于需要插入引文处,点击该按钮即可插入引文标记和引文。

（3）著录格式与布局　可设置不同的著录格式以及文末参考文献的字体、字号及行距等排版格式。设置完毕后,Word 中的引文格式随之变化。

（4）快速格式化　如果调整了引文标记的位置,点击该按钮可以形成新的序号编排。

（5）编辑文中引用　将光标停留在所需编辑的引文标记处,点击该按钮打开"编辑文中引用"窗口,编辑完引文后点击"确定"按钮,Word 中该引文自动更新为修改后的引文。

（6）添加新的引文　该功能类似于手工录入题录,将光标放在需要插入引文处,点击该按钮弹出"添加新的引文"对话框,输入引文字段后,按"确定"按钮,可在 Word 中光标停留处插入新添加的引文并可将题录添加到医学文献王文献库中。

（7）删除域代码　用于取消 Word 域代码,执行该操作后医学文献王就无法对引文的著录格式进行更换,同时也不能再对参考文献序号进行自动编排。建议最好在论文确定准确无误后再删除域代码。

（8）导出参考文献　点击该按钮,可把本 Word 文档中引用的参考文献导出到指定目录中。

第三节　医学论文写作规范

一、概述

医学论文是指讨论或研究医学范畴中学术问题的议论说理性的文章,用以表明作者的见解和学术观点。医学论文应具有科学性、创新性、理论性、简洁性、逻辑性、可读性等科技论文的基本特征。

科学性就是要求论文资料翔实、内容先进。资翔详实,指论文内容、材料、结果必须是客观存在的事实,能够经得起科学的验证和实践的考验,不能主观臆断,更不能为达到"预期目的"而歪曲事实,伪造数据;内容先进,要求论文理论和实践水平能够代表当今国内外医学发展水平,如果失去了这一点,论文也就失去了价值。创新性即文章要报道新发现,发表新方法、新理论,对于已为人知的观点不必复述,而应突出阐明自己新的观点。不同于一般的科研记录或实验报告,医学论文应提炼出指导医学科研活动及临床实践的经验教训,发现规律,并上升为理论,来指导实践,体现其理论。论文要用最短的文字说明要阐述的问题,材料方法部分应简明扼要,结果部分可用较少的图表说明较多的问题,讨论部分不重复已有的讨论,不赘述已公认的东西。论文的逻辑性是指论题、论点、论据、论证之间的联系一环扣一环,循序撰写,首尾呼应,并做到资料完整,设计合理,避免牵强附会,空洞无物。论文文字通顺,结构清晰,所用词汇既具有专业性又最易读懂,能让读者用较少的脑力和时间理解所表达的观点和结论,并留下深刻的印象,具有较高的可读性。

二、医学论文的分类

医学论文种类繁多,按论文的研究内容及资料内容分类,医学论文可分为:实验研究、调查研究、实验观察、资料分析、经验体会等。按论文的论述体裁分类,主要可分为七大类:评论类、论著类、简报类、病例报告类、综述(讲座)类、会议纪要类、消息动态类等。

1. 评论类

评论类文章的常见形式有述评、专论、编者的话、编者按、编后语等。述评和专论是作者或编者针对某一科研项目或研究专题进行较为广泛而深入的阐述与评论,要求观点鲜明、针对性强。编者的话、编者按及编后语三者均是从编者的角度对某一刊物或某一组、某一篇具体文章的某个观点进行评论或阐述。编者按和编后语要求简明扼要、观点鲜明、语言精练、用词准确而且慎重。

2. 论著类

医学论著包括实验研究、临床研究、临床报告、现场调查研究等,是报道基础、临床、预防等研究成果与实践经验的学术性论文,均属于一次性文献,它们构成了各种医学学术性期刊的核心。

3. 简报类

简报类常见的形式有论著摘要、简报等。要求语言简练,内容高度概括,其中应提供主要研究方法、重要结果数据、新的见解与结论。以摘要或简报形式在一种刊物发表后,作者还可以全文在他刊发表。

4. 病例报告类

常见的形式有病例报告、个案分析、临床病理(例)讨论等。一般是介绍典型的病例诊治经验。这类文稿要求内容确切、病例资料完整、诊断有科学依据、讨论有针对性。

5. 综述和讲座类

综述是反映某一领域或某一专题研究进展或动态的文稿。综述要求尽可能将收集到的最新文献资料介绍给读者,综述稿内必须将引用的参考文献逐一列出。讲座、教程及继续教育园地稿件是向读者系统介绍某一专业或专题研究方面的基本知识,要求比教科书的内容更深入、更新颖。内容要深入浅出,必要时配合图、表等资料说明。

6. 会议纪要类

会议纪要是医学期刊一种常见的报道形式。它包括全国性编委会纪要、重要学术会议纪要。会议纪要基本内容包括会议的基本情况(如会议召开的具体时间、地点及参会人数)、会议的主要议题、实质性内容、讨论结果、会议收获及其总体评价。

7. 消息动态类

此类文稿强调时间性,具有报道及时、快速、简短扼要等特点。常见栏目:国内外学术动态、科研简讯、医学新闻、时讯、信息、消息、会议预告等。

三、医学论文的结构

医学论著已形成了一种基本固定的"四段式"结构,即前言(Introduction)、材料和方法(Materials and Methods)、结果(Results)、讨论(Discussion)。

1. 引言(前言、导言、绪言、序言)

引言主要概述研究的背景、目的、研究思路、理论依据、研究方法、预期结果和意义等。某些研究有必要交代研究开始的时间。前言作为论文的引子,要求点明主题,抓住中心。可以少量引用以往的重要文献并加以分析,但不可长篇幅追溯历史,罗列文献。

2. 方法

常用标题有"材料和方法""对象和方法""资料和方法"等。材料和方法主要是说明研究所用的材料、方法和研究的基本过程,回答了"怎么做"的问题,起到承上启下的作用。材料是表现研究主题的实物依据,方法是指完成研究主题的手段。材料和方法是科技论文的基础,是判断论文科学性、先进性的主要依据。它可以使读者了解研究的可靠性,也为别人重复此项研究提供资料。不同类型研究的材料和方法的写作也不完全一样。

实验研究要交代实验条件和实验方法。① 实验条件包括实验动物的来源、种系、性别、年龄、体重、健康状况、选择标准、分组方法、麻醉与手术方法、标本制备过程以及实验环境和饲养条件等。② 实验方法包括所用仪器设备及规格、试剂、操作方法。③ 实验试剂如系常规试剂,则说明名称、生产厂家、规格、批号即可;如系新试剂,还要写出分子式和结构式;若需配制,则应交待配方和制备方法。④ 实验操作方法如属前人用过的、众所周知的,只要交代名称即可;如系较新的方法,则应说明出处并提供参考文献;对某方法进行了改进,则要交代修改的根据和内容;若论文系报道新方法,则应详细地介绍试剂的配制和操作的具体步骤,以便他人学习和推广。

治疗性的临床研究的对象是病人,应说明来自住院或门诊,同时必须将病例数、性别、年龄、职业、病因、病程、病理诊断依据、分组标准、疾病的诊断分型标准、病情和疗效判断依据、观察方法及指标等情况作简要说明。① 对研究新诊断方法的论文,要交代受试对象是否包括了各类不同患者(病情轻重、有无合并症、诊疗经过等),受试对象及对照者的来源(如不同级别的医院某病患病率及就诊率可能不同),正常值如何规定,该诊断方法如何具体进行等等。② 研究疾病临床经过及预后的论文,要注意说明病人是在病程的哪一阶段接受治疗,病人的转诊情况,是否制定了观察疾病结果的客观标准。③ 病因学研究论文则要交代所用研究设计方法(如临床随机试验、队列研究等),是否做剂量-效应观察。④ 对临床疗效观察研究来说,主要说明病例选择标准,病例的一般资料(如年龄、性别、病情轻重等),分组原则与样本分配方法(配对、配伍或完全随机),疗效观察指标和疗效标准。⑤ 治疗方法如系手术,应注明手术名称、术式、麻醉方法等;如系药物治疗则应注明药物的名称(一般用学名而不用商品名)、来源(包括批号)、剂量、施加途径与手段、疗程,中草药还应注明产地与制剂方法。

在材料与方法中,还应简要说明在什么条件下使用何种统计处理方法与显著性标准,必要时应说明计算手段和软件名称。

3. 结果

结果是科研论文的核心部分,科研的成败与否是根据结果来判断的,结论与推论亦由结果导出。结果部分最能体现论文的学术水平和理论与实用价值。论著的学术价值如何,主要取决于这一部分。结果中应将研究过程中所得到的各种原始材料和数据归纳分析,得出相应的结论,然后用文字或图、表进行表达。结果的叙述要求真实和准确。不论结果是阳性还是阴性,肯定还是否定,临床应用是成功还是失败,都应该如实反映。论著中的所有数据都要经过统计学处理。对均数和百分率应进行显著性检验,否则易于造成假象。应注意区别结构指标(比)与强度指标(率)的不同。当统计学的显著性检验显示 P 值<0.05 或<0.01 时,应分别写为"差异有显著意义"或"差异有非常显著意义"。

4. 讨论

此段主要是对研究结果进行评价、阐明和推论。这一部分的内容因文而异,大致包括:阐述研究工作的原理和机制;说明研究材料和方法的特点及其得失;比较结果与他人结果的异同,分析各自的优越性和不足;对研究结果进行理论概括,提出新观点;对各种不同的观点进行比较和评价,提出今后探索的方向和展望等。当然以上问题不可能在每篇文章中面面俱到,要因文制宜,言之有物。讨论要紧扣研究结果,突出新发现和新观点,避免重复前述内容和以往文献曾报道的内容,但也不能仅仅描述为与他人的报告"相一致""相符合"等。讨论一般不列图和表。

5. 致谢

科研工作的顺利完成离不开他人的帮助,在正文的最后应向对该研究提供过帮助的人致以谢意。致谢的对象包括:对研究工作提出指导性建议者,论文审阅者,资料提供者,技术协作者,帮助统计者,为研究绘制图表者,提供样品、材料、设备以及其他方便者。

6. 论文的层次布局

(1) 文题　要画龙点睛,高度概括全文主旨。中文文题一般不超过 20 个字,英文文题应与中文文题内容一致。

(2) 作者姓名和工作单位名称　作者署名表示对论文内容负责,也是对作者著作权的尊重。作者排序按贡献大小。署名人数按杂志要求各不相同。

(3) 中、英文摘要　摘要位于正文前,包括 4 大要素,即目的、方法、结果、结论。

（4）关键词 选取反映文章主题概念的词和词组。杂志不同要求不一,一般3~8个。

（5）正文 要层次清晰,引言之后为材料与方法、结果、讨论、致谢、参考文献。

（6）参考文献 作者通过引用参考文献反映论文的科学依据,体现尊重他人研究成果的态度。文献著录原则:按杂志要求格式引用,文献应是作者直接阅读的原著,而不是间接转引他人阅读的原文,要以近3~5年的文献为主。

四、写作步骤

1. 写作素材的获取
① 认真选题。
② 重视查新。
③ 严密设计。
④ 科学实施。
⑤ 合理组材。

2. 写作前的准备
① 原始资料的处理。
② 材料的表达方法。
③ 拟定论文题目。
④ 论文构思和拟写提纲。

五、论文的发表与交流

医学论文发表与交流有多种形式,包括在国内外公开发行的期刊上发表,或是在国际、国内的学术会议上宣读,以及发表在未公开发行的内部交流期刊上和在部门性学术性会议上交流。论文的发表一般要经过撰写、投稿、审稿、修改、录用及发表等过程。

1. 投稿

投稿主要有三种方式:纸质投稿、E-mail投稿和网上投稿。目前最常用的投稿方式为后两种。投稿要根据稿件内容和质量找到适合的期刊,在确定多个适合投稿的同类期刊后,要比较期刊的审稿周期、期刊知名度(影响因子)、一年出版多少卷、出版速度如何、国内期刊有无审稿费的发票、期刊编辑服务态度,以便确定适合自己最需要的期刊。确定一个投稿的期刊后,要熟悉这个期刊的投稿要求和流程,一个期刊的投稿流程主要有投稿、编辑处理稿件、审稿、修改、结果。

2. 审稿

作者将文稿投交有关期刊编辑部(会议审稿委员会)后,由编务人员进行登记后转交编辑;编辑对文稿进行初审,衡量其与期刊性质(会议主题)是否相符,以确定是否有外送专家审阅的价值,如无送审价值则退还给作者;对于有送审价值的文稿,一般采用两位审稿人同时审稿。

3. 退稿、修改、录用

审稿专家返回审稿意见,编辑部或编委会根据稿件审查意见,确定稿件的取舍。对不宜刊用的稿件,应及时退给作者或由作者自行处理;对于需要修改的稿件,编辑部给出修改意见和完成时间,并将修改稿返回编辑部;对要刊用的稿件,需认真地进行编辑加工。

（胡新平 罗秀娟）

附　录

附录一:MeSH 范畴表主要类目
Medical Subject Heading Categories and Subcategories

A. Anatomy(解剖学)

A01	Body Regions	身体各部位
A02	Musculoskeletal System	肌肉骨骼系统
A03	Digestive System	消化系统
A04	Respiratory System	呼吸系统
A05	Urogenital System	泌尿生殖系统
A06	Endocrine System	内分泌系统
A07	Cardiovascular System	心血管系统
A08	Nervous System	神经系统
A09	Sense Organs	感觉器官
A10	Tissues	组织
A11	Cells	细胞
A12	Fluids and Secretions	体液和分泌物
A13	Animal Structures	动物结构
A14	Stomatognathic System	口颌系统
A15	Hemic and Immune Systems	血液和免疫系统
A16	Embryonic Structures	胚胎结构
A17	Integumentary System	皮肤系统

B. Organisms(生物)

B01	Animals	动物
B02	Algac	藻类
B03	Bacteria	细菌
B04	Viruses	病毒
B05	Fungi	真菌
B06	Plants	植物
B07	Archaea	古(原)生物
B08	Mesomycetozoea	鲈肤孢虫

C. Diseases(疾病)

C01	Bacterial Infections and Mycoses	细菌感染和真菌病
C02	Virus Diseases	病毒疾病
C03	Parasitic Diseases	寄生虫病
C04	Neoplasms	肿瘤

C05	Musculoskeletal Diseases	肌肉与骨骼疾病
C06	Digestive System Diseases	消化系统疾病
C07	Stomatognathic Diseases	口颌疾病
C08	Respiratory Tract Diseases	呼吸道疾病
C09	Otorhinolaryngologic Diseases	耳鼻喉疾病
C10	Nervous System Diseases	神经系统疾病
C11	Eye Diseases	眼疾病
C12	Male Urogenital Diseases	男性泌尿生殖系统疾病
C13	Female Urogenital Diseases and Pregnancy Complications	女性泌尿生殖系统疾病和妊娠并发症
C14	Cardiovascular Diseases	心血管系统疾病
C15	Hemic and Lymphatic Diseases	血液和淋巴疾病
C16	Congenital, Hereditary, and Neonatal Diseases and Abnormalities	先天性、遗传性及新生儿疾病和畸形
C17	Skin and Connective Tissue Diseases	皮肤和结缔组织疾病
C18	Nutritional and Metabolic Diseases	营养和代谢疾病
C19	Endocrine Diseases	内分泌疾病
C20	Immunologic Diseases	免疫性疾病
C21	Disorders of Environmental Origin	环境诱发的疾病
C22	Animal Diseases	动物疾病
C23	Pathological Conditions, Signs and Symptoms	病理状态、体征和症状

D. Chemicals and Drugs(化学品和药物)

D01	Inorganic Chemicals	无机化合物
D02	Organic Chemicals	有机化合物
D03	Heterocylic Compounds	杂环化合物
D04	Polycyclic Compounds	多环化合物
D05	Macromolecular Substances	大分子物质
D06	Hormones, Hormone Substitutes and Hormone Antagonists	激素、激素代用品和激素拮抗剂
D08	Enzymes and Coenzymes	酶和辅酶
D09	Carbohydrates	碳水化合物
D10	Lipids	脂类
D12	Amino Acids, Peptides and Proteins	氨基酸、肽和蛋白质
D13	Nucleic Acids, Nucleotides and Nucleosides	核酸、核苷酸和核苷
D20	Complex Mixtures	复合混合物
D23	Biological Factors	生物因子
D25	Biomedical and Dental Materials	生物医学和牙科材料
D26	Pharmaceutical Preparations	药用制剂
D27	Chemical Actions and Uses	化学作用和用途

E. Analytical, Diagnostic and Therapeutic Techniques and Equipment (分析、诊断、治疗技术和设备)

E01	Diagnosis	诊断
E02	Therapeutics	治疗学
E03	Anesthesia and Analgesia	麻醉和镇痛
E04	Surgical Procedures, Operative	外科手术

E05	Investigative Techniques	研究技术
E06	Dentistry	牙科学
E07	Equipment and Supplies	设备和供应

F. Psychiatry and Psychology（精神病学和心理学）

F01	Behavior and Behavior Mechanisms	行为和行为机制
F02	Psychological Phenomena and Processes	心理现象和过程
F03	Mental Disorders	精神疾病
F04	Behavioral Disciplines and Activities	行为学科和活动

G. Biological Sciences（生物科学）

G01	Biological Sciences	生物科学
G02	Health Occupations	保健事业
G03	Environment and Public Health	环境和公共卫生
G04	Biological Phenomena, Cell Phenomena and Immunity	生物现象、细胞现象和免疫
G05	Genetic Processes	遗传学过程
G06	Biochemical Phenomena, Metabolism, and Nutrition	生化现象、代谢和营养
G07	Physiological Processes	生理过程
G08	Reproductive and Urinary Physiology	生殖和泌尿生理学
G09	Circulatory and Respiratory Physiology	循环和呼吸生理学
G10	Digestive, Oral and Skin Physiology	消化、口腔和皮肤生理学
G11	Musculoskeletal, Neural and Ocular Physiology	肌肉、骨骼、神经和视觉生理学
G12	Chemical and Pharmacologic Phenomena	化学和药理现象
G13	Genetic Phenomena	遗传现象
G14	Genetic Structures	遗传结构

H. Physical Sciences（自然科学）

| H01 | Natural Sciences | 自然科学 |

I. Anthropology, Education, Sociology and Social Phenomena
（人类学、教育、社会学和社会现象）

I01	Social Sciences	社会科学
I02	Education	教育
I03	Human Activities	人类活动

J. Technology, Industry, Agriculture（技术学、工业、农业）

| J01 | Technology, Industry, and Agriculture | 技术学,工业和农业 |
| J02 | Food and Beverages | 食物和饮料 |

K. Humanities（人文科学）

| K01 | Humanities | 人文科学 |

L. Information Science（信息科学）

| L01 | Information Science | 信息科学 |

M. Named Groups(指定群体)

M01　Persons　　　　　　　　　　　　　　　　　　　　　人

N. Health Care(卫生保健)

N01　Population Characteristics　　　　　　　　　　　人口特征
N02　Health Care Facilities, Manpower, and Services　卫生保健设施、人力和服务
N03　Health Care Economics and Organizations　　　　卫生保健经济和组织
N04　Health Services Administration　　　　　　　　　卫生服务管理
N05　Health Care Quality, Access, and Evaluation　　 卫生保健质量、实施和评估

Z. Geographical(地理学)

Z01　Geographic Locations　　　　　　　　　　　　　　地理位置

附录二:MeSH 副主题词等级表
MeSH Topical Subheading Hierarchies

analysis	分析
blood	血液
cerebrospinal fluid	脑脊髓液
isolation & purification	分离和提纯
urine	尿
anatomy & histology	解剖学和组织学
blood supply	血液供给
cytology	细胞学
pathology	病理学
ultrastructure	超微结构
embryology	胚胎学
abnormalities	畸形
innervation	神经支配
chemistry	化学
agonists	激动剂
analogs & derivatives	类似物和衍生物
antagonists & inhibitors	拮抗剂和抑制剂
chemical synthesis	化学合成
diagnosis	诊断
pathology	病理学
radiography	放射照相术
radionuclide imaging	放射性核素成像
ultrasonography	超声检查
education	教育
ethics	伦理学
etiology	病因学
chemically induced	化学诱导
complications	并发症
secondary	继发性
congenital	先天性
embryology	胚胎学
genetics	遗传学
immunology	免疫学
microbiology	微生物学
virology	病毒学
parasitology	寄生虫学
transmission	传播
organization & administration	组织与管理
economics	经济学
legislation & jurisprudence	立法和法学

manpower	人力
standards	标准
supply & distribution	供应和分配
trends	发展趋势
utilization	利用
pharmacology	药理学
administration & dosage	投药与剂量
adverse effects	副作用
poisoning	中毒
toxicity	毒性
agonists	激动剂
antagonists & inhibitors	拮抗剂和抑制剂
contraindications	禁忌证
diagnostic use	诊断应用
pharmacokinetics	药代动力学
physiology	生理学
genetics	遗传学
growth & development	生长和发育
immunology	免疫学
metabolism	代谢
biosynthesis	生物合成
blood	血液
cerebrospinal fluid	脑脊髓液
deficiency	缺乏
enzymology	酶学
pharmacokinetics	药代动力学
urine	尿
physiopathology	病理生理学
secretion	分泌
statistics & numerical data	统计学和数值数据
epidemiology	流行病学
ethnology	人种学
mortality	死亡率
supply & distribution	供应和分配
utilization	利用
therapeutic use	治疗应用
administration & dosage	投药和剂量
adverse effects	副作用
contraindications	禁忌证
poisoning	中毒
therapy	治疗
diet therapy	饮食疗法
drug therapy	药物疗法
nursing	护理
prevention & control	预防与控制

radiotherapy　　　　　　　　　　　　　　　　　放射疗法
rehabilitation　　　　　　　　　　　　　　　　　康复
surgery　　　　　　　　　　　　　　　　　　　外科学
　　transplantation　　　　　　　　　　　　　　　移植

附录三:BA 主要概念标题等级表
Hierarchical List of Major Concept Headings

Aging	衰老
Agrichemicals	农业化学
Agriculture	农学
Agronomy	农艺学
Animal Husbandry	畜牧学
Horticulture	园艺学
Allied Medical Sciences	相关医学科学
Aerospace Medicine	宇航医学
Audiology	听力学
Biomedical Engineering	生物医学工程
Chiropractic Medicine	按摩医学
Clinical Chemistry	临床化学
Dental Technology	牙科技术
Hospital Administration	医院管理
Medical Genetics	医学遗传学
Nursing	护理
Occupational Health	职业卫生
Optometry	验光学
Osteopathic Medicine	骨疾病
Pharmacy	药剂学
Physical Rehabilitation	物理康复
Podiatry	足病学
Public Health	公共卫生
Serology	血清学
Speech Pathology	语言病理学
Sports Medicine	运动医学
Animal Care	动物保健
Anthropology	人类学
Human Ecology	人类生态学
Aquaculture	水产养殖
Bacteriology	细菌学
Behavior	行为学
Biochemistry and Biophysics	生物化学和生物物理学
Bioenergetics	生物能量学
Enzymology	酶学
Molecular Genetics	分子遗传学
Biodiversity	生物多样性
Biomaterials	生物材料
Bioprocess Engineering	生物加工工程
Biosynchronization	生物同步

Botany	植物学
Business and Industry	商业和工业
Cell Biology	细胞生物学
Membranes	细胞膜学
Chemical Coordination and Homeostasis	化学协调和平衡
Endocrine System	内分泌系统
Immune System	免疫系统
Integumentary System	皮肤系统
Urinary System	泌尿系统
Chemistry	化学
Communication	交流
Linguistics	语言学
Computational Biology	计算生物学
Computer Applications	计算机应用
Mathematical Biology	数学生物学
Models and Simulations	模型和模拟
Conservation	保护
Wildlife Management	野生物管理
Cosmetics	化妆品
Development	发育
Economic Entomology	经济昆虫学
Economics	经济学
Education	教育学
Environmental Sciences	环境科学
Climatology	气候学
Ecology	生态学
Estuarine Ecology	河口生态学
Freshwater Ecology	淡水生态学
Groundwater Ecology	地下水生态学
Marine Ecology	海洋生态学
Subterranean Ecology	地下生态学
Terrestrial Ecology	陆地生态学
Geology	地质学
Equipment and Instrumentation	仪器和设备
Evolution and Adaptation	进化和适应
Exobiology	外空生物学
Foods	食品
Forensics	法学
Forestry	林学
General Life Studies	普通生命研究
Genetics	遗传学
Government and Law	政府和法律
History	历史
Biography	传记
Infection	感染

Information Studies	信息研究
Ingestion and Assimilation	摄食和吸收
Dental and Oral System	牙齿和口腔系统
Digestive System	消化系统
Mathematics	数学
Medical Sciences	医学科学
Anesthesiology	麻醉学
Human Medicine	人体医学
Cardiovascular Medicine	心血管医学
Clinical Endocrinology	临床内分泌学
Clinical Immunology	临床免疫学
Allergy	变态反应
Dental Medicine	口腔医学
Dermatology	皮肤病学
Gastroenterology	胃肠病学
Geriatrics	老年医学
Gynecology	妇科学
Hematology	血液学
Nephrology	肾病学
Neurology	神经病学
Obstetrics	产科学
Oncology	肿瘤学
Ophthalmology	眼科学
Orthopedics	整形外科学
Otolaryngology	耳鼻喉科学
Pediatrics	儿科学
Psychiatry	精神病学
Pulmonary Medicine	肺医学
Rheumatology	风湿病学
Urology	泌尿科学
Radiology	放射医学
Surgery	外科学
Veterinary Medicine	兽医学
Metabolism	代谢
Methods and Techniques	方法和技术
Microbiology	微生物学
Miscellaneous Substances	其他物质
Morphology	形态学
Movement and Support	运动与支持系统
Muscular System	肌肉系统
Skeletal System	骨骼系统
Mycology	真菌学
Neural Coordination	神经协调
Nervous System	神经系统
Nutrition	营养学

Paleobiology	古生物学
Parasitology	寄生虫学
Pathology	病理学
Pest Assessment Control and Management	有害物评估控制和管理
Pesticides	杀虫剂
Pharmacology	药理学
Pharmaceuticals	制药学
Pharmacognosy	生药学
Philosophy and Ethics	哲学和伦理
Phycology	藻类学
Physics	物理学
Physiology	生理学
Pollution Assessment Control and Management	污染评估控制和管理
Population Studies	人口研究
Biogeography	生物地理学
Epidemiology	流行病学
Human Geography	人类地理学
Population Genetics	人口遗传学
Sociology	社会学
Radiation Biology	放射生物学
Reproduction	生殖
Reproductive System	生殖系统
Respiration	呼吸
Respiratory System	呼吸系统
Sanitation	环境卫生
Waste Management	废物处理
Sensory Reception	感觉反应
Sense Organs	感觉器官
Soil Science	土壤科学
Systematics and Taxonomy	系统学和分类学
Toxicology	毒理学
Transport and Circulation	运输和循环
Blood and Lymphatics	血液和淋巴
Cardiovascular System	心血管系统
Tumor Biology	肿瘤生物学
Vector Biology	媒介动物生物学
Virology	病毒学
Zoology	动物学

附录四:美国《高等教育信息素养能力标准》
Information Literacy Competency Standards for Higher Education

信息素养是指个人"能认识到何时需要信息,和有效地搜索、评估和使用所需信息的能力。"信息素养在当代科技迅速发展和信息资源极其丰富的环境下变得越来越重要。由于环境变得愈渐复杂,个人在学习、工作和生活中面临着多样化的、丰富的信息选择。信息可以来自图书馆、社区、行会、媒体和互联网等。越来越多的未经过滤的信息的出现使得它们失去了真实性、正确性和可靠性。另外,个人很难理解和评估以图片、声像和文本的形式存在的信息。信息的不可靠性和不断增加的数量对社会形成威胁。如果缺乏有效利用信息的能力,大量信息本身并不能使大众从中汲取知识。

信息素养为一生学习奠定基础。它适用于各个学科、各种学习环境和教育水平。它可以让学习者掌握内容,扩展研究的范围,有更多主动性和自主性。有信息素养的人应能做到以下几点:

- ·决定所需信息的范围。
- ·有效地获取所需信息。
- ·严格评价信息及其相关资源。
- ·把所选信息融合到个人的知识库中。
- ·有效运用信息达到特定目的。
- ·运用信息同时了解所涉及的经济、法律和社会范畴,合法和合理地获得和利用信息。

以下的能力中包括5个标准和22个表现指标。这些标准侧重于各个水平高等教育学生的需要。这些标准列出一系列的成果来评估学生在培养信息素养上取得的进展。这些成果为教师和图书管理员根据各个机构不同情况制定衡量学生学习的方法提供了指导准则。

标准一

有信息素养的学生有能力决定所需信息的性质和范围。

表现指标:

1. 有信息素养的学生定义和描述信息需求

成果包括:

(1)通过与老师交流,参与课堂讨论、学习小组、网上论坛来确定研究的课题和所需的信息。

(2)草拟一个主题,根据信息需求列出相关问题。

(3)通过浏览广泛的信息来源来熟悉课题。

(4)限定或修改信息需求以抓住重点。

(5)确定可以描述信息需求的概念和术语。

(6)认识到现有信息可以结合原有的想法、实验或分析产生新的信息。

2. 有信息素养的学生可以找到多种类型和格式的信息来源

成果包括:

(1)了解信息是怎样正式或非正式地产生、组织和散布的。

(2)认识到把知识按学科分类可以影响获取的信息方式。

(3)找出以多种格式(例如多媒体、数据库、网页、数据、声像和书籍)存在的潜在资源的价值和不同之处。

(4)找出潜在资源的目的和用户,例如大众化的或是学术性的,当代的或历史性的。

(5)区分主要来源和次要来源,并认识到它们在不同学科有不同的用处和重要性。

(6)认识到信息有时要从主要来源的原始数据综合而来。

3. 有信息素养的学生权衡获取信息的成本和收益

成果包括:

(1)决定所需信息是否存在,并根据情况扩大信息搜索范围(例如图书馆际互借,利用其他地方的资源,获得图片、音像和文本)。

(2) 研究为了搜集所需信息和理解上下文而学习一种新的语言或技巧(例如外语或学科的)的可行性。

(3) 拟定一个现实的计划和时间表来获取所需信息

4. 有信息素养的学生重新评估所需信息的性质和范围

成果包括:

(1) 重新评估所需信息来澄清、修改和改进现有问题。

(2) 描述用来做信息决策和选择的依据。

标准二

有信息素养的学生可以有效地获得需要的信息

表现指标:

1. 有信息素养的学生选择最适合的研究方法或信息检索系统来查找需要的信息

成果包括:

(1) 确定几种适宜的研究方法(例如实验、模拟和实地调查)。

(2) 研究不同研究方法的好处和适用性。

(3) 研究信息检索系统的规模、内容和组织。

(4) 挑选可以有效从研究方法或信息检索系统获取所需信息的方法。

2. 有信息素养的学生构思和实现有效的搜索策略

成果包括:

(1) 草拟一个与研究方法相符的研究计划。

(2) 确定所需信息的关键字、同义词和相关术语。

(3) 挑选适用于学科或信息检索来源的控制性词汇。

(4) 运用恰当的信息检索命令构建搜索策略(例如对搜索引擎要用逻辑算子、截断舍位、接近性;对书籍要用索引)。

(5) 在不同的信息检索系统中实现这个搜索策略。这些信息检索系统拥有不同用户界面和搜索引擎,使用不同的命令语言、协议和搜索参数。

(6) 用适合于学科的研究方法实现搜索。

3. 有信息素养的学生运用各种各样的方法从网上或亲自获取信息

成果包括:

(1) 运用不同的信息检索系统检索格式不同的信息。

(2) 运用不同的分类法和其他系统(例如图书编目号码或索引)在图书馆查找信息资源或确定要亲自去查找的地点。

(3) 利用所在机构的专业化的网上或面对面的服务来获取信息(例如图书馆际互借、文件交付、专业组织、研究机构、社区资源、专家和行家)。

(4) 运用调查、写信、采访和其他的查询方式来获取主要的信息。

4. 有信息素养的学生改进现有的搜索策略

成果包括:

(1) 评估搜索结果的数量、质量和相关性来决定是否应该运用其他的信息检索系统或研究方法。

(2) 找出现有信息的不足之处,然后决定是否应该修改现有的搜索策略。

(3) 运用改进后的搜索策略重复以前的搜索。

5. 信息素养的学生摘录、记录和管理信息及它的出处

成果包括:

(1) 在不同的技术中,挑选最适合析取所需信息的技术(例如复制/粘贴软件、复印机、扫描仪、声像设备或探索仪器)。

(2) 建立一个信息组织系统。

(3) 区分引用出处的类型,熟悉不同出处的引用的组成部分和正确语法。

(4) 记录所有相关的引用出处以备将来参考。

(5)运用不同的技术来管理经过挑选和整理的信息。

标准三

有信息素养的学生评估信息和它的出处,然后把挑选的信息融合到他们的知识库和价值体系中。

表现指标:

1. 有信息素养的学生从收集到的信息中总结要点

成果包括:

(1)阅读原文,汲取要点。

(2)用他们自己的语言重述原文思想,然后准确挑选数据。

(3)确定适合于引用的文字。

2. 有信息素养的学生清晰表达并运用初步的标准来评估信息和它的出处

成果包括:

(1)检查和对比来自不同出处的信息,旨在评估信息的可靠性、准确性、权威性、时间性、观点或偏见。

(2)分析论点或论证方法的结构和逻辑。

(3)找出偏见、欺诈和篡改。

(4)找出信息产生时的文化的、物质的或其他背景信息,并认识到上下文对诠释信息的影响。

3. 有信息素养的学生综合主要思想来构建新概念

成果包括:

(1)认识到概念之间的相关性,初步把它们组合成有论据支持的语句。

(2)如果可能,扩展初步分析,在更高抽象层次上建立新的假设。新的假设可能需要更多的信息。

(3)运用计算机和其他技术(例如电子表格、数据库、多媒体和声像设备)来研究新概念和其他现象的相互作用。

4. 有信息素养的学生,通过对比新旧知识来判断信息是否增值,或是否前后矛盾,是否独具特色

成果包括:

(1)确定信息是否满足研究或其他信息需要。

(2)运用有意识地选择的标准来决定信息是否抵触或证实来自其他出处的信息。

(3)在总结所收集的信息的基础上得出结论。

(4)运用适合学科的方法(例如模拟器和实验)来检验现有的理论。

(5)通过质疑数据来源,信息收集工具和策略的不足以及结论的合理性决定大概的准确度。

(6)把以前的信息和知识与新信息融合起来。

(7)选择可以为主题提供论据的信息。

5. 有信息素养的学生决定新的知识对个人的价值体系是否有影响,并采取措施消除分歧

成果包括:

(1)研究在文献中遇到的不同观点。

(2)决定是否接受新的观点。

6. 有信息素养能力的学生能够通过与他人或者某一领域的专家、实践者对话,验证对信息的理解和解读

成果包括:

(1)参与课堂和其它讨论。

(2)参与以鼓励有关课程的主题讨论为目的的电子论坛(例如电子邮件、电子公告、聊天室)。

(3)通过多种机制(例如采访、电子邮件、电子邮件清单)征求专家意见。

7. 有信息素养的学生决定是否应该修改现有的查询

成果包括:

(1)决定信息是否满足原先的需求,还是需要更多的信息。

(2)评估搜索策略,适当地融合其他的概念。

(3)评估现有的信息检索出处,如果需要可以包括其他信息来源。

标准四

不管是个人还是作为一个团体的成员,有信息素养的学生能够有效地利用信息来实现特定的目的。

表现指标:

1. 有信息素养的学生能够把新旧信息应用到策划和创造某种产品或功能中

成果包括:

(1) 重新组织信息使得它能支持产品或功能的用途和样式(例如提纲、草稿、撮要)。

(2) 清晰明白地说明以往经验中可以帮助策划和创造某种产品或功能的知识和技巧。

(3) 融合新旧信息,包括引用和直译,使得它能支持产品或功能的用途。

(4) 如有需要,修改电子文本、图像和数据的位置和格式,使得它们适合新的上下文。

2. 有信息素养的学生修改产品或功能的开发步骤

成果包括:

(1) 把与信息查询、评估和传播过程有关的活动载入日志。

(2) 总结以往的经验、教训和其他可以选择的策略。

3. 有信息素养的学生能够有效地与别人就产品或功能进行交流

成果包括:

(1) 选择最适合产品或性能和受众的通信媒体和形式。

(2) 运用一系列的信息技术应用软件来创造产品或功能。

(3) 结合设计和传播的原理。

(4) 采用一种最适合受众的风格与别人清楚地交流。

标准五

有信息素养的学生熟悉许多与信息使用有关的经济、法律和社会问题,并能合理合法的获取信息。

表现指标:

1. 有信息素养的学生了解与信息和信息技术有关的伦理、法律和社会经济问题

成果包括:

(1) 找出并讨论印刷和电子出版环境中与隐私和安全相关的问题。

(2) 找出并讨论与免费和收费信息相关的问题。

(3) 找出并讨论与审查制度和言论自由相关的问题。

(4) 显示出对知识产权、版权和合理使用受专利权保护的资料的认识。

2. 有信息素养的学生遵守、获取和使用信息资源相关的法律、规定、机构性政策和礼节

成果包括:

(1) 按照公认的惯例(例如网上礼仪)参与网上讨论。

(2) 使用经核准的密码和其他的身份证来获取信息资源。

(3) 按规章制度获取信息资源。

(4) 保持信息资源、设备、系统和设施的完整性。

(5) 合法地获取、存储和散布文字、数据、图像或声音。

(6) 了解什么构成抄袭,不能把他人的作品作为自己的。

(7) 了解与人体试验研究有关的规章制度。

3. 有信息素养的学生在宣传产品或性能时声明引用信息的出处

成果包括:

(1) 始终如一地使用一种适宜的引用格式。

(2) 如有需要,使用受专利权保护的资料时,要显示版权及免责声明。

附录五:本书重要名词中英文对照

中文名称	英文名称
《化学文摘》	Chemical Abstracts,CA
《科学会议录索引》	Index to Scientific and Technical Proceedings,ISTP
《生物学文摘》	Biological Abstracts,BA
《医学索引》	Index Medicus,IM
《医学文摘》	Excerpta Medica,EM
Cochrane 图书馆	Cochrane Library,CL
Meta 分析	Meta Analysis
百科全书	Encyclopedia
被引频次	Cited Frequency
被引文献检索	Cited Reference Search
标记记录	Mark Records
标准文献	Standard Document
参考工具书	Reference Book
参考文献	Reference
查全率	Recall Ratio
查准率	Precision Ratio
常见问题回答	Frequently Asked Question,FAQ
超链接	Hyperlink
超媒体	Hypermedia
超文本标记语言	Hypertext Markup Language,HTML
超文本传输协议	Hyper Transfer Protocol,HTTP
城域网	Metropolitan Area Network,MAN
词汇自动转换	Automatic Term Mapping
当前记录	Current Record
德尔菲法	Delphi Method
电子公告牌	BBS
电子图书	Electronic Book
电子型文献	Electronic Document
调制解调器	Modem
二次文献	Secondary Document
范畴注释	Scope Note
非对称数字用户环路	Asymmetrical Digital Subscriber Loop,ADSL
分类检索语言	Classification Retrieval Language

续表

中文名称	英文名称
副主题词	Subheadings
高级检索	Advanced Search
公用网	Public Network
关键词	Keyword
广域网	Wide Area Network,WAN
国家科技图书文献中心	NSTL
国家知识基础设施	National Knowledge Infrastructure,NKI
核心期刊	Core Journal
会议文献	Conference Literature
机构	Affiliation
基本检索	Basic Search
检索策略	Search Strategy
检索史	Search History
简单邮件传送协议	Simple Mail Transferprotocol,SMTP
局域网	Local Area Network,LAN
开放存取	Open Access,OA
科技报告	Scientific and Technical Report
快速检索	Quick Search
扩展检索	Extensive Search
联机计算机图书馆中心	Online Computer Library Center,OCLC
临床实践	Clinical Practice
浏览器	Browser
轮排索引	Rotated Index
美国国立医学图书馆	National Library of Medicine,NLM
美国科学情报研究所	Institute for Scientific Information,ISI
美国医学信息学会	American Medical Informatics Association,AMIA
名录	Directory
目录检索	Content Retrieval
内容分析法	Content Analysis
年鉴	Yearbook 或 Annual
期刊导航	Journals Navigation
全文检索	Full-text Retrieval
全文式搜索引擎	Full-text Search Engine
全文数据库	Full Text Database
三次文献	Tertiary Document

中文名称	英文名称
实践指南	Practice Guideline
事实检索	Fact Retrieval
手册	Handbook
数据检索	Data Retrieval
数据库	Database,DB
数字对象标识符	Digital Object Identifier(DOI)
数字图书馆	Digital Library,DL
搜索引擎	Searching Engine
随机对照试验	Randomized Controlled Trial
索引	Index
特种文献	Special Document
统一资源定位器	Uniform Resource Locators,URL
图像检索	Image Search
万维网	World Wide Web,WWW
网络工具书	Tool Books Online
网络文献	Network Document
网络日志	Dlog
维基	Wiki
文本词	Text Words
文件传输协议	File Transfer Protocol,FTP
文献	Literature
文献标识符	Document Identifier
文献出版类型	Publication Type
文献检索	Document Retrieval
系统评价	Systematic Review
相关度排序	Relevance Ranking
信息	Information
信息分析	Information Analysis
信息检索	Information Retrieval
信息检索系统	Information Retrieval System
信息检索语言	Information Retrieval Language
信息鉴别	Information Authentication
信息聚合	RSS
信息整理	Information Arrangement
信息资源	Information Source

中文名称	英文名称
学位论文	Dissertation
循证医学	Evidence Based Medicine,EBM
一次文献	Primary Document
一体化医学语言系统	Unified Medical Language System,UMLS
医学主题词表	Medical Subject Headings,MeSH
以太网	Ethernet
因特网	Internet
引文	Citation
引文分析	Citation Analysis
引文检索	Citation Retrieval
引文索引	Citation Index
影响因子	Impact Factor
语义网络	Semantic Network
预印本	Preprint
域名服务	Domain Name Service,DNS
远程登录	Telnet
政府出版物	Government publication
主题词	MESH Term
主题索引	Subject Index
著者索引	Author Index
专家词典	Specialist Lexicon
专利文献	Patent Document
专业检索	Expert Search
专用网	Private Network
字段	Field
综述	Review

主要参考文献

［1］张福炎,孙志挥. 大学计算机信息技术教程:2020 版[M]. 南京:南京大学出版社,2020.

［2］蒋葵,董建成. 医学信息检索教程[M]. 3 版. 南京:东南大学出版社,2015.

［3］赵文龙. 医学信息检索与利用[M]. 北京:科学出版社,2019.

［4］张倩,徐云. 医学信息检索[M]. 3 版. 武汉:华中科技大学出版社,2021.

［5］郭继军. 医学文献检索与论文写作[M]. 5 版. 北京:人民卫生出版社,2018.

［6］黄如花. 信息检索[M]. 3 版. 武汉:武汉大学出版社,2019.

［7］李红梅,胡茄. 医学信息检索与利用:案例版[M]. 北京:科学出版社,2016.

［8］罗爱静,于双成. 医学文献信息检索[M]. 3 版. 北京:人民卫生出版社,2015.

［9］李晓玲,符礼平. 医学信息检索与利用[M]. 5 版. 上海:复旦大学出版社,2014.

［10］马路. 医学数字资源的检索与利用[M]. 3 版. 北京:人民卫生出版社,2013.

［11］杨克虎. 循证医学[M]. 3 版. 北京:人民卫生出版社,2019.

［12］倪衡建,耿劲松. 循证医学基础与实践[M]. 北京:科学出版社,2021.

［13］林玉山. 工具书学概论[M]. 广州:广东教育出版社,2004.

［14］李道苹. 医学信息分析[M]. 北京:人民卫生出版社,2009.

［15］姚仁斌. 医学论文写作[M]. 2 版. 合肥:安徽大学出版社,2019.

［16］孙雨生,李沁芸,刘阳,等. 国内可视化搜索引擎研究进展:领域应用与系统实现[J]. 图书馆理论与实践,2018(3):41-45.

［17］贾博研,王瑞琰,郑宇峰,等. 基于搜索引擎的提高用户粘性优化研究[J]. 无线互联科技,2020,17(10):122-124.

［18］刘凤仪,叶继元. 我国开放存取平台学术图书保障现状实证研究[J]. 图书馆学研究,2021(18):49-56.

［19］秦顺,汪全莉,邢文明. 欧美科学数据开放存取出版平台服务调研及启示[J]. 图书情报工作,2019,63(13):129-136.

［20］刘银娣,宋晖. 从开放存取到开放出版:学术出版全流程开放路径探析[J]. 中国出版,2021(12):39-42.

［21］曾建勋. "十四五"期间我国科技情报事业的发展思考[J]. 情报理论与实践,2021,44(1):1-7.

［22］田丽丽,刘竞. 我国高校未来信息素养教育的五个导向:以信息检索课程为例[J]. 国家图书馆学刊,2017,26(1):71-76.

［23］张雪琴,邓宏勇. 循证医学数据库:现状与趋势[J]. 中国循证医学杂志,2021,21(6):621-627.

［24］黄春晓. 基于 NoteExpress 文献管理软件的学术论文写作应用探讨[J]. 中国教育技术装备,2018(24):37-39.

［25］Ma K S K, Chang H C, Krupat E. Teaching evidence-based medicine with electronic databases for preclinical education[J]. Advances in Physiology Education, 2021, 45(4): 849-855.

［26］Kumaravel B, Hearn J H, Jahangiri L, et al. A systematic review and taxonomy of tools for evaluating evidence-based medicine teaching in medical education[J]. Systematic Reviews, 2020, 9(1): 91.